大国医经典医案诠解（病症篇）

脾胃病

主编 杨景锋

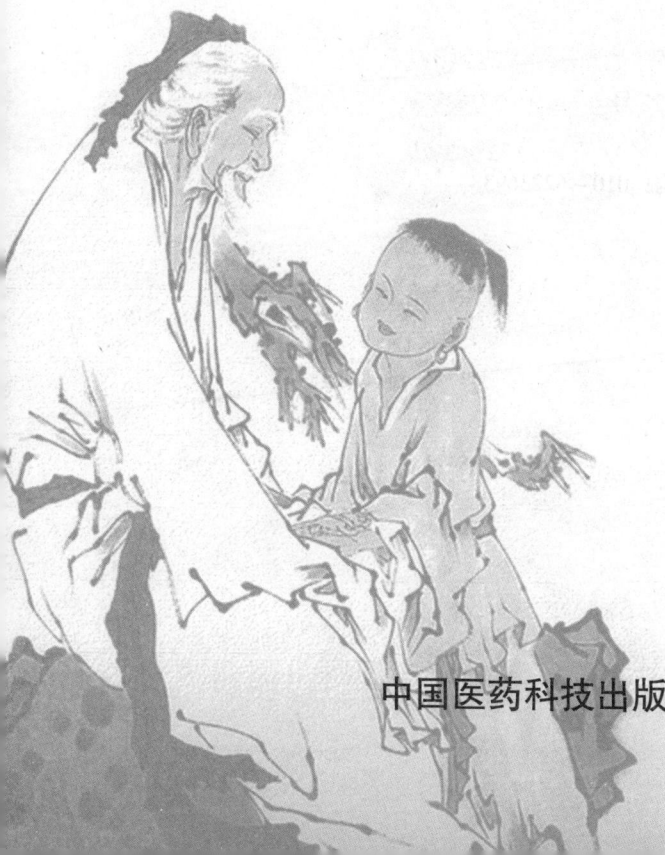

中国医药科技出版社

内 容 提 要

本书荟萃古代著名医家及近现代名老中医在治疗脾胃病方面的临床典型验案,按照西医学的相关疾病名称进行分门别类,系统整理。每则医案后均附有诠解,用言简意赅的文字,反映各医家的辨证思路、用药特色和精妙之处。本书可供中医师临床参考,亦可供医学生及中医爱好者借鉴学习。

图书在版编目(CIP)数据

脾胃病 / 杨景锋主编 . — 北京:中国医药科技出版社,2016.4
(大国医经典医案诠解 . 病症篇)
ISBN 978-7-5067-8093-3

Ⅰ. ①脾⋯ Ⅱ. ①杨⋯ Ⅲ. ①脾胃病 – 医案 – 汇编 Ⅳ. ① R256.3

中国版本图书馆 CIP 数据核字(2016)第 007572 号

美术编辑 陈君杞
版式设计 郭小平

出版　中国医药科技出版社
地址　北京市海淀区文慧园北路甲 22 号
邮编　100082
电话　发行:010 – 62227427　邮购:010 – 62236938
网址　www.cmstp.com
规格　710×1000mm $\frac{1}{16}$
印张　19
字数　266 千字
版次　2016 年 4 月第 1 版
印次　2023 年 3 月第 3 次印刷
印刷　北京市密东印刷有限公司
经销　全国各地新华书店
书号　ISBN 978-7-5067-8093-3
定价　42.00 元

前 言

明代医家孙一奎说:"医案者何? 盖诊治有成效,剂有成法,固记之于册,俾人人可据而用之。"清代医家方耕霞曾说:"医之有方案,犹名法家之有例案,文章家之有试牍。"近贤赵守真说:"医案,乃临床经验之纪实,非借以逞才华尚浮夸也。盖病情变化,隐微曲折,错综复杂,全资医者慎思、明辨、审问之精详,曲体其清,洞悉病服何药而剧,更何药而轻,终以何方而获安全,叙之方案,揆合法度。俾读之者俨然身临其证,可以启灵机、资参证,融化以为己用!"近代著名学者章太炎说:"中医之成绩,医案最著。"

医案是中医文化的瑰宝。医案是医者临床思维的高度浓缩概括,是医学智慧的真实写照。其源于临床,来自实践,把辨证思维过程中直觉感性的认识与相关理法方药的效应及疾病转归过程中多变量调控进行总结、归纳,并予真实、全面的记载。深入研习医案,可使读者思路开阔,领悟辨证论治中的灵活方法,并能感受辨证论治中的若干诊治技巧。同时,医案为临床研究、实验研究、医史文献研究提供了广泛的原始素材、思路和方法,是中医科研工作不可缺少的重要临床资料。

本书荟萃古代著名医家及近现代名老中医在治疗脾胃病方面的临床典型验案,按照西医学的相关疾病名称进行分门别类、整理。病案中所涉及的药品剂量及其有关检验、检测数据,则以尊重原著为主,不做统一规划。

本书以中医证型为纲,名家医案为目。每一病名下面紧跟分型,并对各医家经典医案进行概括总结。

每一案例后均附有诠解,一则理清辨证论治的特点,总结名家学术思想特点,并力求指出其精妙所在;二则帮助读者更好地解读医案,同时通过阅读诠解，让医案更好地发扬并传承。

本书旨在通过对名家名医真实医案的整理分析，进而探究中医辨证思路和治法方药的精华，把握名医学术思想、特色经验，从而提升中医临床水平，开拓思路，汲取经验教训，更好地提高治疗水平。

由于编者水平有限，不当之处，请不吝赐教。

编 者

2016 年 2 月

目 录

第一章 食管疾病

第一节 反流性食管炎

一、胃失和降

沈舒文医案

（胃阴不足失润降，益胃和降虚热清）

张某，女，41岁，工人，2010年10月21日初诊。诉胸骨后灼热疼痛半年，夜间加剧1周，伴胃脘痞满，反酸嘈杂，时有隐痛，呃逆，纳差食少，排便不畅，舌质稍红，苔薄黄略腻，脉弦。胃镜检查：食管中下段黏膜充血、水肿、轻度糜烂。诊断：反流性食管炎，证属胃阴不足，润降失常。治宜滋养胃阴，润降气机。方药：太子参15g、麦冬10g、石斛12g、半夏12g、黄连9g、黄芩12g、吴茱萸4g、刺猬皮15g、苏叶8g、厚朴6g、川楝子10g、枳壳15g、瓜蒌12g、浙贝母10g、炙甘草3g。水煎服，首服5剂后，症状明显减轻，此方加减服用2个月，临床症状消失。复查胃镜：食管黏膜未见异常。

（方春芝．沈舒文教授运用半夏泻心汤治胃肠病经验．四川中医，2011．7．）

【诠解】反流性食管炎是指胃或十二指肠内容物反流至食管，造成食管黏膜损伤的胃动力障碍性疾病。临床多表现为上腹部痞满不适、胸骨后灼热或疼痛、反酸呕吐、咽部常有异物感。本病的发生多与肝有关，常因肝失疏泄，郁而化热，肝胃郁热，伤及胃阴而致胃润降失司。食道属胃，故兼胸骨后不适、疼痛。沈教授常用半夏泻心汤合半夏厚朴汤配自拟润降益胃汤（太子参、麦冬、石斛）化裁治疗，方中半夏泻心汤辛开苦降，散热降逆，合半夏厚朴汤疏肝理气，再配太子参、麦冬、石斛益胃阴，清虚热。诸药合用，滋阴清热，理气降逆，标本兼顾，故临床效果满意。

李守朝医案
（肝火犯胃失和降，泻肝和胃兼降逆）

张某，男，50岁，干部，2009年4月3日初诊。反酸、烧心2年，加重伴纳差，乏力2周。患者诉2年前无明显诱因出现反酸、烧心，伴有食欲不佳，嗳气频发。胃镜检查提示：胃食管反流病。曾服奥美拉唑、果胶铋等药物，效果不佳，病情时好时坏，反复发作。2周前因饮酒后上述症状加重，并伴有纳差、乏力、夜寐差。遂来求诊。舌质红、苔薄黄，脉弦细。证属肝火犯胃，胃失和降。治以清泻肝火，和胃降逆。拟乌贝和胃汤加减。药用：乌贼骨、浙贝母、陈皮各15g，瓦楞子（先煎）20g，黄芩、半夏、竹茹、焦三仙、茯苓各10g，生姜5片。7剂，每日1剂，水煎服。1周后复诊，反酸减轻，饮食有所改善，乏力亦减轻，初诊方加栀子、鸡内金各15g，14剂。2周后再次复诊，效果明显，诸症俱减，再予14剂。后随访，未再复发。

（司海龙.李守朝治疗脾胃病验案3则.山西中医，2010，26.）

【诠解】根据患者反酸、烧心，嗳气频发，舌质红、苔薄黄，脉弦细，显属肝火犯胃，胃失和降所致。治法当为清泻肝火，和胃降逆。方中黄芩归肝胆以清火降逆；乌贼骨、浙贝母、瓦楞子制酸止痛；陈皮、生姜、竹茹、半夏和胃降逆，兼疏肝理气；茯苓、焦三仙健脾消食。诸药合用，共奏清泻肝火，和胃降逆之效。

吴生元医案
（胃气不降胃胀生，和胃降逆效已成）

王某，女，43岁，于2011年11月26日初诊。患者患反流性食管炎、浅表性胃炎伴糜烂10余年，胃胀，灼热隐痛，嗳气呃逆，不能平卧，口腻泛酸，食蜂蜜、水果、糯米等胃酸增多难受，大便时干时稀，畏寒怕冷，舌淡苔腻，脉沉弦缓。吴老辨病为胃胀，辨证为胃气不顺。用丁香柿蒂汤加薏苡仁、白豆蔻各15g，5剂，水煎服，2日1剂，早晚各服1次。服完5剂，嗳气呃逆，口腻泛酸已除，能平卧，但仍胃胀，灼热隐痛，原方加佛手30g，炙香附15g，7剂，煎服法同上。半月后来诊，患者大喜，胃胀，灼热隐痛大减，大便也已成形。

再以香砂六君汤加味 15 剂，嘱其再服 1 月以巩固疗效。3 个月后，患者告知痼疾已 3 月未发。

［罗世伟．吴生元教授辨治慢性胃病经验 4 法介绍．云南中医中药杂志，2012, 33 (9)]

【诠解】脾胃同处中焦，纳运相因，升降相济而共为气血生化之源。其中"运化"与"升清"主要是脾的生理功能，所以吴老治疗脾胃疾病，首重脾气的健运。但脾与胃两者刚柔相济，相反相成，缺一不可。胃的"受纳""降浊"功能有着同样重要的地位，如果胃的"受纳""降浊"功能失常，浊气不降，胃气上逆，同样导致脾的功能失常，产生脾胃疾病，正如《素问·阴阳应象大论》曰："浊气在上，则生䐜胀。"本例患者表现为嗳气呃逆，脘腹胀满，心下灼热疼痛，嗳腐吞酸，恶心呕吐等胃气上逆的证候。因此，吴老根据叶天士"纳食入胃……胃宜降则和"的精神，以降为顺，和胃降逆，选用丁香柿蒂汤，并加薏苡仁、白豆蔻以和中化湿。5 剂后主症已减，仍胃胀，灼热隐痛，故原方加佛手、炙香附加强理气止痛之力。如此药证相合，故而 10 年痼疾短期即愈。

二、痰阻瘀滞，湿热内蕴

田耀洲医案

（湿热内蕴痰阻滞，化痰降逆湿热除）

朱某，男性，63 岁。嗜食烟酒，默默不语，神色黯淡，进食不畅二旬，时有呕恶，胸脘疼痛，部位固定，刺痛难忍，舌红苔腻，脉弦。病为噎膈，痰阻瘀滞，兼有湿热内蕴。胃镜示反流性食管炎。予埃索美拉唑 0.04g，每日 1 次。中药用香砂泻心汤加味，处方：沉香（后下）3g、砂仁（后下）3g、炒川黄连 6g、吴茱萸 3g、炒黄芩 6g、海螵蛸（先煎）20g、炒白芍 10g、法半夏 10g、大贝母 10g、枳壳 10g、川厚朴 10g、竹茹 10g、瓜蒌皮 10g、炒柴胡 10g、广郁金 10g、香附 10g、生甘草 6g。水煎服，每日 1 剂。嘱患者戒烟酒，畅情志，忌食用热性及产酸高的食物，如韭菜、大蒜等。二诊：患者进食及胸脘疼痛改善，效不更方，中药西药均续服 14 天。三诊：患者面色润泽，诸症平，再服中药 14 剂，以资巩固。

［张红陶．田耀洲教授治疗胃食管反流病的经验．光明中医，2010, 25(12)]

【诠解】胃食管反流病病位在胃，与肝脾有关，病机关键为胃失和降，浊气上逆。西医学认为，胃食管反流病是消化道动力障碍型疾病，食管下段括约肌松弛，致胃十二指肠内容物反流而引发食管及食管外疾病；中医认为反流是因为胃失和降，胃气上逆，反流之物即为浊气。故治疗旨在清化内生之湿热痰，通降胃气。方中左金丸为《丹溪心法》之名方，功能清肝泻火，降逆止呕。本方辛开苦降，肝胃同治，使肝火得清，胃气得降；半夏泻心汤出自《伤寒论》，原方功能调和寒热、散结开痞、寒热互用，去干姜及人参，取其泄热燥湿、开痞降逆之功；沉香配砂仁，原性温，能温胃降逆，行气止痛，现其温性可制黄连、黄芩之大寒，且利于化湿，使湿热之邪不互为留恋，重在降逆；白芍、瓜蒌皮、竹茹甘寒润降，助泄热，导痰浊，降胃气；枳壳、川厚朴，宽中下气，行气燥湿；浙贝母、海螵蛸，化痰散结，制酸止痛。是方虽平淡无奇，临床如能灵活加减，却有屡起沉疴之效。

王庆其医案

（湿热内阻胃气逆，清利湿热逆气除）

何某，男，58岁。2004年11月4日初诊。胃病史近5年，近半年来，食管中段隐痛，有烧灼感，嗳气泛酸频作，鼻腔干燥，纳眠尚可。舌苔薄腻，脉弦滑。外院胃镜示：慢性糜烂性胃炎伴胆汁反流性食管炎。治拟降逆和胃，清胃泄热，药用：旋覆梗15g、代赭石30g、制半夏12g、苏梗12g、姜竹茹4.5g、枳壳12g、路路通15g、川黄连4.5g、蒲公英30g、郁金12g、枸橘李12g、炒白术12g。服40剂后，病情好转，诸症均有减轻，嗳气偶作，大便干结，舌质红，脉滑数。遂再以上方加减，药用：川黄连6g、黄芩12g、旋覆梗15g、竹茹6g、枳壳15g、煅瓦楞30g、苏梗15g、炒白术12g、香橼皮15g、焦山楂12g、神曲12g、炙鸡内金12g、木香9g、麻仁30g、瓜蒌仁30g。药后症情稳定，继以前法治疗3月余。处方：柴胡12g、制半夏12g、黄芩12g、川连4.5g、芙蓉叶12g、延胡索12g、旋覆梗12g、苏梗12g、炒白术12g、煅瓦楞30g、制香附12g、木香6g、茴香6g、枳壳12g、竹茹4.5g、蛇舌草30g。随访诸症稳定，偶有反复，原方再服即能平复。

[宋琦. 王庆其治疗脾胃病经验举隅. 辽宁中医杂志，2009，36（1）]

【诠解】本案患者食管中段隐痛，有烧灼感，嗳气泛酸频作，鼻腔干燥，舌苔薄腻，脉弦滑。辨证为湿热内阻，胃气上逆。胃镜示糜烂性胃炎伴胆汁反流性食管炎。治疗着重和胃降逆，清利湿热。方用黄连温胆汤和旋覆代赭汤化裁。

二诊加煅瓦楞以制酸。嗳气频频，故加具有降逆理气的中药如制半夏、旋覆花、代赭石等。习惯性便秘，导致腹压升高，诱发反流。因此，针对伴有便秘的患者，在治疗时，当务之急就是通便减压，常选用麻仁、瓜蒌仁、制大黄等保持大便通畅，有助于胃食管反流病康复。

三、肝胃失和

沈洪运医案

（肝气郁化火犯胃，化肝煎理气和胃）

杨某，女，44岁。2009年7月2日诊。患者上腹部隐痛10余年，加重1周，上腹痛多在精神紧张或情绪激动时发作，有时有灼热感，腹胀不著，泛酸，无明显嗳气，纳谷尚可，大便正常，舌质淡红、苔薄黄，左脉细弦，右脉弦。2009年6月查胃镜示：反流性食管炎，胆汁反流性胃炎。辨证属肝气郁结，化火犯胃。治宗化肝煎加味。处方：丹皮10g、炒山栀6g、象贝6g、炒白芍20g、青皮10g、陈皮10g、泽泻10g、延胡索10g、炒薏苡仁30g、煅瓦楞子30g、白及10g、炙甘草3g。常法煎服。另予三七粉、白及粉各3g，藕粉适量，温开水冲服。2周后复诊：患者症状减轻，上腹部偶有疼痛，药证相符，原方加地榆10g、佛手10g，三七粉、白及粉续服，以善其后。

[刘智群. 沈洪运用古方经验撷菁. 江苏中医药, 2011, 43 (10)]

【诠解】肝为风木之脏，藏阴血，寓相火，性善条达而气宜疏泄流通，故曰体阴而用阳。本案患者因情志不畅而伤肝，郁久化热，横逆犯胃，而成肝胃郁热之证。景岳认为："但使经络通行，则木郁自散，是即谓之达也。"故沈老选用本方以"木郁达之"，拟青皮破气开郁散结，陈皮理气化痰运脾，二者合用共奏疏肝理气解郁之功；气郁动火，则以炒山栀清火宣郁；火动而伤血，故用芍药入血分，补血热之虚，以泻肝火之实；更兼丹皮行血滞，使滞去而郁热自解；泽泻泄热，导热从小便出；象贝化痰散结，疏利肺气，有"佐金平木"之意；延胡索理气止痛；炒薏苡仁清热健脾，利水渗湿；瓦楞子、白及抑酸护胃；藕粉有清热凉血之功，兼能"护膜"，与三七粉、白及粉调服，可加强行瘀止痛之功。化肝煎出自《景岳全书·新方八阵·寒阵》："治怒气伤肝，因而气逆动火，致为烦热胁痛，胀满动血等证。"方由青皮、陈皮、丹皮、栀子、芍药、泽泻、川贝母组成。秦伯未在《谦斋医学讲稿》中对本方做了精辟的方解："本方重在治肝，用白芍护肝阴，青、陈皮疏肝气，丹、栀清肝火，宜于肝脏气火内郁所致的胸胁满痛，或气火上逆犯肺的咳吐痰血等症，因气火能使湿痰阻滞，故加川贝母、泽泻化痰解郁。"沈老认为，本方的功能特点在于善解肝气之郁结，平气逆而散郁火，对于临床上常见的肝胃郁热证胃痛、烧心，轻者可选用黄芩、香附、蒲公英，重者尤其是痛及后背患者，选用本方多可获得一定的疗效。

施奠邦医案

（肝胃失和胃强脾弱，施以妙方健脾清胃）

齐某，男，17 岁，2002 年 11 月 21 日初诊。诉近 2 年来大便每日 5~6 次，第 1 次成形，其后均为溏便，无不消化食物，无黏液脓血，食后腹痛即泻，泻后痛减，肠鸣腹胀，烧心反酸，胃脘痛，于饭后加重，恶食生冷辛辣，怕冷，睡眠欠佳，食欲好。曾在外院行胃镜及肠镜检查诊断为：十二指肠球部多发溃疡，反流性食管炎，慢性肠炎（回盲部 5 处溃疡）。舌苔根部白腻，舌质红稍暗，脉细数，心率 114 次/分。证属肝胃失和，胃强脾弱，故拟予胃关煎合痛泻要方加减，方用熟地黄 20g、山药 20g、白扁豆 12g、炒白术 12g、炮姜 6g、炙甘草 10g、吴茱萸 6g、白芍药 15g、防风 10g、陈皮 6g、广木香 10g、肉桂 6g、五味子 10g。服 7 剂后复诊，述烧心反酸减轻，但口气重，仍大便 4~5 次/日，便溏不成形，便前腹痛，泻后痛减，肩背酸痛，仍怕冷乏力。舌苔白腻，脉细数。此乃胃能受纳，而脾失健运，胃中郁热所致，予清脾胃湿热为法，清热解郁汤加减：制香附 10g、苍术 6g、山栀 10g、黄连 6g、炙甘草 6g、川芎 10g、青皮、陈皮各 6g、法半夏 10g、蒲公英 20g、白芍药 12g、片姜黄 10g。因患者常伏案于电脑前，某一姿势持久不动，气机不畅，气血郁结不通，不通则痛，故用广郁金 10g 活血止痛，效果颇佳。

[张晋. 施奠邦辨证论治泄泻的临证思路. 上海中医药杂志，2007，41(7)]

【诠解】施老认为患者体瘦，素体脾虚，本病为脾虚生湿，而见肠鸣泄泻，食后易作；久病及肾，脾肾虚寒，但久泻亦伤阴，故见烧心；肝胃失和而见反酸及痛泻，胃强脾弱故见食欲好，食后胃脘痛，治以胃关煎合痛泻要方加减。但温补脾肾后泄泻仍重如前，且口气加重，应与患者体质有关。因其自幼体弱，常食人参、龙眼等，且饮食肥甘。患者胃强脾弱，胃能受纳，而脾失健运，胃中郁热，故口臭、舌苔白腻、脉细数。郁热夹湿故见肠鸣泄泻。予清脾胃湿热为法，以清热解郁汤加减。方中陈皮、半夏、苍术健脾行气祛湿止泻；制香附、苍术、川芎为越鞠丸之意，行气、活血、祛湿；配合山栀、黄连、蒲公英清胃中郁热，共解诸般郁结。

单兆伟医案
（脾虚肝郁胃气不降，柴芍护膜疏肝和胃）

詹某，男，63岁，2009年5月9日初诊，主症：泛酸，烧心，时有胃内容物上涌，咽部不适，咳嗽，咯痰，色白黏稠，量较多，胃脘胀满，时有嗳气，大便不畅，先干后溏，日行1~2次，口苦，心烦，吞咽有阻滞感，舌偏红，苔薄黄腻，脉弦细。2009年2月10日查胃镜示：反流性食管炎，慢性浅表性胃炎，Hp弱阳性。属肝胃不和，肝火犯肺，治以疏肝和胃，制酸护膜，兼以泻肝清肺化痰。处以柴芍护膜汤加减，具体方药如下：柴胡5g，黄芩10g，法半夏10g，党参15g，生甘草5g，炒白芍15g，炒枳实10g，煅乌贼骨15g，白及10g，木蝴蝶2g，大贝10g，郁金10g，14剂，1剂/日，水煎服。

二诊：泛酸、烧心均较前好转，胃内容物上涌次数较前减少，吞咽亦较前顺畅，大便畅快，日行1次，成形，仍有咳嗽，咯痰，脘胀，嗳气，口苦，舌偏红，苔薄黄腻，脉弦细。药已见效，治再前方出入：原方加青陈皮各5g，瓦楞子15g，14剂，1剂/日，水煎服。

三诊：药后诸证皆减，纳食转香，嗳气偶作，咳嗽已少，咯少量白色黏稠痰，舌偏红，苔薄黄，脉弦细。处方如下：柴胡5g，黄芩10g，法半夏10g，太子参15g，生甘草5g，炒白芍15g，炒枳壳10g，煅乌贼骨15g，白及10g，木蝴蝶2g，大贝10g，莱菔子15g，水煎服日1剂，共服14剂。

四诊：患者诉已无明显不适，继续前方巩固治疗。

[余利华.单兆伟教授辨治反流性食管炎经验浅析.云南中医学院学报，2009，32（6）：41-42，52.]

【诠解】《石室秘录·正医法》曰："肝经之病，两胁胀满，吞酸吐酸等症，乃肝木之郁也。"《景岳全书·吞酸》云："人之饮食在胃，为速化为贵，若胃中阳气不衰而健运如常，何酸之有？使火力不到，则其化必迟，食化既迟，则停积不行而为酸为腐，此酸即败之渐也。"说明肝郁脾虚，运化无力，饮食停滞，腐败而成吞酸之证。柴芍护膜汤为单老师治疗反流性食管炎的基础方、经验方。由小柴胡汤合四逆散加减而成。旨在疏肝柔肝，和胃消痞。本方由柴胡、黄芩、半夏、党参、甘草、白芍、炒枳壳、煅乌贼骨、白及、木蝴蝶组成。其中柴胡轻清升散，黄芩苦寒清降，二者一升一降，共同调畅气机，半夏和胃降逆，燥湿化痰；党参益气生津，可防半夏温燥伤津；生甘草益气清热，祛痰利咽，调和诸药；白芍养肝柔肝；枳壳理气除痞化痰；木蝴蝶、煅乌贼骨制酸护膜，其中木蝴蝶还有疏肝利咽，煅乌贼骨还可收敛止血，收湿敛疮；白及止血生肌，合煅乌贼骨共同促使食管黏膜的修复；诸药配伍，升降有序，燥润相济，寒热平调，共奏疏肝和胃、制酸护膜之功。如本案患者胃脘胀满、嗳气明显故选用消痞和胃效佳之炒枳实，而不用相对药力较缓之炒枳壳，二诊患者脘胀、嗳气、咳嗽、咯痰等症仍著，故加用青陈皮既可理气消痞，又可化痰止咳，后患者痞满咳痰均减，故又去青陈皮，改破气除痞之枳实为缓和之枳壳。再如本案患者大便先干后溏，脘胀，实属脾虚失运，故先用益气健脾之党参，而不用药力缓和之孩儿参，后脾胃运化功能渐复，故复选用太子参缓图之。本案理法方药四个环节丝丝入扣，故能取得较好效果。

李乾构医案

（肝胃不和胃气上逆，四君化裁调和脾胃）

耿某，女，77岁，2010年1月19日初诊。主诉反酸烧心2年余。患者2年前无明显诱因出现反酸烧心，曾行胃镜检查诊断为反流性食管炎，经抑酸治疗，症状缓解不明显，现症见反酸烧心，时有胸骨后不适，口吐黏液，饭后症状减轻，平时性情急躁，二便调，眠纳可。舌红苔薄白，脉弦细。中医诊断：吞酸，证候：肝郁气滞、胃失和降。西医诊断：反流性食管炎。治法治则：疏肝理气，和胃降逆。处方：党参10g，炒白术10g，茯苓15g，生甘草10g，陈皮10g，清半夏9g，海螵蛸15g，瓦楞子30g，柴胡10g，郁金10g，酒炒白芍20g，枳实10g，吴茱萸3g，黄连3g，干姜5g，降香10g。二诊：2010年2月3日刻下症：反酸烧心较前减轻，口中黏腻减轻，偶有烧心，便调，眠可。舌红苔薄黄，脉弦略滑。处方：党参10g，炒白术10g，茯苓15g，生甘草10g，陈皮10g，清半夏9g，海螵蛸15g，瓦楞子30g，柴胡10g，郁金10g，酒炒白芍20g，枳实10g。三诊：2010年2月23日刻下症：无明显反酸烧心，略感口中黏腻，眠纳可，便调。舌苔薄黄，脉弦细。处方：党参10g，炒白术10g，茯苓15g，生甘草10g，陈皮10g，清半夏9g，海螵蛸15g，茵陈10g，柴胡10g，郁金10g，酒炒白芍20g，枳实10g，木香10g，旋覆花10g，煅赭石10g，降香10g。

（朱培一. 李乾构学术思想与临床经验总结及健脾理气汤治疗上腹疼痛综合

征的研究，2011 年，北京中医药大学，博士学位论文．)

【诠解】患者平时情绪急躁，肝气郁结，横逆犯胃，肝胃不和，胃失和降，故见反酸烧心，胃胀；肝气郁结，不通则痛，故见胸骨后疼痛。舌质淡红，苔薄白，脉弦，为肝郁之象。本病病机为肝胃不和，胃气上逆。病位在食管，涉及肝、脾、胃等脏腑。治疗大法以和胃降逆、调和气机升降为主。故本病案以四君子汤健脾益气，以柴胡、郁金、枳实、厚朴等疏肝理气，黄连、吴茱萸为左金丸，清肝和胃，收敛制酸。诸药合用共奏健脾益气、和胃降逆、抑酸止痛之功。二诊加旋覆花、代赭石等和胃降逆。

四、肝气郁结，痰气交阻

陈德润医案

（肝气郁结痰气阻，解郁理气病自除）

患者王某，女，66 岁，查胃镜示食管炎、慢性胃炎。患者自诉食管疼痛已经 10 余年，多方求治无效。尤其食物下咽时痛甚，伴心下两胁胀满，吞酸，患者表情抑郁寡欢，问之纳差，大便不成形，寐可，舌质暗，苔白浊而厚，脉滑中带弦。辨证为气郁痰阻之证。治疗方用：法半夏 10g、全瓜蒌 10g、黄连 3g、延胡索 10g、厚朴花 6g、绿萼梅 6g、白花蛇舌草 30g、黛蛤散 10g（包）、大贝母 10g、僵蚕 10g、木蝴蝶 6g、板蓝根 30g，生甘草 4g。

[林智辉．陈德润主任治疗脾胃病经验举隅．南京中医药大学学报，2006，22（2）]

【诠解】本例病人为求诊治，反复就治于多家医院，经西药中药治疗均无明显效果，苦不可奈，情志抑郁，《丹溪心法》云："气血冲和，万病不生，一有怫郁，诸病生焉。故一生之病，多生于郁。"陈老抓住其情志不畅、胁胀吞酸、脉弦滑、苔白浊而厚等症而辨为气郁痰阻之证。六郁之内，气郁为先，气行则痰化。此时大忌辛香燥烈之品以求速效，因其病程久远，如用药过于燥烈，反有伤阴之嫌。故用厚朴花、绿萼梅等轻清舒肝解郁之品，解郁理气而不伤阴。并用半夏、瓜蒌、黛蛤散、贝母、僵蚕等化痰散结之品，木蝴蝶、板蓝根等取其利咽开音之功效。再配合白花蛇舌草利湿化浊之功，延胡索化瘀通络止痛之力从而取得了较好的效果。

郑中坚医案

（肝胃郁热是病机，柴胡疏肝法自立）

陈某，女，35岁，教师。2006年8月13日初诊。由于1年来工作负担较重，心情忧郁，思虑过度而出现胸脘部灼痛，咽中异物感，随情志改变，伴嗳气泛酸，胃纳下降，大便干结难解，舌边质红、苔薄黄，脉弦。曾服用奥美拉唑片（洛赛克）等西药效果不显。胃镜示：食道下段黏膜充血、轻度糜烂。诊断为反流性食管炎。证属肝胃郁热，痰气交阻。治拟疏肝和胃、降气化痰。药用柴胡、白芍、香附、厚朴、川楝子各10g，清半夏、枳壳各12g，郁金、茯苓、延胡索、旋覆花各15g，煅瓦楞子30g，川芎、苏叶、生姜、降香、甘草各8g。7剂。8月19日二诊：胸脘部灼痛及嗳气泛酸均明显好转，胃纳增加，咽中仍感不适，大便干结如前，舌边质偏红、苔薄淡黄，脉弦。守上方加郁金5g，火麻仁12g。再进10剂，诸症状基本缓解。嘱原方续服半月，少食甜、酸之味。1个月后胃镜复查提示慢性浅表性胃炎。随访半年未见再发。

[郑逢民. 郑中坚运用柴胡疏肝散治疗脾胃病经验. 浙江中医杂志，2009，44（4）]

【诠解】反流性食管炎病位在食管，属胃所主。肝失疏泄、横逆犯胃是其基本病机，情志不畅、肝郁犯胃是其发病关键，痰浊血瘀是病情发展的必然趋势，故疏肝健脾、和胃降逆为其基本治法。本例大便干结难解，舌边质红、苔薄黄，脉弦。证属肝胃郁热，痰气交阻。取方以柴胡疏肝散合半夏厚朴汤加减。二诊咽中仍感不适，大便干结如前，舌边质偏红、苔薄淡黄，脉弦。故上方加郁金5g，火麻仁12g开郁通便。

五、痰湿中阻

赵文霞医案

（痰湿中阻胃脘痞满，香砂龙胆降逆泻肝）

刘某，女，48岁，2005年4月28日来诊。胃脘痞满半月，伴胸胁闷胀，头重身困，口淡乏味，渴不欲饮，不思饮食，目垢多眵，咽中有异物感，忧思郁闷，排便不畅，舌质淡红，舌体胖大，苔淡黄厚腻，脉沉弦而滑。胃镜：食管炎，糜烂性胃炎。中医诊断：胃痞。西医诊断：①食管炎；②糜烂性胃炎。中医辨证：中焦湿阻。治法：清肝泄浊，利湿和胃。处方：栀子10g、醋柴胡6g、泽泻20g、车前草20g、陈皮15g、茯苓15g、炒白术15g、清半夏10g、旋覆花9g、代赭石9g。7剂后复诊，诸症悉减，仍觉咽中不适，目昏，多梦。上方去车前草，加菊花15g、厚朴10g、夜交藤15g，服15剂后，症状基本消失，以香砂六君子丸调理善后。

[刘晓彦．赵文霞教授从肝辨治脾胃病经验．四川中医，2006，24（3）]

【诠解】脾为阴土，喜燥而恶湿。由于肝与脾胃同居中焦，脾土为痰湿所困之时，肝亦常为痰湿之邪所侵，故肝脾之湿又常并存。所以肢体困重、脘腹闷胀、纳谷不香、口黏乏味、渴不欲饮、便溏或泄泻、或排便不爽、舌质淡红、苔黄腻或白腻、脉弦滑或濡滑之湿阻中焦之证，往往与咽中似有物阻而吞咽正常、胸胁闷痛、嗳气、多抑郁等痰郁于肝之证并见。由于肝主疏泄，调畅气机，对津液的输布代谢起着重要作用。如肝失疏泄，则津液输布代谢障碍，可产生痰、饮、水、湿等病理产物，此即"肝亦生痰"的机制所在，而此种痰湿又常易从阳化热。所以清肝利湿化痰之法可用治湿阻中焦之证，用药以香砂六君子汤健脾化湿，加栀子、泽泻、车前草，取龙胆泻肝汤之意，既可清肝胆之湿，又可防香砂六君子汤温燥太过化热化火，并可酌加旋覆花、代赭石降逆化痰。

王正宇医案

（痰饮上逆呕清水，苓桂术甘温化之）

于某，男，50岁，岐山县五丈原诸葛庙南，农民。患者于1975年秋患痰饮，口吐清水，带有腐浊酸味，头眩心悸，精神困倦，自觉咽喉至食道刺痒不舒。疑有食道癌，思想负担颇重，诊见舌淡白润，脉沉迟而弱。证属痰饮内留、上逆为患。治以温化痰饮为法，具体方药如下：茯苓12g、桂枝6g、白术9g、炙甘草6g、牡蛎12g、吴茱萸6g。二剂水煎取汁早晚温服。二诊：诸证大减，食欲增进，情绪转佳，唯精神反觉疲倦，即上方增党参12g，补脾益气，服3剂而告愈。

（王焕生．王正宇医疗经验存真．世界图书出版公司）

【诠解】患者口吐酸水，头眩心悸，为痰饮无疑，因痰湿内蕴，胃失和降而上逆，痰湿随胃气上犯，故呕吐清水，饮留于胃，腐熟失职，则呕吐物中带有腐浊酸味。痰饮上凌于心，故心悸，上蒙清窍故头眩。治用苓桂术甘汤温化水饮，加吴茱萸，牡蛎温肝镇肝以治酸而取效。

周福生医案

（脾虚痰阻胃气逆，健脾化痰气机舒）

黄某，男，2008 年 7 月 20 日初诊。主诉：反酸、胸骨后烧灼感 2 年。2006 年于外院行胃镜检查示：反流性食管炎。予埃索美拉唑、莫沙必利等药物治疗，效果不明显，转求中医治疗。诊见：胸骨后烧灼感，伴疼痛，反酸明显，嗳气，咽部不适，无口干口苦，寐佳纳可，二便调，舌淡暗、苔薄白，脉弦细。西医诊为反流性食管炎；中医诊为吐酸，证属脾虚痰阻，胃气上逆。治以健脾化痰，降逆和胃。处方：茯苓、海螵蛸、紫苏梗、浙贝母各 15g，法半夏、竹茹、砂仁、陈皮各 10g，龙骨 30g，柿蒂 20g，木蝴蝶、甘草各 6g。7 剂，每天 1 剂，水煎 2 次，早晚分服。7 月 27 日二诊：服药后胸骨后烧灼感反酸均减轻，但仍疼痛、嗳气，大便偏烂，舌苔白。守上方去竹茹，加白术、延胡索各 15g，藿香 10g，加强健脾化湿。如法再进 7 剂。8 月 4 日三诊：上述症状明显减轻，偶嗳气，二便调。效不更方，守方连服 3 周。服上方后症状基本消失，气机已渐调畅，改用陈夏六君子汤加减，进一步调理脾胃气机升降，连续服 2 周。随后患者一直坚持门诊治疗，每周复诊 1 次，方药随症加减，病情稳定。治疗 4 月痊愈，随访 1 年无复发。

[陈冠林. 周福生教授临证辨治脾胃病验案 3 则. 新中医. 2011, 43（8）]

【诠解】本病病位为食管，反流物每多伤及咽喉，故见胸骨后烧灼感，伴疼痛，反酸明显，嗳气，咽部不适，舌淡暗、苔薄白，脉弦细。证属脾虚痰阻，胃气上逆。治以健脾化痰，降逆和胃。方中茯苓、砂仁、陈皮、甘草健脾和胃，海螵蛸、紫苏梗、浙贝母、法半夏、竹茹、龙骨、柿蒂化痰燥湿降逆。症见咽部不适、有异物感等，为反流物刺激咽部引起咽炎，加用木蝴蝶利咽。

赵凤林医案

（脾胃虚弱水湿停滞，理气健脾逆气自除）

刘某，男，54 岁。初诊日期：2008 年 6 月 21 日。患者胃痛反复发作 10 余年，刻下：吐酸纳差，腹胀便溏，乏力；舌淡、苔白，脉缓。辨证：脾胃虚弱，水湿内停；治法：理气健脾，祛湿和胃；方用六君子汤加味。处方：党参 15g、白术 15g、广木香 6g、茯苓 15g、陈皮 15g、香附 15g、白芍药 15g、砂仁 3g。每日 1 剂，水煎，早晚分服。患者服药 4 剂后，吐酸减，胃痛止，食纳增加；以上方加减续服 10 剂后，诸症消失，病告痊愈。

[赵婧. 赵凤林治疗脾胃病经验. 上海中医药杂志，2011，45（11）]

【诠解】吐酸一般多由情志失和引起，临床一般以疏肝和胃、苦辛通降之法治之，多采用左金丸加乌贼骨、牡蛎、瓦楞子等。上述方药用于实证吐酸者效佳，然对于脾胃虚弱、气机不调、中阳不足、水湿内停之证则并非所宜，赵老临证通常采用健脾之法来达到制酸的目的。

六、阴虚有热

刘小北医案

（阴虚有热胃失和降，清热滋阴胃气和畅）

张某，女，53 岁，2008 年 2 月 20 日初诊。反酸烧心反复发作 6 年余。曾服用奥美拉唑、西咪替丁等药，症状稍有改善，停药则又加重，诊断为"反流性食管炎"。既往有胃溃疡病史。诊见：反酸烧心明显，服抑酸药效果欠佳，俯身时及夜间加重，伴前胸正中烧灼感，时口渴，无呃逆、倒饱，无咳嗽、心悸，纳眠欠佳，二便调，舌淡红，苔薄白根黄有剥脱，脉弦细。本病病位在胃与食道，偏于阴虚有热，治宜清热制酸、滋阴行气，方用左金丸合乌贝散加减：吴茱萸 3g，黄连 6g，乌贼骨 10g，浙贝母 10g，知母 10g，煅瓦楞子 12g，黄芩 10g，连翘 10g，蒲公英 10g，神曲 10g，白及 10g，桔梗 10g，苏梗、藿梗各 10g，石斛 10g，牡丹皮 10g。服 3 剂药后，症状减轻，10 剂后症状消失，随访 4 个月未复发。

[王婧. 刘小北教授治疗脾胃病 4 则. 北京中医药大学学报（中医临床版）2009，16（6）]

【诠解】患者反复反酸、烧心，应用 H_2 受体阻断剂、质子泵抑制剂一般可缓解症状，但疗效维持时间较短，停药后易复发，从而产生对药物的依赖性。本例舌淡红，苔薄白根黄有剥脱，脉弦细。偏于阴虚有热，治宜清热制酸、滋阴行气，用左金丸合乌贝散加减。方中吴茱萸、黄连寒热并用，清肝胃郁热，伐木以扶土，但黄连药味过于苦寒，故减少剂量，加用黄芩、连翘。在制酸中药中，乌贼骨咸涩收敛，反酸兼便溏者尤宜；瓦楞子咸平软坚，反酸兼便秘者效佳；知母、贝母同用，清热以制酸。患者有胃溃疡史，用蒲公英配瓦楞子。此外，胃以通为补，喜润恶燥，故加用神曲以健胃消食，桔梗、苏梗、藿梗以醒脾顺气，石斛益胃生津，牡丹皮凉血活血，诸药共奏清热制酸、滋阴行气之功效。

七、气阴两虚

余莉芳医案

（气阴两虚胃失和，益气健脾逆气除）

胡某，女，50岁，2005年11月3日初诊。患者反复胃脘胀痛多年，外院胃镜检查提示：慢性浅表性胃炎伴糜烂、反流性食管炎。病已多年，治疗少效。刻下中脘部痞满，时伴嗳气，泛吐苦水，大便易溏；舌质偏红、苔少，脉细滑。中医诊断为胃痞，证属气阴两虚、脾胃失和，治拟益气健脾、养阴和胃。处方：北沙参10g、炒白术10g、白茯苓20g、法半夏5g、陈皮5g、生代赭石（先煎）15g、广木香5g、延胡索10g、制香附10g、炒谷芽、炒麦芽（各）15g、煅乌贼骨15g、炒薏苡仁20g、生甘草5g。二诊（12月1日）：大便日行2次，多不成形；频繁嗳气得解，烦躁易怒后中脘时觉胀闷、刺痛；舌质偏红、苔薄白，脉细滑。原方去沙参、广木香，加苏梗5g、丹参15g、刘寄奴15g、芡实30g、怀小麦30g，改白茯苓为30g，法半夏为9g。三诊（12月15日）：中脘疼痛缓解，纳、便已调；舌边偏红、苔薄，脉细滑。继服初诊（11月3日）方药。患者前后经治2个月，中脘部转舒，偶有嗳气，大便自调。

［刘晏．余莉芳治疗脾胃病经验窥见．上海中医药杂志．2009，43（12）］

【诠解】本案为慢性浅表性胃炎伴糜烂、反流性食管炎的更年期妇女，久病脾胃失和，气阴耗伤。脾失健运，食谷不化，则大便溏薄；胃失和降，则嗳气频频、泛吐苦水；阴津不足，则舌红、苔少。时令秋冬凉燥节气，余老师选用气阴双补法，药用北沙参养阴益气，炒白术、白茯苓、炒薏苡仁清补脾气，法半夏、生代赭石降逆和胃，煅乌贼骨止酸护胃，广木香、延胡索、制香附、刘寄奴等行气化瘀，怀小麦养心安神。药证相符，经治2个月，终使患者气机调畅，情志得舒，脾胃安健，病势缓解。

沈舒文医案

（气阴两虚痰气阻，滋阴化热痰气除）

李某，男，62岁，退休工人。2006年4月22日初诊，因胸骨后灼痛，泛酸，烧心，呃逆2个月为主诉求治。患者2个月前因食过量辣椒后感胸骨后灼痛，泛酸，烧心，呃逆，伴纳差，乏力，口苦，舌红苔黄稍腻，脉沉滑。既往体健。胃镜示：反流性食管炎（B级）。中医辨证为气阴两虚，痰气交阻。治宜滋阴和胃、降气化痰，佐以清热。方药：太子参20g、麦冬10g、石斛10g、法半夏10g、黄连6g、吴茱萸3g、苏梗10g、佛手10g、枳壳15g、焦栀子10g、乌贼骨15g、煅瓦楞15g、炙甘草5g。7剂，水煎分早、晚服。二诊：患者泛酸，烧心明显减轻，余症亦减轻，舌红苔稍腻，脉沉细。上方去制酸之品乌贼骨、煅瓦楞及泻火之品焦栀子，加佩兰10g、陈皮10g以醒脾化湿。7剂，水煎服。三诊：患者除乏力，纳差外，余症基本消失，舌稍红苔薄白，脉沉细。再服二诊方加减，去苦寒之方左金丸（黄连、吴茱萸），加山药10g、黄芪30g、以加强健脾益气之功。服用2周，症状消失，复查胃镜示：食管黏膜未见异常。

［王捷虹．沈舒文教授治疗反流性食管炎经验．四川中医，2008，26（06）］

【诠解】胃为水谷之海，传化物而不藏，以通为用，以降为顺。叶天士云："脾宜升则健，胃宜降则和。"胃腑不降则滞，反升为逆，故胃失和降，胃气上逆是本病的病机关键，而在中后期多为虚实并存的证候状态，虚在气阴不足为本，实在痰、气、热郁滞为标。病机为气阴两虚，痰、气、热郁结于食管、胸膈。治以益气养阴、胃以固本，降气化痰清热以标本兼治。因胃为阳土，喜润恶燥，故喜用甘凉滋润之品太子参，取其益气养阴、滋胃而不滞气之性；配用麦冬、石斛养阴益胃，甘凉而不腻滞，以上三味甘凉润通，生发胃阴、胃气，濡润胃络，以固本扶正，俾"阳明阳土得阴自安。"吐酸重加乌贼骨、煅瓦楞。

第二节　食管贲门失弛缓症

一、痰气交阻，肝胃不和

沈洪运医案

（肝脾不调痰气阻，泻肝解郁化痰结）

薛某，男，36岁。2010年10月4日诊。患者1年来，时感吞咽不畅，无恶心呕吐，食欲尚可，但进食时间长，腹痛腹胀不著，无明显泛酸嗳气，夜间咳嗽，大便正常，平素工作紧张，情绪不畅，舌质红、苔薄黄，脉细弦。2010年9月28日于外院查上消化道钡餐示：贲门失弛缓综合征。良由肝气郁结克逆犯胃，胃气不降，气结痰生，阻塞胸膈。治拟泻肝解郁化痰，滋阴润燥下气。予以启膈散加减。处方：南沙参15g、象贝10g、茯苓15g、紫丹参15g、广郁金10g、砂仁3g（后下）、炒白芍15g、钩藤15g（后下）、炒薏苡仁30g、鹅管石15g（先煎）。常法煎服。2周后复诊：患者吞咽不畅明显减轻，但仍咽痒咳嗽。舌质淡红、苔薄黄，脉细弦，药已中病，原方加蝉蜕3g再进，旬日症状缓解。

[刘智群．沈洪运用古方经验撷菁．江苏中医药，2011，43（10）]

【诠解】贲门失弛缓综合征可归属于中医学"噎膈"范畴。姜天叙在《风劳臌膈四大证治》中曰："夫郁怒则气滞，忧思则气结，痰因气聚而生，气因痰碍而愈结，故为噎膈反胃也。"其病位虽在食道，然而属胃气所主，故胃气通降失调亦为其形成之原因。本案患者系忧思而致肝脾气结、痰气交阻而成，且气郁日久化热伤津。故选用启膈散为主方加减以开郁化痰，清热润燥，降逆启膈。方中沙参、川贝滋阴润燥、化痰生津；丹参、郁金活血养血、化瘀散结；茯苓健脾化痰和中；砂仁壳行气醒脾；并酌以白芍泻肝；炒薏仁清热健脾；鹅管石温肺止咳；《本草汇言》记载：钩藤可祛风化痰。西医学认为本病病因系食管下括约肌静息压升高痉挛所致，故沈老认为本病亦可从风论治，熄风缓急而舒缓解痉，组方选用钩藤、蝉蜕，兼平肝风，与白芍合用共杜传病之源。

梁乃津医案

（肝郁痰阻郁热扰，疏肝化痰郁热清）

张某，男，45 岁。因吞咽不顺反复发作 2 个月来诊。患者于 2 个月前因工作紧张后出现吞咽不顺畅，进食时胸骨后顶痛感，症状时作时止，有时饮水亦发。曾做纤维胃镜检查未发现食管、胃、十二指肠器质性病变，X 线钡餐检查示钡剂通过贲门困难。诊断为"食管贲门失弛缓症"。服用安定、心痛定、普鲁苯辛等药治疗，症状时有发作，不能完全缓解，遂来求诊。症伴口干苦，睡眠差，易烦躁，舌质红、苔微黄腻，脉弦略数。中医诊断为噎膈。辨证为肝郁气滞，痰气交阻，兼有郁热，胃失和降。治以疏肝化痰、清热和胃。处方：郁金、佛手、延胡索、枳壳、瓜蒌皮、竹茹、麦冬各 15g，川黄连、僵蚕、木香（后下）各 10g，蒲公英、白芍各 30g。连服 7 剂，吞咽顺畅，胸痛缓解。后续以原方加减调治，一直无发作，精神状态颇佳。

［黄穗平．梁乃津治疗食管贲门失弛缓症的经验．新中医，1996，（2）］

【诠解】本例患者以反复吞咽不顺为主，伴口干苦，睡眠差，易烦躁，舌质红、苔微黄腻，脉弦略数。故证为肝郁气滞，痰气交阻。因肝气郁结，疏泄失职，津聚为痰，痰气胶结，胃失和降，故吞咽不顺；肝郁日久化火，内扰于胆，胆热上犯，故而口干苦；胆火上扰心神，故睡眠差，易烦躁；舌质红、苔微黄腻，脉弦略数，均为肝郁气滞，痰气交阻化热，胃失和降之征。治以疏肝化痰、清热和胃。方中郁金、佛手、延胡索、枳壳疏肝理气解郁，瓜蒌皮、川黄连、僵蚕清化热痰，白芍、木香、竹茹、麦冬和胃降逆，黄连配公英还可清胆胃郁热。诸药合用，切中病机，故疗效显著。

二、痰气郁阻

李玉奇医案

（痰气郁阻噎膈顽症，小柴胡汤解郁除痰）

陈某，女，30 岁。2006 年 8 月 3 日初诊。主诉：进食哽噎不顺 1 年，加重 1 周。患者自述 1 年前开始出现进食哽噎不顺，以汤水送服可缓解，但日久症状加重，进而出现吞咽困难不欲进食，患者就诊于沈阳军区总医院经查诊为"食管贲门失弛缓症"，3个月前给予球囊扩张术治疗症状得以缓解。然近日症状再次反复，患者经人介绍来诊。症见吞咽进食哽噎不顺，伴纳差，胸中烦闷，4~5天排便1次。舌薄，质淡红，花剥苔，脉弦细兼数。望面色少华，形瘦，精神尚可。诊为"噎膈—痰气郁阻证"，治以行气化痰解郁之法，予小柴胡汤加减：柴胡15g、西洋参10g、半夏10g、黄芩15g、生姜15g、大枣15g、郁李仁10g、甘草15g、沉香10g、桃仁15g、蚕沙15g。6剂汤药后，二诊，患者自述吞咽进食较顺畅，时伴有嗳气，排便3日1次。查：舌淡红，花剥苔，脉弦细。前方去甘草加昆布15g，苏梗15g，加强行气解郁之功。12剂汤药后，患者无吞咽困难，纳食改善，二便恢复正常，病情基本痊愈。

[王辉. 李玉奇教授以小柴胡汤治疗食管贲门失弛缓症验案1例. 辽宁中医药大学学报，2010, 12（2）]

【诠解】本病可归属于"噎膈"范畴，可因忧思伤脾，郁怒伤肝，酒食伤胃致气郁、痰阻、血瘀为患。从本例来看，患者尚属疾病早期，此乃痰气互结为患，痰气交阻，郁结上、中二焦，胃失和降，故见此证。小柴胡汤出自张仲景的《伤寒论》，为治疗少阳病证之代表方剂。李老选用此方治疗食管贲门失弛缓症是因为：其一，从病位来说，本病病在食道，属胃气所主，与肝脾相关。上开口于咽喉，下通于胃肠，为表里交界之通道，故食管病变恰归属于半表半里之位。其二，患者以胸中苦满，吞咽困难，嘿嘿不欲饮食，胸中烦而不呕，大便秘结为主症。少阳经布于胸胁，胆气郁结则嘿嘿，气郁化火则扰心，且见胸中烦闷，此为少阳经输之证。淡红舌，弦细脉为肝郁之征，脉象兼数为痰火内结；花剥苔乃胃气受损，阴液耗伤之象。正所谓有柴胡证，但见一证便是，不必悉具。这恰是领悟经方的精髓所在。本方以小柴胡汤组方，柴胡与黄芩相配，一为疏泄胆气，一为清泄胆热，二药相配一疏一清和解少阳郁热，使气郁得达，火郁得发，为方中主药；半夏配生姜和胃降逆，化痰散结行气滞之郁；西洋参伍大枣、甘草健脾益气，生津润燥，助食物下行，润滑食道；蚕沙祛风除湿，活血解痉以利通降；桃仁活血破瘀，通关散结，与郁李仁相伍润肠通便，配合沉香降气归源，通利三焦。

施今墨医案

（嗜酒抑郁终成噎膈，旋覆代赭顺气降逆）

贾某，男，79岁，1952年8月3日初诊。平素嗜酒，数月以来，情怀抑郁，食减便燥，渐至进食，有时作噎，咽下困难。现只能进半流质饮食，硬食已有 2 个月不能进矣。胸际胀闷微痛，饭后尤甚，有时吐白黏沫，口干，不思饮，大便干燥，四五日一行，夜寐多梦，精神委顿，体重减轻，经北大医院检查，谓为食道狭窄，未发现癌变。舌苔白而燥，脉沉涩。拟顺气开郁，养阴润燥。处方：薤白头 10g，桃仁 6g，代赭石 15g，旋覆花 6g（布包），全瓜蒌 18g，杏仁 6g，清半夏 10g，炒枳实 6g，火麻仁 15g，油当归 12g，怀牛膝 10g，茜草根 10g，川郁金 10g，广陈皮 6g，天冬 6g，麦冬 6g，3 剂。二诊：诸症如前，胸际略畅，大便仍燥，前方加晚蚕沙 10g，皂角子 10g，再服 5 剂。三诊：服药 5 剂，自觉诸症有所减轻，能稍进馒头类食物，大便仍微干，二日一行，身倦少力。处方：薤白头 10g，全瓜蒌 25g，代赭石 12g，旋覆花 10g（布包），晚蚕沙 10g，炒皂角子 10g 布包，炒枳实 6g，茜草根 10g，怀牛膝 10g，桃杏仁各 6g，郁李仁 6g，火麻仁 18g，野白术 10g，川郁金 10g，油当归 12g。后随访而愈。

（施小墨．中国百年百名中医临床家丛书——施今墨．中国中医药出版社，2001．）

【诠解】施今墨老师治疗食道咽下困难之疾患，恒以旋覆代赭汤、瓜蒌薤白半夏汤为主。以顺气降逆，润燥通便，旋覆花代赭石降逆止呕，瓜蒌、薤白等宽胸理气，茜草、当归和血化瘀，后加润肠通便之火麻仁、桃仁、杏仁等，调气通便蚕沙、薤白、皂角子为施老所惯用，对食管疾病所发生的呕逆、呕吐、嗳气、便秘等有效。施老用方药量轻清，和而不烈，效果卓著。

李中梓医案

（忧闷气郁胸中隐痛，大半夏汤化痰解郁）

李士才治张邑，忧闷之余，得食则噎，胸中隐隐作痛，诊之脉紧且滑。曰痰在上脘，用二陈汤加姜汁、竹沥。或曰：半夏不燥乎？曰：湿痰中满，非此不治。遂用四剂，症尚不减，改大半夏汤服四帖，胸痛乃止。又四帖而噎亦减，服二十剂而安。若疑半夏而燥，而以他药代之，岂能愈乎？唯痰不盛形不肥者，不宜与服之。

（《续名医类案》）

【诠解】温病条辨中指出：治中焦非平不安，本案例用二陈汤不效，改为大半夏汤而获效，说明临床用药不可单纯拘泥于古论，而应该知常达变，灵活应用。紧扣湿痰中满的主要病机，用大半夏汤而效果卓著。

三、脾胃气虚，痰浊中阻

梁乃津医案

（脾胃气虚痰浊中阻，旋覆代赭补中益气）

陈某，女，38 岁。因发作性吞咽不顺 3 个月，食入即吐 5 天而来诊。患者 3 个月前因过食生冷后出现吞咽不畅，曾在外院检查诊断为食管贲门失弛缓症。近 5 天来食入即吐，伴疲倦，面色㿠白，胸闷不畅，胃纳不佳，腹胀便溏，舌质淡胖、苔白腻，脉缓无力。中医诊断为噎膈。辨证为脾胃气虚，痰浊中阻。治以健脾益气、升清降浊。处方：黄芪、党参、代赭石各 30g，白术、法半夏、枳壳、旋覆花、威灵仙各 15g，柴胡、藿香各 10g，橘皮、升麻各 6g。服药 1 周，吞咽困难及食入即吐症状减轻。继续调治 2 个月，精神胃纳均好，面色红润，大便正常，腹胀缓解，无吞咽不顺及呕吐发作。

[黄穗平. 梁乃津治疗食管贲门失弛缓症的经验. 新中医，1996,(2)]

【诠解】本例患者发作性吞咽不顺，食入即吐，伴疲倦，面色㿠白，胸闷不畅，胃纳不佳，腹胀便溏，舌质淡胖、苔白腻，脉缓无力。证属脾胃气虚，痰浊中阻。治以健脾益气、升清降浊。方以补中益气汤化健脾益气以升清阳，去当归、甘草以防滋腻助痰，合旋覆代赭汤和胃降浊。加威灵仙、枳壳增强理气机、去梗阻之力。诸药合用，共奏健脾益气、升清降浊之效而速建良功。

第三节　Barret 食管病

王庆其医案

（胃气上逆胸背不适，降逆散结诸症自除）

傅某，男，54 岁。2006 年 5 月 13 日初诊。胃病史 20 余年。近日来胸口不适，咽部不适，无烧灼感，背部隐痛，嗳气，纳可，大便调，舌苔薄腻，脉滑。外院胃镜显：慢性萎缩性胃炎伴糜烂，慢性食管炎（B 级）。病理示：食管增生异形上皮和黏膜肠上皮化生，Barret 食管病。治拟降逆和胃，软坚散结，药用：炒白术 12g、制半夏 12g、薏苡仁 30g、旋覆梗 12g、枳壳 12g、木香 9g、茴香 9g、延胡索 12g、郁金 12g、路路通 12g、白花蛇舌草 30g、天南星 30g、莪术 15g、三棱 15g、龙葵 12g。7 剂。再诊：症状明显好转。治疗方法不变，以上方为基础方去木茴香，旋覆梗，加石见穿 30g，陈皮 6g，黄芪 30g，半枝莲 20g，牡蛎 30g。14 剂。3 诊：胸脘痛好转，舌苔薄脉弦。续前法。加蜈蚣 2 条，女贞子 30g，玄参 12g。治疗 3 月余（2006 年 9 月）复查胃镜示：胃窦部好转，食管鳞形上皮明显增生伴小血管增生。现右胁隐痛，嗳气，矢气。无泛酸，胀痛，眠欠安。舌苔厚腻，脉微弦。处方：柴胡 12g、制半夏 12g、薏苡仁 30g、炒白术 12g、蜈蚣 2 条、莪术 30g、三棱 30g、蛇舌草 30g、天南星 30g、牡蛎 30g、藤梨根 30g、延胡索 15g、枳壳 15g、香橼皮 15g、佛手 9g。坚持治疗，于 2007 年 1 月胃镜示：慢性炎症胃窦（+），食管黏膜光滑，齿状线存在。诊断：慢性浅表性胃炎伴糜烂。身体诉无不适，症情稳定，Barret 食管已消失。遂维持前法治疗。现患者仍继续中药治疗，定期复查胃镜，Barret 食管未见复发。

（宋琦．王庆其治疗脾胃病经验举隅．辽宁中医杂志，2009，1.）

【诠解】 本案病程较长，病情较重。Barret 食管病是胃食管反流病的并发症。王老师治疗本案的思路：患者初诊时胃气上逆为主要病机，因此给予了制半夏、旋覆梗等降逆和胃；枳壳、木香、茴香等温中理气之药调理中焦气机。目的在于缓解症状，急则治标。考虑此种疾病必先患有胃食管反流病作为该病的基础病，因而治疗过程中患者虽无泛酸，烧灼感，但也要给予制酸之品同时要调节中焦气机升降。遂重用牡蛎 30g，并且与众多的理气之药同时使用，如香橼皮、佛手、枳壳、陈皮等来调节气机升降。在胃镜下可看到食管内壁红色羽绒样的凸起，说明其血分有热，应清热凉血；并且高出食管黏膜，中医认为是癥结，更应活血化瘀消癥。因此，在本案治疗过程中，始终重用大量的清热解毒，活血散结之品。如白花蛇舌草、天南星、藤梨根、龙葵、半枝莲、石见穿、蜈蚣、莪术、三棱。根据现代中药药理学研究表明，以上的清热解毒药都具有抗肿瘤的功效，从而也体现的中医未病先防的辨治思想。

第四节 食管癌

一、痰瘀互结

闵亮医案

（肝气郁滞痰瘀阻，化痰活血理气机）

陈某，男，62岁。2003年3月10日诊。半年前进行性吞咽梗阻，伴胸骨后隐痛，行胃镜检查确诊为中段食管癌，病理报告为食管鳞状细胞癌，遂行手术。术后1个月，自觉胸膈胀闷，痰涎壅盛，呕出凝痰，纳差，乏力，舌黯晦，苔厚腻，脉细滑无力。中医诊为噎膈，证属痰凝血瘀，脾失健运。治宜化痰开瘀，健脾和胃，药用：旋覆花15g，代赭石30g，丹参15g，降香10g，砂仁5g，莪术15g，半夏20g，陈皮10g，全瓜蒌15g，制胆星、枳壳、厚朴各10g，党参20g，茯苓、白术各10g，白花蛇舌草30g，山慈菇、威灵仙各15g，生姜3g，炙甘草5g。水煎服，每日1剂。连续1个月，痰涎明显减少，食欲增加。其后上方加减，连续服用近3个月，病情明显改善。

（闵亮.脾胃病痰瘀同治举隅.辽宁中医学院学报，2004.5.）

【诠解】食管癌属中医噎膈范畴，噎是吞咽时哽噎不顺，膈是胸膈阻塞，饮食不下。《临证指南医案·噎膈》曰："噎膈之证，必有瘀血、顽痰、逆气，阻隔胃气。"患者多有痰涎壅盛，呕吐痰液的表现。方中旋覆花、代赭石化痰降气；丹参、降香、砂仁活血理气宽胸；再用四君子汤健脾益气，提高机体免疫力，使患者能耐受祛邪药物的攻伐。丹参、莪术等活血化瘀药，能改善血液高凝状态，减少肿瘤复发转移。半夏、全瓜蒌、制胆星等祛痰散结药，有抑制肿瘤细胞的功效，亦可减少炎症因子的分泌物。半夏消痞散结，降逆止呕，燥湿化痰，用量宜大，15~30g，与生姜同用可减少其毒性。白花蛇舌草、山慈菇、威灵仙可以抗肿瘤。

刘启泉医案

（脾虚湿阻痰瘀互结，化痰活血散结消瘀）

苏某，男，57岁，2009年12月16日初诊。

2009年12月10日于河北医科大学某附属医院住院，查电子胃镜示：食管癌；糜烂出血性胃炎；十二指肠炎。病理示：（食管）鳞状细胞癌；（胃窦）黏膜慢性炎症；腺上皮增生。患者家属及本人拒绝手术治疗。症见：胃痛，尚无吞咽苦难，伴消瘦，无明显烧心反酸，夜寐可，大便尚可，舌暗红、苔黄腻，脉弦滑。查体：腹软，中上腹压痛明显，无反跳痛及肌紧张，肝脾未触及。中医诊断为：噎膈；胃脘痛。证属脾虚湿阻，痰瘀互结。治则：健脾化痰，活血散结。处方：柴胡、郁金、红景天、莪术、冬凌草、厚朴、僵蚕、砂仁各10g，石菖蒲、藤梨根、石见穿、白花蛇舌草、半枝莲、佛手各15g，当归、浙贝母、半夏各12g，生牡蛎、薏苡仁各30g，太子参20g，全蝎8g。10剂，每天1剂，水煎取汁300ml，不拘时限，分多次温服。

2009年12月28日二诊：有胃脘部不适，不可名状，无疼痛，自觉进食后难以消化，纳差，寐可，大便3天1行，质可色黑，舌暗红、苔黄腻，脉弦滑。上方加水红花子10g，将藤梨根加至20g，僵蚕加至12g。10剂，煎服法同前。

2010年1月7日三诊：服药后症状减轻，饮食不当后胃脘不适，纳可，寐可，大便2~3天1行，稍干结，舌红、苔黄腻，脉弦滑。处方：半边莲、冬凌草、水红花子、红景天、蚤休、石菖蒲、石见穿、白花蛇舌草、半枝莲、佛手各15g，藤梨根、太子参各20g，僵蚕、当归、浙贝母、半夏、厚朴、莪术、砂仁、甘草、柴胡、郁金各10g，生牡蛎、薏苡仁各30g，全蝎、酒大黄各6g，露蜂房5g。10剂，煎服法同前。后随症加减继续治疗，于2010年9月16日嘱患者改隔天服中药，病情稳定。2010年12月26日于当地人民医院复查胃镜示：食管癌；慢性浅表性胃炎。患者诉治疗期间无明显不适，体重增加，可进行适当体力劳动，后嘱患者间断口服中药，随症加减治疗至今，无明显不适。

[李博林．刘启泉教授治疗消化道癌症医案3则．新中医，2012，44（9）]

【诠解】食管癌属中医学噎膈、胃脘痛等范畴。《临证指南医案·噎膈反胃》徐灵胎评注："噎膈之证，必有瘀血、顽痰、逆气阻胃气。"故其基本病变与发病机制总属气、痰、瘀交结，阻隔于食道，使食管狭窄，胃失通降，津液干涸失润而致，证多虚实夹杂。《内经》有"坚者消之，客者除之"；"结者散之，留者攻之"的治疗原则，治当标本兼顾，补虚泻实。方中红景天性寒，味甘涩，祛邪恶气，补诸不足，活血止血消肿；配伍太子参益气养阴健脾；半边莲、半枝莲、白花蛇舌草清热解毒抗癌；佛手理气和胃不伤正；薏苡仁化湿和胃，同时它还有消疣祛肿，防癌抗癌的功效；露蜂房、僵蚕、浙贝母祛风化痰散结；"久病入络"，故用全蝎攻毒散结加强水红花子、藤梨根、当归等活血药物通行经络之效。诸药相合，补气阴而不敛邪，行气血而不伤正，使气行、痰消、瘀散而症状自愈。方中多用太子参、红景天、砂仁、佛手、水红花子、藤梨根、白花蛇舌草、石见穿、半枝莲、僵蚕等针对主病机用药。但因癌症多是全身脏腑气血阴阳失调，患者已极度虚赢不耐攻补，故用药当切忌峻补猛攻，药用当平和，时时不忘顾护胃气，方可取得长期疗效。

关幼波医案

（气滞血瘀痰凝证，行气活血化痰结）

刘某，女，23岁，初诊日期：1970年1月17日。食后做噎已3个月余；患者于3个月前感到吞咽困难，食后则发噎，进行性加重，近1个多月来，自感胸骨后堵闷，灼痛，继而不能吃馒头、米饭等稍硬食物，食则噎膈难下，甚至呕吐，仅能进流食。于1970年1月4日至本市某医院治疗，经X片发现：食道中段外围有一核桃大小肿物，初步诊断为"结核"。经用抗结核药物治疗无效，后又诊为"食道外良性肿物"。建议开胸探查，进行手术治疗，患者未同意，来我院就诊，当时患者精神状况如前，体力尚好，二便、月经正常。检查：X线摄片示食道中段左前斜位有约4cm×5cm大小的圆形肿物，表面光滑，食道呈2cm×5cm半月形压迹，钡剂通过呈线状，食管上段轻度扩张。脉弦滑，舌苔薄白，舌质淡。辨证：气滞血瘀，痰气凝结客于下焦，聚而成痞。西医诊断：食道外良性肿物。治法：行气活血，化痰散痞。方药：代赭石、生瓦楞、刀豆子、泽兰各30g，板蓝根15g，当归、瓜蒌各12g，旋覆花、杏仁、橘红、香附、佛手、赤芍、白芍、山慈菇、焦白术各9g。

1970年1月21日复诊：服上药3剂后，自觉症状稍有缓解，但不显著；仍觉胸骨后灼痛。依前方加藕节、南红花、生牡蛎各15g，延胡索9g，当归、赤白芍、泽兰改为15g，瓜蒌改为30g，减山慈菇、佛手。原方服12剂后，食物做噎明显减轻，已能吃馒头、面条等食物，胸骨后疼痛亦减轻，于1970年2月2日复查X线：食管已增宽0.8cm，食道外物见小，咽喉部稍感灼痛，仍依前方加减化裁，继续服药3个多月，至1970年5月6日患者自觉症状已经全部消失，不但可以吃馒头、米饭；亦可吃烙饼等较厚硬之食物，其他一切如常。有时稍感疲乏无力，容易气急烦躁，特拟一处方长期服用。以巩固疗效。方药：瓜蒌、地丁各30g，代赭石、党参、赤白芍、丹参各15g，葛根12g，旋覆花、杏仁、橘红、酒胆草、香附、五味子、当归、生草各9g。经随访，患者一直服用上方，前症未犯，精神体力均如常人，于 1971 年再次复查，从 X 线摄片中可以看出，食道外肿物已经模糊不清，食道已基本恢复正常宽度（约 1.2cm）。

（《现代名医类案选》）

【诠解】纵观本病案，食道外肿物病情非同小可，常与食管恶性肿瘤症状相类似，食物哽噎难下，逐渐加重。但关老抓住主证，审察病机，辨证为气滞血瘀痰凝。治疗予以理气活血化瘀化痰之法治疗。方中以代赭石、旋覆花、橘红、刀豆、香附、佛手理气和胃降逆，以泽兰、红花、延胡索、赤芍、藕节活血通络；以生瓦楞、生牡蛎软坚散结；以瓜蒌、杏仁化痰、以当归、白芍养血和血；另以板蓝根、山慈菇清热解毒。分阶段治疗，又体现了中医辨证论治的特色，如此顽固之证，经过约 1 年治疗后获得显著效果，无不体现关老的论治神功。

二、气虚阳微

汪机医案

（气虚阳微痰瘀阻滞，温补中阳化痰散瘀）

一人年愈六十，形色紫，平素过劳好饮，病噎，食至膈不下，则为浓痰吐出，食肉过宿吐出，尚不化也。初卧则气壅不安，稍久则定。医用五膈宽中散，丁沉透膈汤，或用四物加寒凉之剂，或用二陈加耗散之剂，罔效。汪诊之，脉皆浮洪弦虚，曰：此大虚证也，医见此脉，以为热症而用凉药，则愈助其阴而伤其阳。若以为痰为气，而用二陈香燥之剂，则益耗气而伤其胃，是以病益甚也。况此病得之酒与劳，酒性酷烈，耗血耗气，莫此为甚。又加以劳伤其胃，且年逾六十，气血已衰，脉见浮洪弦虚，非吉兆也，宜以人参三钱，白术、归身、麦冬各一钱，白芍八分，黄连三分，干姜四分，黄芩五分，陈皮七分，香附六分，煎服五帖，脉敛而膈颇宽，饮食亦进矣。

（《名医类案》）

【诠解】噎膈属于重症，病机主要为气、痰、瘀等邪交结，阻隔于食道。病变脏腑主要涉及肝脾肾三脏，病变初期，痰气瘀交阻于食道，故而吞咽哽咽不顺，继而瘀血内结，气郁化火，伤阴耗液，阴损及阳，气虚阳微，中气衰败，胃虚不能受纳，脾虚失其健运，正气衰败，故当四诊合参，不可拘泥于洪脉之主热主实之征。临证应脉证合参，谨守病机，故而以参、术、归、芍等药取得卓效。

三、痰湿中阻

陈德润医案

（湿毒内盛阴液伤，养阴扶正化痰浊）

刘某，女，中年，自诉食道阻滞感，下咽不畅。面色晦而不荣，担忧不安。胃镜示：食道炎，伴鳞状上皮化生。询问病史得知，近家中父母兄妹数人皆死于食道癌，患者口干苦，纳差，形瘦，大便干结。舌暗苔白腐带黄，脉细数带弦。辨证为湿毒内蕴，阴液已伤。方用：生地 10g、玄参 10g、麦冬 10g、天冬 10g、法半夏 10g、全瓜蒌 20g、山豆根 4g、山慈菇 10g、半边莲 30g、半枝莲 30g、延胡索 10g、水红花子 10g、川贝母 6g、大贝母 10g、生甘草 6g、七叶一枝花 15g、制大黄 6g、肉苁蓉 10g。药后病人自觉症状大减，继续予以巩固疗效。

[林智辉. 陈德润主任治疗脾胃病经验举隅. 南京中医药大学学报，2006，22（2）]

【诠解】本病人家属多人皆有食道癌史。现其本人胃镜又发现鳞状上皮化生，其病情着实可忧。现其人形瘦、口干欲饮，大便干结，脉细数，阴伤之像已显然。然口苦咽中阻滞感，苔白腐带黄，痰浊湿毒未清亦然。故陈老在治疗时坚持阴虚为本，痰浊湿毒为标这两个主要方面。玄参、生地、天麦冬养阴扶正；半边莲、半枝莲、山慈菇、七叶一枝花、制大黄清热解毒利湿；大贝母、川贝母、半夏、瓜蒌、山豆根等化痰散结利咽。病证符合，效果自好。

第二章　胃与十二指肠疾病

第一节　急性胃炎

一、脾虚伤食

陈晓会医案

（脾虚伤食脘腹胀，健脾除湿诸症除）

　　杨某，男，32 岁，大安人，2002 年 9 月就诊。自述：脘腹胀痛腹泻 3 日。缘于素体较弱，时逢中秋，衣薄感寒，午食寒凉不洁之物，夜发胃脘冷胀窜痛，随即肠鸣腹泻，先有稀便，后为水样便，日行 5~6 次，伴干呕，恶心，不思饮食，乏力倦怠，针药未效。诊见：身瘦，面白，舌淡苔白薄，脉弦细无力。诊为：腹泻（急性胃肠炎）；证属脾虚伤食，机制为体虚感寒，内伤饮食；运化失司；治宜健脾和胃治其本，除湿止泻治其标；方以补中益气汤加茯苓 15g、肉桂 5g、苍术 15g、神曲 10g。2 剂，常规水煎，日 3 服；禁忌除补中方外，另忌醋。二诊：泻止痛减；脘腹稍有不适，食少乏力，舌淡红，脉弦细无力。按上方加砂仁 10g，木香 5g；2 剂，制服同上。三诊：上症愈。自觉体虚，投补中益气丸 1 剂调养。

　　（陈晓会. 补中益气汤加减治验四则. 今日科苑，2012，16.）

　　【诠解】经曰："胃为水谷之海"，"太仓"，"主受纳水谷和消磨腐熟"，"脾主运化、转输"，"大肠主传导"。故水谷之饮食不节损伤脾胃大肠之功能故易致脾虚食伤之泻。本案确属素体虚，脾胃弱，复染食饮内伤，脾失健运而致腹泻。治选补中益气汤加茯苓组成四君，意在健脾益气固其本；《神农本草经》曰：茯苓久服安魂养神，不饥延年。故加茯苓可加大补虚健脾益气之功效。《血证论》还直言："脾阳不足，水谷不化"，故加肉桂，生姜功在益火温肾暖土，健理脾肾之阳；以方中之橘皮，焦术加苍术、茯苓燥湿健脾调整大肠；以柴胡、升麻疏理肝气；加神曲促进消食运化而升清降浊；更有归芪大枣益气补血治其虚，故1剂见效。二诊加香砂，意在发挥香砂六君之功，养胃散滞，补而不壅；更有严格禁忌、良好将息，故速愈其泻。

二、水热互结

王评医案

（水热互结成痞证，生姜泻心散结痞）

唐某，男，34岁，2010年9月12日初诊。患者5天前受凉后"感冒"，发热恶寒、头痛、周身酸痛、咽痒咳嗽，到某诊所诊治。服药后，头痛、恶寒、咳嗽等外感症状消除而身热不退，大便稀，每日5~6次，伴有胸闷欲吐，腹胀纳差，口淡无味。检视病历，前医曾用藿香正气散加减3剂，未获效验。来诊时体温38.3℃，胸中烦闷，腹不胀而觉脘部痞塞不舒，嗳气有食臭味，肠鸣即欲大便，便色淡黄，水样，便中挟有不化的食物残渣，无异臭，每日5~6次，量不多，脉濡数，苔薄白。查血常规及大便常规未见异常。中医诊断为痞证，证属水热互结，治宜和胃消痞，散结除水，兼以清热。以生姜泻心汤加味：生姜20g、制半夏10g、黄芩6g、干姜5g、党参15g、炙甘草6g、黄连3g、大枣10g、茯苓15g、苍术15g。服药2剂，热退泻止。停药后，调节饮食而安。

（王评．伤寒论经方治验3则．中医药导报，2011，9．）

【诠解】《伤寒论》第157条云："伤寒汗出解之后，胃中不和，心下痞硬干噫食臭，胁下有水气，腹中雷鸣下利者，生姜泻心汤主之。"本方为半夏泻心汤类方，主治胃虚不能运化水湿饮食，胃气上逆之"干噫食臭"，热邪与胃中水饮互结之"心下痞硬"，胃中水饮变动之"胁下有水气，腹中雷鸣下利"。水饮为有形实邪，与邪热搏结，故胃脘部痞胀而按之有触手感是本方的主症，食气不化而干噫食臭是本方辨证的关键。胃中水气或横走于胁，或下走大肠则雷鸣下利，故以生姜宣散胃中水饮为主药，合半夏更能散饮降逆。芩、连清邪热，与生姜、半夏合用辛开苦降，以调理脾胃，复其升降，散其痞结，同时芩、连尚能燥湿止泻。干姜佐生姜，干姜气厚，功兼收敛，二药相合，散中有敛，守中有走，既能温补中州，又能反佐芩连苦寒。参、术、苓、草扶中补虚，以益土制水。全方攻补兼施、寒温并用，直中病机所在，故疗效卓著。

三、胃阴亏虚

赵文霞医案

（胃阴亏耗虚火现，养阴柔肝诸症痊）

郭某，男，58岁，2004年12月25日来诊。反复呕吐半年，加重10天。半年前患"急性胃肠炎"，治疗好转后仍间断呕吐，渐转为干呕，多方求治无效，近10天症状加重。现症：时时干呕，饥不欲食，口干喜饮，五心烦热，头晕目眩，胁肋隐痛，大便略干，夜寐不安，舌质暗红少苔，可见裂纹，脉弦细。中医诊断：呕吐。中医辨证：胃阴亏虚。治法：柔肝和胃，养阴止呕。处方：太子参15g、玉竹15g、石斛15g、麦冬15g、生地15g、沙参15g、清半夏10g、生山药30g、百合15g、陈皮15g、丹皮15g、枳壳15g、竹茹15g。7剂后干呕减轻，仍五心烦热，头晕目眩，夜寐不安。上方去麦冬、沙参，加制龟甲10g、制鳖甲15g、炒枣仁15g、钩藤10g，20剂后干呕消失。上方制水丸继服调理。

（刘晓彦. 赵文霞教授从肝辨治脾胃病经验. 四川中医，2006，3.）

【诠解】本方适用于胃阴亏虚所致"虚火"，证见胃痛隐隐，口燥咽干，饥不欲食，或大便干结，呕吐或干呕，或兼见胁肋隐痛缠绵，头晕目眩或目涩，五心烦热，舌红少津，无苔或少苔，或呈"镜面舌"，脉弦细数等肝胃阴虚之表现。治宜养阴泻火、柔肝和胃，可用芍药甘草汤柔肝养肝，或以《医宗金鉴》补肝汤（四物汤加枣仁、麦冬、木瓜、甘草）或一贯煎合二至丸、益胃汤加减以养阴柔肝，常用药有枸杞子、生地、百合、赤白芍、陈皮、当归、丹参、龟甲、鳖甲、石斛、玉竹等。

四、湿热蕴结

沈舒文医案

（湿热蕴结中焦升降失司，半夏泻心化裁辛开苦降）

李某，男，38岁，工人，2010年8月25日就诊。患者于就诊前2天因在外进餐，出现腹痛、恶心、呕吐，泻下水样便，日4~5次，自服诺氟沙星、肠炎宁未见好转，现仍干呕不已，吐泻并作。舌质红，苔白滑腻，脉沉细弱。腹部检查：腹软，肠鸣音亢进，腹部压痛（+）。大便常规检验：白细胞 ++/Hp。诊断：急性胃肠炎，辨证：湿热蕴结中焦，升降失司。治当寒温并用，辛开苦降，调理胃肠。方药：人参 10g、半夏 10g、干姜 10g、黄芩 10g、黄连 8g、炒白术 15g、白芍 30g、葛根 15g、苏梗 10g、竹茹 10g、吴茱萸 4g、石榴皮 15g、乌梅 15g、炙甘草 6g。日 1 剂，水煎分 2 次服，服药期间慎饮食，禁食生冷油腻之物。因患者恶心呕吐较甚，嘱其服药前先服生姜汁半匙，再服中药，且少量多饮，以免药汁入胃即吐。服药 1 剂而诸症见轻，2 剂服毕，诸症尽消。复查便常规正常。停药后上述诸症未再复发。

（方春芝．沈舒文教授运用半夏泻心汤治胃肠病经验．四川中医，2011，7.）

【诠解】急性胃肠炎是夏秋季的多发病，多与饮食不洁或受凉饮冷有关，临床以急性发作性腹痛肠鸣、吐泻并作为主要表现。中医根据病因和体质的差别，将胃肠炎分为湿热、寒湿和积滞的不同。针对湿热而致脾胃升清降浊失司，沈老常选用半夏泻心汤合葛根芩连汤化裁治疗，全方湿热并用、辛开苦降、和胃降逆共奏脾胃升清降浊之功，故临床效果满意。

第二节　慢性胃炎

一、肝胃不和

吴生元医案

（肝胃不和气滞证，柴胡疏肝立奇功）

刘某，男，56 岁，于 2012 年 2 月 7 日初诊。该患者心下胀痛半年，胃镜检查提示，浅表性胃炎，服西药，起初可缓解，之后时好时坏，近 2 个月症状加重不减，食后胀痛难忍，慕名前来吴老处诊治。见患者面色萎黄，痛苦面容，询其患者，因家务事夫妻吵架后加重，脘腹痞闷不舒，食后胀痛难忍，嗳气或矢气后稍减，大便不爽，小便调，舌淡苔白，脉弦缓。证属肝胃不和，气滞不疏，吴老用自拟柴胡疏肝汤加白术 15g，枳壳 15g，5 剂服完后，心下胀痛大减，效不更方，续服 3 剂，诸症悉除。吴老又开参苓白术散 5 剂，以善其后。

[罗世伟．吴生元教授辨治慢性胃病经验 4 法介绍．云南中医中药杂志，2012，33（9）]

【诠解】《金匮要略》云："见肝之病，知肝传脾，当先实脾"，这是讲既病防变的治法。吴老反过来看，认为肝与脾胃关系密切，在辨治脾胃病上，当见脾胃之病，亦应知肝传脾。本例患者食后胀痛难忍，生气后脘腹痞闷不舒，嗳气或矢气后稍减，大便不爽，小便调，舌淡苔白，脉弦缓脉弦等，符合肝胃不和，气滞不舒的证候。吴老用自拟柴胡疏肝汤加减，疏肝理脾，土木同调，故而效果卓著。

唐志鹏医案

（肝胃不和隐痛嗳气，疏肝和胃痛证自减）

冯某，女，56 岁。2009 年 2 月 3 日初诊。主诉：胃脘部不适半年余。现病史：患者半年前与儿媳吵架后出现胃脘部不适，以胀为主，饭后隐痛，同时伴嗳气，饭量较前减少，不愿与人交流。2 个月前至上海市某三甲医院就诊，胃镜示：慢性萎缩性胃炎伴糜烂。病理检验报告示：慢性萎缩性胃炎伴活动、肠化（小肠、大肠化生），幽门螺杆菌（+）。予奥美拉唑、克拉霉素、左旋氧氟沙星三联杀菌治疗。杀菌后自觉症状未见明显改善。2 周前于该医院行呼气试验检查示：幽门螺杆菌（-）。遂至我院寻求中医治疗。刻下：面色黯，神萎，胃脘部胀痛，嗳气频作，自觉乏力，纳少，大便干结，3 日一行，小便尚调，舌淡，苔薄白，脉弦。唐师辨证患者证属肝胃不和。治以疏肝解郁，和胃止痛。药用：柴胡 9g、白芍 15g、枳壳 15g、陈皮 9g、鸡内金 6g、山楂 6g、神曲 6g、郁金 12g、蒲黄 9g、炙甘草 6g。每日 1 剂，水煎服。7 日后患者复诊，胃脘部胀痛明显减轻，嗳气稍减，饮食稍有增加，大便仍干结。遂以原方加枳实 15g。此后患者每 2 周至我院复诊，唐师以此方为基础方随证加减，连服半年后患者症状基本消失。又续服中药半年后复查胃镜示：萎缩性胃炎。病理检查报告示：慢性胃炎。唐师停其中药，嘱其定期复查胃镜，如有胃脘部不适再来就诊。后患者未复诊。2010 年 12 月电话随访，患者诉停药后未再出现胃脘部不适。

[王亮．唐志鹏教授治疗萎缩性胃炎经验．光明中医，2012，27（5）]

【诠解】萎缩性胃炎的临床表现缺乏特异性，一般多见上腹部痞满、疼痛，嗳气，食欲减退或无食欲，日久不愈则见消瘦、乏力。其病程较长，反复发作，对患者的日常生活及生活质量造成了严重的影响。萎缩性胃炎一般属于中医"胃脘痛""胃痞""痞满"等范畴。一般认为其发生多在素体脾胃虚弱的基础上，因饮食不节、七情过极、劳倦过度等原因直接内伤发病，进一步因胃体受损，气血运行受阻，胃络失于濡养而导致萎缩性胃炎的发生。唐老指出，萎缩性胃炎的病位在胃，而病根往往在于脾、肝和肾。《临证指南医案·脾胃》云："太阴湿土，得阳始运；阳明阳土，得阴始安。"脾为后天之本，气血生化之源，脾虚不运，则气血亏虚、中气不足；而脾气虚弱，则推动无力，升降失常，久而久之，必然致胃气壅滞，脉络瘀阻，进而导致萎缩性胃炎的发生。肝藏血而主疏泄，肝的疏泄功能正常，则脾的运化功能健旺。在提出治肝病先实脾防传变的治未病思想同时，也清楚地指出了脾胃病多由肝病传变而来。同时脾胃病日久，则由气及血，亦可累及于肝。而肾为先天之本，人老则肾先衰，肾气衰则正气不固，故邪气易恋，而胃日进新食，首当其冲，亦可导致萎缩性胃炎的发病。治疗时主张肝胃同治。一般以肝胃气滞型和肝胃不和型比较多见。肝胃气滞型主要证候特点为胃脘胀痛，嗳气频作，喜太息，纳少，大便不畅。常用方为：柴胡、白芍、枳实、青皮、陈皮、黄芩、鸡内金、山楂、神曲、炙甘草，并随证加减用药。肝胃不和型主要证候特点为胃脘胀满或胀痛，胁肋胀痛，胸闷，嗳气，泛酸，纳少，大便不畅，舌苔薄白，脉弦细。唐老常用方为：太子参、枳壳、白芍、川石斛、佛手、蒲公英、浮小麦、鸡内金、延胡索、炙甘草，并随证加减用药。临证需仔细辨证，当效果良好。

项翠华医案

（肝气犯胃失和降，陈平汤证调肝胃）

王某某，男，32岁。2010年9月27日初诊。上腹胀痛5月余，痛连两胁，嗳气频作，得嗳气、矢气则舒，时有泛酸，夜寐不安，纳谷不香，大小便正常。舌淡红，苔薄白；脉弦。胃镜检查提示"慢性浅表性胃炎"；彩超检查提示"慢性胆囊炎"。辨证：肝气犯胃，胃失和降，不通则痛。治法：疏肝解郁，理气和胃。处方：陈皮10g、法半夏6g、佛手10g、木香6g、砂仁3g、沉香3g、赤白芍各10g、川芎10g、延胡索10g、郁金10g、姜黄10g、柴胡6g、煅瓦楞子30g、煅龙骨30g、神曲15g、炒麦芽15g、炒莱菔子10g。7剂。二诊：10月5日。上腹部胀痛较前减轻，嗳气、泛酸偶作，夜寐渐安，纳谷转香。舌淡红，苔薄白；脉弦。原方7剂。三诊：10月12日。上腹部疼痛已除，无嗳气、泛酸，夜间睡眠好，纳可。舌淡红，苔薄白，脉弦。原方5剂，以巩固疗效。2011年3月15日随访，药后一切正常，未复发。

[张建能. 项翠华教授治疗胃痛的临证经验. 中国现代远程教育，2011，9（18）]

【诠解】本例患者证属肝气犯胃，胃失和降。方用陈平汤去苍术、茯苓，加沉香、延胡索以理气止痛、和胃降逆；加柴胡、赤白芍、川芎、郁金、姜黄以疏肝解郁；加神曲、麦芽、莱菔子以消食导滞；加煅瓦楞子、煅龙骨以中和胃酸，煅龙骨尚可安神定志。诸药合用，切中病机，故收效较速。

杜顺福医案

（肝郁化热克脾胃，和胃须加疏肝剂）

张某，女，41岁。胃脘胀痛2年。症见：经常胃脘胀痛，饱闷感，嗳气频作，食后饱胀加剧，口苦，胁满，心烦，大便干结。苔薄黄，脉细弦。胃镜检查提示：慢性浅表性胃炎，胆汁反流。辨证：肝气郁结，气郁化热，克脾犯胃。治法：疏肝清热，健脾和胃，大柴胡汤加味。处方：柴胡10g、黄芩10g、炒党参12g、枳实12g、伏龙肝30g、制大黄10g、佛手10g、八月札10g、香橼6g、郁金10g、陈皮6g、炙甘草6g。服药3周，症状明显改善，以后间断服药近1年，复查胃镜为慢性胃炎。

（林茵绿. 杜顺福辨治胃炎经验. 中医文献杂志，2001，3.）

【诠解】胃脘痞闷、胀痛是慢性胃炎常见的临床症状，多与气滞有关，无论因虚而滞或因实而滞，都与肝的关系最为密切。肝与胃是木土乘克的关系，若忧思恼怒，气郁伤肝，肝气横逆，势必克脾犯胃，致气机阻滞，脾胃失和。杜老常说"治胃勿忘治肝"，在治疗慢性胃炎时，无论分型属虚属实，杜老都喜在辨证用药的基础上加用疏肝理气之品，如柴胡、枳壳、香附、郁金、金铃子、佛手等以提高疗效，使病人服药后有气平舒适之感，并认为香燥药要慎用，如要用，剂量宜轻，取3~6g，常选择绿萼梅、佛手、玫瑰花、香橼、八月札之类，性味温和，理气通阳，而不伤阴的药，否则易损伤胃阴，临床症状恢复更难。杜老重视脾胃的升降功能，"东垣治脾胃之法，莫精于升降"（《吴医汇讲》）。脾气宜升，胃气宜降，在药性的选择上，杜老常以和为降为主，通降胃气，同时少佐以升麻、柴胡、葛根等清阳升散的药，引清气出坤土中，恢复脾胃升清降浊的功能，进一步改善胀闷、恶心、嗳气等临床症状。对于胆汁反流性胃炎，杜老常用大柴胡汤加伏龙肝 30~60g 以疏肝理气，厚土健运，有一定疗效。对功能性胃动力障碍者，杜老则用四逆散疏肝理气以促进胃肠排空，尤其注重柴胡、枳实这对配伍。

徐景藩医案

（邪热犯胃失和降，理气解郁胃自和）

周某，女，50 岁。患者胃脘疼痛间作三载，曾行纤维胃镜检查为慢性浅表性胃炎。刻诊：一月半前，胃脘胀痛，以上脘为著，嗳气频繁，口苦心烦，不思饮食，舌苔黄腻，脉象弦滑。患者肝气郁结日久化热。热邪熏蒸，横逆犯胃，脾失健运，胃失和降。治拟理气解郁健脾和胃法。苏梗、白芍、香附、枳壳、佛手、鸡内金、姜半夏各 10g，陈皮、川连各 6g，石见穿 15g。5 剂后，胃痛减轻，纳食有增，嗳气已不多。效不更方，上方继续服 50 余剂后病愈。

[胡彩霞. 徐景藩治疗胃痛的经验. 四川中医，1991,（1）]

【诠解】徐老经验方为：苏梗、白芍、香附、枳壳、陈皮、佛手、鸡内金、炙甘草。方中苏梗宽胸理气，徐老认为此药治胸脘气机不畅尤佳。香附为气病之总司，善于疏肝解郁，调理气机，具有行气止痛之功；枳壳行气宽中以除胀；陈皮气香性温，能行能降，具有理气运脾之妙用，佛手既能疏理脾胃气滞，又可疏肝解郁行气止痛，白芍制酸，柔肝止痛，以防理气太过伐伤肝阴。鸡内金健胃消食化滞，甘草调和药性。全方配伍严谨，丝丝入扣。若病程日久，见肝郁化热之象者，加黄芩、蒲公英、石见穿等以清郁热。

朱西园医案

（肝郁气滞胃气滞，疏肝降肺滞气除）

李某，男，33 岁，1992 年 5 月 26 日初诊，患胃脘疼痛多年，反复发作，以中西医多方治疗，效果不佳，近一周来疼痛加重，不能食，食后胃痛加重、口黏、全身乏力，舌红苔薄白、脉弦。经疏肝健胃、理气止痛等药治之罔效。故投以紫菀 10g、炙杷叶 10g、枳壳 30g、郁金 12g、佩兰 15g、桔梗 10g。3 剂水煎服。只进 1 剂胃疼大减，能进食，精神增，嘱其继服上方，共服药 13 剂胃部时有胀感，未再发生疼痛，后期给香砂养胃丸调理 1 月，3 年后随访，胃病无复发。

[耿玉森. 朱西园从肺论治胃脘痛. 河北中医，1995，17（4）]

【诠解】胃为多气多血之腑，易被邪气侵犯而致气血失调，胃失和降，如失治误治，日久可由气及血，由经入络，患者大部分有较长病史，反复发作，缠绵难愈。胃为水谷之海，以通为用，以降为顺，因此在治疗上用桔梗宣泄上焦，开提肺气，疏通胃肠；紫菀润肺下气，疏通肺经气血；枇杷叶其性善降，以清肃为用，既能清肺降气而化痰浊，又能降胃逆而止呕哕；枳壳理气宽胸，对胃肠的兴奋作用，能使胃肠蠕动收缩，节律而有力；郁金破血化瘀，又能利气解郁，脘腹疼痛，胸闷胁痛，最为常用，药物相互配伍，着重疏通气机，调和阴阳，则病自除。综上所述可以看出，从肺论治胃脘痛可以缩短病程，截断病变发展，提高疗效。另外，理气药多为香燥之品，易耗伤阴血，药味不宜过多，剂量不易过大，以防变端。胃脘疾病除给予积极的中医治疗外，还应重视调情志、节饮食、慎起居、戒烟酒等，以预防本病复发。

赵文霞医案

（肝气犯胃疼痛现，柴胡疏肝痛自除）

李某，男，38岁。2005年6月5日来诊。间断胃脘疼痛3年，复发1周。平素性急易怒。1周前大怒后胃痛复作，脘痛连胁，嗳气得出则痛减，纳差，食不知味，腹泻，排便不畅，夜寐不安，舌质淡红，苔白少津，脉弦紧。胃镜示浅表性胃炎改变。中医诊断：胃痛。西医诊断：慢性浅表性胃炎。中医辨证：肝气犯胃。治法：疏肝理气，胃止痛。处方：醋柴胡10g、枳壳10g、清半夏10g、茯苓15g、薄荷10g、炒白术15g、炒白芍15g、延胡索10g、刺猬皮10g、九香虫10g、佛手15g、甘松15g、合欢皮15g、甘草5g。5剂后胃痛减轻，饮食知味，仍腹泻。上方去枳壳、合欢皮，加木香10g、芡实10g，20余剂后症状明显好转，予舒肝丸继服善后。

[刘晓彦. 赵文霞教授从肝辨治脾胃病经验. 四川中医，2006，24（4）]

【诠解】适用于肝气犯胃所致诸症，如胃脘胀痛连胁，攻撑走窜不定，胸闷，喜叹息，嗳气得舒，平素性情急躁易怒，口干口苦，或泛酸嘈杂，或便溏，舌红苔薄白或薄黄，脉弦或弦数。赵老师认为，此型临床最为常见，但因受患者性情等多种因素影响，治疗却最难获效。临床用药可以柴胡疏肝散为主，酌加薄荷、佛手、甘松、刺猬皮、九香虫等疏肝解郁，行气止痛之品。赵老师认为，此证中应用薄荷寓意颇深，该药清轻向上，宣发辛散，属辛凉之剂，既可散以养肝，又可辛凉以制肝火，体现了治肝之法当以散为补的特点，临床应予重视。肝气得疏得散，则中土健运，诸病得除。

金洪元医案

（肝热犯胃气上逆，左金清肝兼和胃）

案例1：马某，男，45岁。反复胃脘疼痛反酸5年，曾查胃镜示：慢性萎缩性胃炎，反流性食管炎，Hp（+），症见：胃胀痛，反酸，打嗝，纳呆，舌红苔薄白腻或脉滑。药用苏梗10g、炒白术9g、白芍12g、香附9g、党参12g、川连5g、吴茱萸5g、炙甘草6g、陈皮9g、枳壳9g、良姜6g。服药2周后复查幽门螺旋杆菌阴性（-）。

案例2：王某，女，40岁。2006年5月初诊，症见：胃脘烧灼感，嗳气反酸，纳少，食后诸症加重，口淡无味，舌红苔白腻脉滑，曾查胃镜示：慢性浅表性胃炎，Hp（+）。药用苏梗10g、炒白术9g、白芍12g、吴茱萸5g、川连5g、枳壳9g、良姜6g、党参12g、炙甘草6g、鸡内金9g、香附9g、川厚朴9g，服上方14剂，复诊加藿香9g，云苓12g，去枳壳。继服14剂后复查幽门螺旋杆菌阴性。

（迪丽努尔．金洪元教授运用左金丸治疗脾胃病经验．实用中医内科杂志，2007，1．）

【诠解】"左金丸"由黄连、吴茱萸两味药组成，功用清肝泻火，降逆止呕。《素问·至真要大论》曰："诸逆冲上，皆属于火，诸呕吐酸，暴注下迫，皆属于热。"可见，本方证呕逆，吐酸等皆为火热上冲所致。本方中黄连苦寒泻火，少佐吴茱萸辛热，可制黄连之寒，且入肝降逆，使肝胃和调。在临床治疗中，要在辨证基础上进行治疗，若见恶心呕吐明显者加用旋覆花、代赭石；面色萎黄、乏力明显者加炙黄芪、当归、扁豆；脘腹疼痛明显者加木香、良姜；若见久痛不休，痛如针刺时可加用生蒲黄、五灵脂或丹参；便溏者加用炒山药、肉豆蔻；口苦便干者可加用黄芩、全瓜蒌。根据临床观察，左金丸用于治疗慢性胃炎伴幽门螺旋杆菌阳性的患者疗效确切，值得临床医师借鉴和应用。

张珍玉医案

（肝热郁热胃脘胀痛，柴胡疏肝清热和胃）

患者，女，61岁，因胃脘胀痛月余，于1996年5月13日求治于张老。平素性急，复因用药不慎及与人争吵，致胃脘胀痛不已，服用中西药，罔效。胃镜检查示：浅表性胃炎。刻诊：胃中灼热，攻胀疼痛，连及后背，生气及饮食后加剧，伴口干泛酸，纳呆食少，形瘦体倦，心烦易怒，舌红苔薄黄干，脉弦细数。证属肝气犯胃、肝胃郁热，治以疏肝理气、清热和胃。生白芍 9g、柴胡 6g、川芎 9g、炒枳壳 6g、人参 10g、炒白术 9g、青竹茹 6g、炒栀子 6g、炒川黄连 6g、淡吴茱萸 4g、炒川楝子 6g、砂仁 6g。6 剂后，泛酸止，胃痛大减，唯大便质稀，晨起即泻。原方去川黄连、吴茱萸、竹茹、栀子，加川厚朴、炒山药、沉香。继服 6 剂，胃脘疼痛消失，大便自调，身觉有力，纳食正常，至今未复发。

（张庆祥，王风萍. 张珍玉教授应用疏肝法治疗内伤病经验. 山东中医药大学学报，1998，5.）

【诠解】患者因情志刺激，肝失疏泄，加之用药伤胃，肝旺胃弱，肝气犯胃，胃腑气滞而致诸症。治以抑木为主，扶土为辅，以柴胡疏肝散疏肝理气，和胃除胀，加左金丸、竹茹、栀子清热和胃，佐以人参、炒白术、砂仁益气和胃、扶土抑木，川楝子行气止痛，共奏疏肝清胃、理气止痛之功。

周德丽医案

（肝气犯胃脾气亏虚，五味香砂疏肝理脾）

患者，女，45 岁。2009 年 4 月 2 日初诊。患者自诉近 1 年来胃脘痞满反复发作，餐后加重，偶有反酸，时有右胁疼痛，口苦，气逆，纳少，大便结，两三日一行，平素性情急躁。体格检查：腹软，上腹压痛，舌质暗红，苔薄黄，脉弦细。胃镜检查显示：慢性浅表—萎缩性胃窦炎伴糜烂；Hp（＋）。病理报告显示：（胃窦）中度炎症伴化生性萎缩（中度肠化）。中医诊断：痞证（脾虚肝郁气滞）；西医诊断：慢性萎缩性胃炎。四诊合参，考虑肝气犯胃，肝胃不和，脾气虚弱，气机郁滞，久而化热，治以清肝泄热、疏肝和胃为法。自拟五味香砂方加减：蒲公英 15g、紫花地丁 15g、黄连 10g、枳壳 15g、厚朴 15g、柴胡 6g、海螵蛸 20g、甘草 10g、浙贝母 12g、陈皮 10g、法半夏 10g、茯苓 10g、郁金 10g、白花蛇舌草 15g、半枝莲 15g、桃仁 10g。7 剂，水煎服，每日 1 剂，分 2 次服用。一诊：服药 7 剂，4 月 9 日复诊，餐后腹胀减，反酸较前为少，时有右胁疼痛，口苦，仍有气逆，纳少，大便成形，一日一行，舌质暗红，苔薄黄，脉弦细。经治疗后症状改善。继服 7 剂。二诊：服药 7 剂，4 月 16 日复诊，胃脘痞满明显减少，偶有反酸，时有右胁疼痛，口苦及有气逆缓解，纳少，大便成形，一日一行。舌质暗红，苔薄黄，脉弦细。效不更方，继服 20 剂。三诊：偶有胃脘痞满，已经无反酸，时有右胁疼痛，偶有口苦及气逆，纳少，大便成形，一日一行，舌质暗红，苔薄黄，脉弦细。加用顾护脾胃之力守上方，加山药、莲子、太子参以健脾益胃。处方：山药 20g、莲子 10g、太子参 10g、蒲公英 15g、紫花地丁 15g、黄连 10g、枳壳 10g、厚朴 10g、柴胡 6g、海螵蛸 20g、郁金 10g、浙贝母 12g、陈皮 10g、法半夏 10g、茯苓 10g、甘草 10g、白花蛇舌草 15g、半枝莲 15g、桃仁 10g。20 剂，水煎服，每日 1 剂，分 2 次服用。四诊：服药 20 剂后，2009 年 5 月 27 日复诊，偶有胃脘痞满，已经无反酸，时有右胁疼痛，口苦及气逆消失，纳食较前好转，大便调。酌加神曲 10g 健脾消食，木香、砂仁各 6g 行气健脾。维持治疗 1 个月，诸症基本缓解。复查电子胃镜显示：慢性浅表性胃窦炎，胃黏膜无明显糜烂病灶；活检病理显示：胃窦轻度慢性炎症，未见肠化。

（陈国忠．周德丽教授治疗慢性萎缩性胃炎及其癌前病变经验．广西中医学院学报，2011，3.）

【诠解】患者平素性情急躁，情志所伤，气郁伤肝，肝失疏泄，横逆犯胃，致气机阻滞，肝胃不和，肝脾不和，则右胁疼痛，口苦。中焦痞塞，发为胀满。肝气久郁，化而为火，火性炎上，可见反酸、气逆。腑行不畅则大便结，故而疏肝泄热和胃之法治疗，及至疾病后期，患者邪实已经不明显，正气之虚渐露，加用顾护脾胃之力守上方。脾强胃健，中焦得运，脾气得运津复气顺，症状缓解，疗效显著。

章文庚医案

（情志不遂肝气犯胃，柴胡疏肝精神治疗）

王某，女，16 岁，学生。近因琐事与人争吵，情志不遂，脘痛连胁，胸闷纳少，苔薄，脉弦。证属肝气犯胃，治以疏肝理气。处方：柴胡 10g、炒白芍 10g、炒枳壳 10g、香附 10g、陈皮 6g、佛手 10g、粉甘草 6g、生姜 3 片。另加疏导，嘱畅情志，服药 2 剂而愈。

［王延根．章文庚辨治胃脘痛举验．江西中医药，1994，（1）：8-9.］

【诠解】是证乃肝郁而致，方投柴胡疏肝散加减，除药疗外，当进行精神治疗，《素问·汤液醪醴体论》云："精神不进，志意不治，则病不可愈。"心情舒畅，再予药疗，则效如桴鼓。

马骏医案
（肝气郁结胃失和降，香砂六君和胃疏肝）

蔡某，女，28岁，1999年5月8日初诊。1年前无任何诱因而胃脘部胀满疼痛，恶心嗳气，时有泛酸，食后胀甚，经治疗后好转。1月前疼痛加重，于1999年4月10日在我院做胃镜检查，结果为慢性浅表性胃炎、十二指肠球部溃疡。经服用西药及中药治疗20余天无明显效果，故慕名求治于马师。刻诊：神情抑郁，形体消瘦，脘胀连胁，嗳气则舒，时而疼艰，泛吐酸水，食少便干，月经量少，舌淡红苔薄白、脉弦细。证属肝气郁结，横逆犯胃，肝胃不和。治以舒肝解郁，理气和胃，舒肝汤加味，处方：柴胡、枳实、香附、郁金、梅花、槟榔、佛手各10g，白芍、乌贼骨、延胡索各15g，蒲公英20g，炙甘草6g。4剂。二诊，脘胀基本消失，大便通畅，仍泛酸，食欲不振，舌淡红苔薄白，脉弦缓。前方加黄连6g，吴茱萸3g，炒谷芽、炒麦芽、神曲各10g，7剂。三诊，胃脘痛消失，仅时有痞满、泛酸，食欲渐增，身疲乏力。气机始通，然脾虚之象已见，治以健脾理气消食，香砂六君子汤加减，处方：生黄芪、茯苓、延胡索各15g，党参、炒白术、陈皮、鸡内金、炒麦芽、炒谷芽、神曲各10g，砂仁3g，乌贼骨20g，广木香、炙甘草各6g，10剂。4诊，月经来潮，量少色淡，3天即净。余证及舌脉同前，前方加当归10g，继服14剂。后以香砂六君子汤合归脾丸加减治疗6个月，诸症消失，月经复调，为防止复发，现间断服用香砂养胃丸。于1999年12月28日在我院复查胃镜，结果为慢性浅表性胃炎，十二指肠球部溃疡瘢痕期，病告痊愈。

［张闻东．马骏运用行气法治疗脾胃病的经验．安徽中医学院学报，2000，19（1）］

【诠解】脾胃为中焦枢纽，气病每多。如脾胃气滞可见脘腹痞满疼痛，脾胃气逆可致呕吐呃逆，痰气交阻可见噎膈反胃，脾胃虚弱者，气机不畅、中焦失和之症，均可用行气之法。故马老师认为，木郁是五郁之首，气郁乃六郁之始，肝郁为诸郁之主。故行气必须以疏利肝胆气机为主，即顺其条达畅茂之性，伸其郁，开其结，行其气，化其血，俾春气升而万物化安。从脏腑相关看，木郁而土壅，肝木克伐脾土，脾病每多缘由肝郁。故疏肝理气亦可治脾胃病。但肝为刚脏，体阴而用阳，最宜苦泄凉润，大忌燥涩呆补，故临床上马老师常治以舒肝解郁、理气和胃。方用舒肝汤（自拟方）。药物组成：柴胡、白芍、炙甘草、香附、郁金、蒲公英、梅花、佛手、炙甘草。嗳气频作加旋覆花、老刀豆；胃脘痛甚，可酌加川楝子、延胡索、紫苏梗、木香；胃脘嘈杂、心烦口苦去柴胡加炒栀子、黄芩；便干加槟榔或酒大黄；泛酸加黄连、吴茱萸，吐酸明显再加乌贼骨。如此，可达和解内外，交通上下，疏通气血的目的。方虽寻常，往往以平淡制胜。

倪爱德医案

（肝气犯胃疼痛嘈杂，调肝理胃清咽止痛）

刘某，男，48岁。1995年7月26日初诊。患者近2年来反复发作性上腹部疼痛，连及两胁，嘈杂，混有泛酸，胃纳差，大便时结时溏。间断服用洛赛克、得乐冲剂、三九胃泰等中西药物，疗效不著。近1年内2次胃镜检查均提示胃窦部浅表萎缩性炎。细询病史，有吸烟史20余年，少量饮酒，且有慢性咽炎病史近6~7年，遇寒遇劳易发。查体：咽充血，咽后壁淋巴滤泡增生，全腹软，肝脾未触及，剑突下轻压痛，舌质暗红，苔薄黄微腻，脉弦细。西医诊断：慢性胃炎。中医诊断：胃痛（肝气犯胃证）。治则：清咽理胃，疏肝止痛。方用自拟清咽理胃汤加减。处方：苏梗15g、香附10g、枳实10g、厚朴10g、赤芍10g、马勃6g（包煎）、刺猬皮10g、白花蛇舌草30g、蒲公英30g、白芍10g、炙甘草3g。每天1剂，水煎，分2次服。嘱戒食烟酒，和畅情志，劳逸结合，忌食辛辣油炸食物。患者坚持服药，守方治疗近50剂。1995年10月17日胃镜检查除胃窦部轻度充血外，未见特殊异常。患者初诊时焦躁之情已荡然无存，自告困扰其多年的咽疾也不"治"而愈。

［梅章林. 倪爱德辨证论治慢性胃炎临床经验. 中国中医药现代远程教育，2011，9（14）］

【诠解】慢性胃炎，因患者主诉症状的不同，常可按照"胃痛""痞满"等来辨证施治，慢性胃炎具有病势缠绵、屡治易复的特点。倪老师非常重视对其全面系统考察其反复发作的规律及西医学检查报告，针对慢性胃炎尤其是慢性萎缩性胃炎病例中幽门螺旋杆菌检出率很高，倪老师常在处方中加入白花蛇舌草、白芍等现代药理学证实有较强抑制幽门螺旋杆菌的药物，以提高疗效。究其发病原因常与饮食不当、精神压力、吸烟、饮酒等有关。治疗上应该全面考虑，切不可见胃治胃。倪老师在治疗慢性胃炎特别重视"胃降"之性，强调以

"通"为补，常用清咽、利肠、疏肝、泄胆、健脾、调肠等不同的治法，既不可千篇一律，又有规律可循。在此，特别推崇倪老师在治疗慢性胃炎中常运用之清咽理胃和泄胆和胃两种治法。对慢性胃炎患者中，伴见有口咽干苦、恶心、急躁易怒等症状，胃镜下可常见有胆汁反流之候，倪老师据此分析此病当用泄胆和胃之法。胆有储藏和传递胆汁之功，泄注于肠胃，协助水谷的消化。胆汁疏泄异常，势将影响胃的通降功能，治此之法，当是治胃的同时酌加选用枳实、香附、金钱草、蒲公英等药，以增加泄胆疏利之功，胆胃同治，相得益彰。慢性胃炎的治疗主要是改善和恢复胃动力，保护胃黏膜。根据胃喜润恶燥之特性，既要避免过于苦寒伤阴，又不可过于滋腻，妨碍气机，损伤胃之通降之用。对于一些对胃黏膜有较强刺激之辛辣苦寒之品尤其更慎用。

危北海医案

医案 1（肝胃不和阴津亏虚，疏肝和胃生津而愈）

高某，女，62岁。胃痛3年，伴嗳气，泛酸，口干，失眠，头晕头痛，大便干，经上消化道钡餐造影及胃镜检查示：慢性浅表性胃炎，Hp（－），经服用西药及中成药多方治疗，症状改善不明显，舌质红，苔厚白，脉弦细。既往有糖尿病病史9年，高血压病史5年，均服药维持治疗。西医诊断：慢性浅表性胃炎。辨证：肝胃不和，阴津亏虚。治法：疏肝和胃，滋阴生津。方药：柴胡9g、延胡索15g、丹参30g、川芎15g、葛根30g、生地30g、枳实15g、白及15g、煅瓦楞子20g、钩藤30g、酸枣仁40g、石菖蒲20g、远志15g、莲子心15g、生龙牡各20g、珍珠母30g、黄芩15g、花粉15g、石斛15g、北沙参30g、瓜蒌仁30g、水煎服。服用2周，胃痛明显减轻，嗳气泛酸未作，口干，便干除，头痛，头晕及失眠等症好转。舌略红，苔薄白，脉弦。继以原方减酸枣仁，改瓜蒌仁20g，巩固治疗1周，胃痛已不明显，食欲可，偶有轻微头晕。

［危北海. 慢性胃炎的诊治经验. 中国临床医生，2012，40（1）］

【诠解】此患者年事较高，且患多种慢性疾病，素体肝肾亏虚，肝阳偏旺，复因饮食不慎、脾胃受损、木旺侮土、气机阻滞、胃失和降而发胃痛、嗳气、泛酸，胃阴亏虚则口干，津亏肠道失濡则大便干，肝阳上扰则头晕、头痛，热扰心神则失眠，舌红、苔薄白、脉弦细均为肝胃不和、气郁津伤之象。方用：柴胡、延胡索、丹参、川芎疏肝理气、活血止痛，生地、玄参、沙参、花粉、石斛养阴增液，白及、煅瓦楞子和胃抑酸，石菖蒲、远志、钩藤、生龙牡、珍珠母平肝潜阳、清头目，酸枣仁、莲子心养心安神，瓜蒌仁润肠通便，葛根、黄芩清热平肝降压。在临床上辨证必须深入细致，本例病多且久，抓住病位主要在肝胃，病机为肝肾阴亏，肝胃不和，巧用釜底抽薪，使肝肾得以滋养，肝气条达，胃气和降而病痊愈。慢性浅表性胃炎是慢性胃炎的轻型，其发病率在各种胃病中居首位，其主要病变是胃黏膜上皮的慢性炎症，病变较浅，从中医理论来看，多属于"胃脘痛"或"胃痞"，其病位皆在于心下，即脾胃。其病机多由脾胃素虚，内外之邪乘虚袭之，加之肝郁克土，以致肝胃不和，同时本病例年高体弱，又患有糖尿病和高血压病，引起肝肾不足，阴虚阳亢，故本病例临床所见，可谓是虚实相兼，本虚标实。治疗上一方面疏肝止痛，健脾和胃，另一方面滋阴生津，养心安神，在此治法的基础上，随证加减治疗，服药2周，诸症大为好转。

医案 2（肝胃郁热气滞嘈杂，疏肝清热嘈杂向愈）

宋某，女，72岁。胃脘嘈杂3个月，患者3个月前因情志不遂出现胃脘嘈杂，伴食少腹胀，嗳气，胸闷气短，夜寐不实，头汗及上半身汗出，口干，大便不爽，3~4天一行，舌黯红，苔白厚，脉弦滑。曾做上消化道造影诊断为："慢性浅表性胃炎"，经服中西药治疗，效果不佳。西医诊断：慢性浅表性胃炎。辨证：肝胃郁热，腑气不通。治法：疏肝降逆，清热通腑。方药：茵陈30g、栀子6g、北沙参30g、瓜蒌仁30g、生地30g、薤白15g、旋覆花20g、代赭石30g、丁香6g、柿蒂15g、鸡内金30g、枳实15g、大腹皮15g、黄芪30g、浮小麦30g、钩藤30g、石菖蒲30g、酸枣仁30g、生龙骨30g、知母30g、黄芩15g、甘草6g、三七粉（冲服）3g，水煎服。服用7剂后，胃脘嘈杂明显好转，食欲增，睡眠好，大便不爽，但能每日1次排便，仍有腹胀，头汗及上半身汗出，舌苔白，脉弦滑，病情好转，守原方加牡蛎30g，敛阴止汗，服用7剂后病除。

[危北海. 慢性胃炎的诊治经验. 中国临床医生，2012，40（1）]

【诠解】中医认为嘈杂病位多在肝、胃，病机多由肝气郁结，横逆犯胃，肝胃郁热而致。此患者由于情志不遂日久，肝郁气滞，横逆犯胃，肝胃郁热而致胃脘嘈杂、嗳气、泛酸、食少，热扰胸膈则胸闷、气短、热扰心神而见夜寐不实，热迫津液外泄则汗出，胃热上涌故见头及上半身汗出，热伤津液则口干，肝胃郁热，腑气不畅故大便不爽、腹胀，舌黯红，苔白厚，脉弦滑均为肝胃郁热之象。方中茵陈、栀子、黄芩清肝湿热，沙参、生地凉血清热和胃，丁香、柿蒂、旋覆花、代赭石和胃降逆，瓜蒌、薤白、三七粉宽胸利膈，鸡内金、枳实、大腹皮理气消胀，石菖蒲、知母、酸枣仁清心安神，龙骨、钩藤平肝清热，黄芪、甘草、浮小麦益气敛阴止汗，胃属阳明燥土得阴则安，加入养阴和胃之品，可收良效。

医案 3（肝胃不和湿阻证，疏肝和胃化湿清）

杨某，女，60 岁。上腹痛反复发作 3 年，伴胃脘部有振水声，情志不遂后症状加重，先后多次在市级医院就诊，经查胃镜、肠镜、B 超等相关检查，诊为慢性浅表性胃炎。经服用吗丁啉（多潘立酮）、胃力康等药治疗，效果不佳。现症：腹痛时作，以上腹及左右下腹明显，胃部有振水声，食欲不振，嗳气，自汗，失眠多梦，大便不爽，精神焦虑，形体消瘦，舌质稍红，苔白，脉沉弦。西医诊断：慢性浅表性胃炎。辨证：肝胃不和，气滞湿阻。治则：疏肝解郁，和胃降逆，理气化湿。方药：茵陈 20g、钩藤 20g、石菖蒲 20g、远志 15g、旋覆花 20g、煅赭石 30g、吴茱萸 5g、黄连 15g、清半夏 9g、干姜 6g、浮小麦 40g、生龙骨 30g、北沙参 30g、鸡内金 30g、山楂 30g、黄芪 20g、丹参 30g、枳实 15g、大腹皮 15g、甘草 8g、水煎服。服用 2 周后，腹痛大减，胃脘部振水声亦减，嗳气除，睡眠较前好，食欲渐增，舌边红，苔白，脉沉弦，效不更方续服 7 剂而恢复。

[危北海. 慢性胃炎的诊治经验. 中国临床医生，2012，40（1）]

【诠解】 患者由于情志不遂，肝气郁结，横逆致脾胃受损而发病。肝气郁结，气机不畅则腹痛。肝气犯胃则嗳气，食欲不振，肝气乘脾，健运失司，湿浊中阻，则胃部有振水声，便溏。脾虚肌肉四肢失养则消瘦。肝郁营血被耗，心失所养，神不守舍则失眠多梦。营卫不和，津液外泄故自汗。舌脉均为肝胃不和之象。方中茵陈、钩藤清热和胃，平肝安神。丹参、北沙参、石菖蒲、远志清热和胃，养心安神，黄连、吴茱萸、旋覆花、代赭石清热和胃降逆，鸡内金、山楂消食开胃，浮小麦、黄芪、甘草益气敛阴止汗，清半夏、干姜燥湿和胃，枳实、大腹皮行气消胀止痛。中医所称腹痛是指胃脘以下，耻骨毛际以上部位发生的疼痛。本病症首见于《内经》，其对腹痛的论述，多从寒热邪气客于脾胃之论，《诸病源候论》将其专立单独病候，并分为急性腹痛与慢性腹痛，腹痛与胃脘痛、胁痛、下腹痛等虽有部位之别，但其辨证及症候多有重叠，与腹内脏腑亦相互紧密联系。在临床上遇到腹痛患者，须综合分析，细加辨析，总应本着辨证论治之精神，注重辨别病势之缓急，病位之深浅，病性之虚实寒热，依照理、法、方、药之原则而治之。临床上治疗腹痛之法甚多，历代医家各有妙招。本病例中医辨证为肝郁克土，肝胃不和，气滞湿阻，胃失和降，方法为疏肝解郁，和胃降逆，理气化湿。临床上腹痛的病因病机，以肝郁脾虚、肝胃不和最为常见，本病例起病之初即有明显的肝气郁结之病因缘由，然后招致各种肝胃不和之病机发展。中医理论认为肝气郁结，疏泄不畅，必然影响脾胃之升降，其损伤脾胃有二：一为肝疏泄不及，土失木疏，则脾困而湿滞；二为肝疏泄太过，横逆脾胃则肝胃不和，同时疏肝必须与利胆并用，和胃必须与降逆兼顾，理气亦应和活血相佐，如此整体调节，相互配合，则效果立见。

医案 4（肝胃不和津伤证，疏肝和胃兼滋阴）

刘某，女，54 岁。胃脘部疼痛 2 年，伴嗳气，进食后胃痛加重，腹胀，食少，大便干，3~4 天一行。经胃镜检查诊断为慢性萎缩性胃炎，病理：慢性萎缩性胃炎伴肠上皮化生，经常口服中成药及西药治疗，病情无明显好转，舌质红，苔白，脉弦细。西医诊断：慢性萎缩性胃炎。辨证：肝胃不和，气逆津伤。治法：疏肝理气，养阳和胃。方药：旋覆花 20g、代赭石 30g、吴茱萸 5g、黄连 15g、枳实 10g、大腹皮 15g、鸡内金 30g、神曲 20g、山楂 30g、谷麦芽各 15g、焦槟榔 15g、清半夏 9g、丁香 6g、柿蒂 15g、生地 30g、玄参 30g、知母 30g、火麻仁 30g、北沙参 30g、瓜蒌仁 30g、钩藤 30g、石菖蒲 20g、酸枣仁 30g、莪术 15g、水煎服。服 10 剂后，胃痛腹胀及嗳气均减，大便略干，2~3 天一行，舌脉大致同前，又嘱续服 30 剂后，复诊唯感胃部轻微不适以进食后明显，病情缓解，舌嫩红，苔薄白，脉弦细。以养胃和中之剂善后。处方：太子参 15g、白术 12g、茯苓 15g、石菖蒲 20g、北沙参 15g、黄连 10g、吴茱萸 5g、鸡内金 20g、神曲 20g、山楂 20g、焦槟榔 15g、瓜蒌仁 20g、陈皮 10g、枳实 10g、清半夏 9g、甘草 6g、谷麦芽各 12g、水煎服 30 剂，巩固疗效。治疗 3 个月后复查胃镜，胃黏膜病变明显好转。

[危北海．慢性胃炎的诊治经验．中国临床医生，2012，40（1）]

【诠解】此病由于情志不遂日久，肝气郁结、横逆犯胃、胃失和降而出现胃痛、胃胀、嗳气，肝胃郁热津伤、肠道失濡则便干，舌红、苔白、脉弦细均为肝胃不和、气滞津伤之象。方中：旋覆花、代赭石、丁香、柿蒂舒肝和胃降逆，枳实、大腹皮、焦槟榔行气宽中消胀，生地、玄参、沙参养阴和胃，火麻仁、瓜蒌仁、知母清热润肠通便，谷麦芽、神曲、山楂、鸡内金健胃消食，钩藤、莪术疏肝活血止痛，石菖蒲、清半夏清心和胃，酸枣仁安神敛阴。在常用疏肝和胃剂中，重用甘润清热之品。提出经过 3~6 个月以上较长期的中医全面系统而恰当的个体化治疗，不仅可以使胃黏膜的急性活动性或慢性炎症消退，轻、中度肠上皮化生好转，胃黏膜萎缩得以缓解，至于临床症候的痊愈则更为明显。

医案5（肝胃郁热腑气滞，疏肝通腑热自除）

刘某，女，40岁。患者5年来经常胃脘胀满疼痛，嗳气则舒，进食后加重，口苦，偶有泛酸，纳少，夜寐不实，大便干2~3日一行。先后多次在市级医院就诊，经查胃镜诊为：慢性糜烂性胃炎，间断服用开胃行气中成药及吗丁啉等药治疗，效果均不满意。舌质红，苔厚，脉弦。西医诊断：慢性糜烂性胃炎。辨证：肝胆郁热，腑气不畅。治法：舒肝利胆，通腑泄热。方药：茵陈30g、栀子20g、知母30g、生地30g、玄参20g、鸡内金30g、山楂30g、火麻仁30g、郁李仁30g、大腹皮15g、枳实15g、焦槟榔9g、莪术15g、半枝莲15g、花粉15g、石斛15g、夏枯草30g、甘草6g，水煎服。嘱服2周。患者连服1周后症状好转服至2周胃脘胀满、疼痛已十去八九，大便每日1次，不干，食欲增，精神好，舌略红，苔白，脉弦。上方改知母15g续服1周，巩固治疗。2个月后复查胃镜，胃窦部糜烂消失。

［危北海．慢性胃炎的诊治经验．中国临床医生，2012，40（1）］

【**诠解**】此例观其脉症，辨证为肝胆郁热，腑气不畅而致脘腹胀满疼痛，嗳气则舒，泛酸，进食后加重。郁热伤津，腑气不畅则便干，舌红，苔薄黄，均为热象，脉沉弦，亦肝郁之征，故方中以茵陈、栀子、知母、夏枯草、半枝莲清肝利胆泻热兼通便，生地、郁李仁、花粉、石斛、火麻仁生津润肠通便，大腹皮、焦槟榔、山楂、鸡内金理气消食导滞，莪术、枳实理气活血止痛。本病例属于"胃脘痛"和"胃痞"的范围，其病因多由恣食厚味或饮酒过度，或饥饱失节，以致胃气壅滞，气机郁闭，郁而生热，甚或热蕴成毒，另一方面肝郁胃热，必然引起肝木之疏泄不利，脾胃之升降失司，中医认为脾胃为水谷之腑，六腑者传化物而不藏，以通为用，以降为顺，降则和，不降则滞，返升为逆，胃失和降，则消化不利，气机壅滞，出现水泛为湿，谷停为滞，则形成热郁、腑滞、湿阻等。通降是脾胃的基本生理特性。这种肝胃郁热型是胃肠疾病包括慢性胃炎的一种常见证型，一般来说，该证型多见急性胃炎或慢性胃炎的急性活动期。应根据其证型分别之不同，而随证加减治疗，如寒热相间者用辛开苦降法，腑气不通则用滋阴润下法，阴虚胃痛者用滋阴通降法等。本病例在治疗上主要采取舒肝解郁，通腑清热，降逆利胆等治法，因此舒、通、降是其突出特点，即舒郁热、通腑气、降胃气、消食积，经过约半个月的治疗，即取得明显效果。

陈华医案

（肝郁犯胃夹瘀血，疏肝化瘀痛可止）

张某，女，50岁，因胃脘胀闷不舒来诊。患者近10年来胃脘反复胀痛，每于情志不畅时发作加重。近日因情志不畅，烦躁易怒，又感胃脘及两胁胀痛不适，纳差，有时吐酸，睡眠梦多，大便不畅，舌红苔薄，脉弦。处方：柴胡10g、香附10g、川芎10g、赤白芍各10g、党参15g、白术10g、茯苓20g、丹参15g、乌贼骨10g、炒二芽各15g、炙甘草10g。水煎服，日1剂。7剂后诸证减，继服7剂，症状若失。

（谢苗苗．陈华教授治疗脾胃病经验总结．实用中西医结合临床，2013，1.）

【诠解】肝藏血，主疏泄，关乎一身之气机。脾主运化，生气血。脾的运化，有赖于肝之疏泄，气机条达，才能脾运健旺，化源充足，气血充实，则肝有所藏。病理上，肝脾相互影响，若脾失健运，气血生化乏源，则肝失所藏。肝失疏泄，则影响脾胃运化。患者平素情志不舒，肝失疏泄，肝木横克脾土，影响脾胃运化功能，导致胃脘胀闷不舒，气滞日久导致血瘀。本病证属肝气不舒，肝气犯胃，气滞血瘀。治疗宜舒肝健脾，化瘀止痛。方中柴胡、香附、白芍疏肝理气，川芎、丹参活血化瘀，乌贼骨止酸，谷芽、麦芽健胃消食，兼疏肝理气，诸药合用，共奏舒肝健脾、化瘀止痛之功。

刘甘露医案

（肝胃积热夹瘀滞，清肝化瘀和胃气）

万某，男，56岁，1985年10月5日就诊。患者原有胃脘病史10年，每年冬春反复发作，近两年来疼痛加剧，曾经某市医院胃镜检查，诊断为浅表性糜烂性胃炎。屡治无效，痛苦不堪而来求诊。症见面色㿠白，形体消瘦，精神差，胃脘处按之痛甚不移，大便干结带黑色，小便色黄，口苦，舌红，苔黄厚，脉弦数。示病肝胃积热，脉络瘀滞。法宜清肝化瘀和胃治之。处方：黄连9g，生白芍30g，生地20g，麦冬10g，丹皮10g，生山药30g，延胡索30g，乳香10g，没药10g，白及20g，丹参20g，薏仁20g，甘草10g，川朴6g，熟军10g，生内金10g，水煎服。服上药10剂后，胃痛明显减轻，精神稍有好转，饮食增加，余症亦轻。药已中的，不易改弦更张，守方连续服药20剂后，临床症状基本消失，为巩固疗效，守大法增损其剂，继续治疗3个月，诸恙脱然，身体康复。

追访 2 年，病情未复发。

（刘甘露 . 慢性胃炎从肝论治举隅 . 中国中西医结合脾胃杂志，1994，3.）

【诠解】肝失疏泄升发之职，气机不畅，以致胃失和降，肝气郁久化热，复与胃内积热相扰，日久积累，营卫壅遏，更易成瘀，故胃黏膜糜烂之疾生焉。临床表现胃痛，疼痛多固定不移，夜间更甚，纳呆腹胀，舌质紫黯、瘀斑，脉弦或涩。法宜清肝化瘀和胃为治。

周福生医案

（肝胃气逆呃逆证，疏肝和胃逆气除）

龚某，男，70 岁，2009 年 3 月 12 日初诊。主诉：呃逆 2 周。病史：患者 2 周前无明显诱因下出现呃逆频作，呃声响亮，有时自觉气从小腹部或胁上直冲咽喉，其气带有臭味。诊见：症如上述，伴偶有憋气，胃纳减少，稍多食则更不适，形体较瘦，性情常易急躁，大便每天 2 次，成形，小便稍黄，舌暗、苔白微腻，脉弦。西医诊为慢性胃炎，中医诊为呃逆，证属肝胃气逆。治以疏肝和胃降逆。处方：茯苓、旋覆花（包煎）、岗梅根各 15g，白术、法半夏、柿蒂、紫苏梗、藿香各 10g，麦芽 20g，陈皮、甘草各 6g。7 剂，每天 1 剂，水煎 2 次，早晚分服。3 月 19 日二诊：服药后见好转，呃逆明显减轻，饮食略好转，二便正常，舌淡红、苔薄白，脉沉。仍守法守方，去岗梅根，加木瓜 10g。7 剂，如法煎服。服上方后呃逆已平，亦无气上冲现象，随访半年，病未复发。

［陈冠林 . 周福生教授临证辨治脾胃病验案 3 则 . 新中医，2011，43（8）］

【诠解】《内经》将脾胃喻为"仓廪之官""五脏之本"，周教授重视脾胃的思想来源于《内经》，他认为脾胃居中央，属土，脾为阴脏，胃为阳腑，脾经自足走胸，络胃，主升，胃经自头走足，络脾，主降，脾升胃降，为升降之枢轴，脏腑功能的正常发挥均有赖于脾胃运化水谷精微功能的正常运行。若脾胃升降功能失常，则可致肺金不降、肝木不升。以中焦脾胃为中心，涉及心、肝、肺、肾等脏腑；在治疗上强调健运脾胃、顾护胃气为主，治疗脾胃病的时候特别强调脾胃气机的调畅，"补脾莫忘行气""胃气以降为顺"，调畅气机才能使脾胃得以健运，常在健脾药中配伍使用紫苏梗、木香、陈皮、厚朴、枳实、佛手、乌药等。本案患者性素急躁，引起肝气上逆，胃气不降为呃。以疏肝和胃降逆为治，药到症除。

李守朝医案

（胆热犯胃气滞证，利胆和胃降胃气）

崔某，女，45岁，工人，2009年7月5日初诊。胃脘胀满5年，加重伴胁肋胀痛10余天。患者5年前因情志不畅及饮食不慎出现胃脘胀满不适，饮食量较前减少，体重减轻，间断服用中西药治疗，疗效不佳。10天前与同事争吵后上述症状明显加重。胃镜检查示：慢性萎缩性胃炎；上腹部B超检查示：胆囊壁粗糙炎性改变。否认糖尿病病史。现症：胃脘胀满，胁肋胀痛放射至背部，口干口苦，食少，烦躁易怒，夜寐梦多，乏力，二便调。证属胆热犯胃。拟利胆和胃汤化裁。药用：柴胡、半夏各10g，黄芩、延胡索、鸡内金、枣仁各15g，茵陈、金钱草各20g，泽泻、枳壳、郁金、白及各12g，川楝子、竹茹、厚朴各8g。7剂，每日1剂，水煎服。1周后复诊，胃脘胀满及胁肋胀痛俱减，口干口苦减轻，食改善，背部放射痛尚未缓解。根据患者的症状，上方金钱草加量为30g，另加佛手12g，14剂。2周后复诊患者诉上症俱减，但饮食依旧，大便干燥，遂加焦三仙各15g，大黄6g，14剂。三诊诉上症消失，余无特殊不适，遂在原方基础上去佛手、枳壳、大黄，余药同前，予14剂。经随访，未再复发。

（司海龙．李守朝治疗脾胃病验案三则．中医文献杂志，2010，2.）

【诠解】自拟利胆和胃汤用于该患者正合其肝胆湿热、胃失和降之病机。黄芩、茵陈、金钱草、泽泻清泻胆经之湿热；川楝子、延胡索、枳壳、郁金疏利肝胆气机，具有理气止痛之功效；鸡内金、枣仁、白及、竹茹、厚朴、焦三仙、大黄起到消食健脾、安神和胃止呕的作用。脾胃病的病机虽有虚实两端，临床多兼夹存在，很少单独出现。故治疗脾胃病应虚实兼顾，辨明兼夹，临床方能收到较好的疗效。

周学文医案

（胆热犯胃夹湿热，清胆泄热胃气和）

吕某，男，54岁，干部。1989年11月17日初诊。主诉：胃脘胀满疼痛2年余。近因饮酒诱发而就医。刻诊：胃脘持续性灼热疼痛，胀闷不适，食则痛胀尤甚，口苦口干，纳差便结，舌红，苔黄腻，脉弦滑。胃镜下见大量胆汁反流，胃窦部黏膜充血糜烂，十二指肠球部陈旧性溃疡瘢痕。诊断为：胆汁反流性胃炎，陈旧性十二指肠球部溃疡。证属胆邪犯胃，胃失和降，湿热阻结。治以清胆泄热和胃。药用：丹皮、栀子、黄连、苦参各10g、公英20g、白及、浙贝10g、延胡索、鸡内金各20g、陈皮10g。6剂后，胃脘灼热疼痛大减，胀闷口苦明显好转，原方加大腹皮10g。共加减续服30余剂，消失，舌苔由黄厚转为薄黄，唯仍有纳差、乏力，此乃热邪去，胃气复，守方去黄连、延胡索、苦参，加黄芪、茯苓各20g，神曲、麦芽30g以善其后。嘱其注意饮食调护。复查胃镜：未见胆汁反流、胃窦部好转。证情稳定。

（李克强. 周学文治疗脾胃病经验花絮. 辽宁中医杂志，1991，10.）

【诠解】胆汁反流性胃炎其病在胃，其因在胆，《灵枢·四时气》"邪在胆，逆在胃，胆液泄，则口苦，胃气逆，则呕苦，故曰呕胆"，"呕苦痞满，胃脘疼痛"为其主证。此病"肝胆之火移入胃"，倡用清胆和胃之丹皮、栀子、黄连、鸡内金等，以清胆之热，和胃之逆，并结合胃黏膜局部血水肿、糜烂病灶，运用苦参、公英、白及、浙贝等消炎护膜之品，胃黏膜急性炎症反应。既体现了宏观辨证，又重视了微观局部病变的治疗，验之临床，每取桴鼓之效。

高金亮医案

（肝脾不和气滞为痞，健脾理气兼清郁滞）

患者，女，47岁，2011年11月14日初诊。主诉：胃胀，纳呆1个月余。患者于2011年10月因胃胀，纳呆，心悸，气短就诊于天津市红桥医院，行胃镜检查，示：幽门功能不全，慢性浅表–萎缩性胃炎伴糜烂。病理示：胃窦中度萎缩性胃炎活动期，伴肠化，腺体轻度非典型增生，组织学染色示混合型化生小肠化（+），大肠化（+）。经治疗上症未见缓解，故慕名来本院就诊。现症：纳呆，胃胀，呃逆，泛酸，口干，心悸，气短，乏力，畏寒，大便质稀，日行1~2次，寐可，舌暗苔白，脉弦缓。中医诊其为痞满，西医为慢性萎缩性胃炎伴癌前病变。治以理气活血，化瘀解毒，健脾化湿。处方：生黄芪30g、丹参15g、木香10g、砂仁10g、白豆蔻15g、草果10g、香附15g、黄连15g、柴胡10g、黄芩25g、半枝莲20g、生薏苡仁20g、白花蛇舌草40g、炒麦芽20g、玉竹30g、吴茱萸5g、莱菔子20g、苦参15g、陈皮15g，每日1剂水煎服，予14剂。

二诊（2011年11月28日）：诸证稍减，大便常，略感心烦，舌暗苔薄，脉沉细。守方减莱菔子，加山豆根10g，大腹皮10g，鸡内金20g，以理气行消。

三诊（2011年12月12日）：仍纳少乏力，呃逆，加白扁豆20g，柿蒂20g，改大腹皮 15g，炒麦芽 10g，又加莪术 12g，以健脾理气降逆。

四诊（2011 年 12 月 26 日）：患者诸症减轻，纳可，便调。守上方以巩固治疗。

患者于 2012 年 1 月 21 日复查胃镜，示：慢性胃炎；病理示：胃窦及胃角表浅黏膜中度慢性炎症。

［张滨．高金亮教授论治胃癌前病变与微癥痕．天津中医药，2013，30（3）］

【诠解】患者饮食失节，情志不畅，脾胃伤损。脾胃居中焦，为升降之枢，升降失常，故见胃胀。脾胃既伤，纳运失常，故见纳呆食少、大便稀溏、胃失和降，气逆动膈，故而呃逆时作。《素问·至真要大论》曰："诸呕吐酸，暴注下迫，皆属于热。"患者泛酸、口干乃郁热伤阴之象。脾胃为后天之本，元气赖之以充，宗气赖之生成，脾胃既伤，元气不充，宗气匮乏，贯心脉而行呼吸之职失其常，则见心悸、气短、乏力。病情迁延，则久病入络，致瘀血内阻，一者影响气机升降，二者郁而化热耗伤阴精；舌暗苔白，脉弦缓为脾虚湿困，气滞血瘀，癥痕内生之证。诊断和治疗慢性萎缩性胃炎要从中医辨证和病理学改变两方面入手，诊治效果既要消除症状，又要改善病理，既治疗癥痕，还要重视病与症两个方面。高老首选丹参饮合百合乌药汤治之；正气虚损兼有血瘀者则用黄芪与莪术并用；久病痼疾在调补基础上须兼散气破血之品。或健脾疏肝，或活血化瘀，合理应用茜草、丹参、赤芍、红花活血药；三棱、莪术等化瘀药和土鳖虫、水蛭等破血药。符合中医辨证用药原则指导下，加用白花蛇舌草、藤梨根、半枝莲、女贞子、薏苡仁等药物。

步玉如医案

（土木不和气滞痛，疏肝健脾气机通）

李某，女，66 岁。1965 年 10 月 8 日初诊。主诉：患胃病 40 余年。胃脘疼痛，大便 2 日一行。今年 7 月份在天坛肿瘤医院查胃镜示："萎缩性胃炎。"曾服药多种未见效验。诊查：六脉弦细，舌苔薄白。辨证：证属木土不和，气滞作痛。治法：拟健脾和胃，疏肝理气。处方：台党参 10g，白术 10g，茯苓皮 30g，甘草 10g，陈皮 10g，焦六曲 12g，炒鸡内金 6g，荷梗 3g，黄连（尾连）6g，吴茱萸 3g，百合 20g，乌药 15g，旋覆花 10g，生赭石 10g，冬瓜皮 20g。二诊：11月 10 日。前方药连进 20 剂，烧心泛酸近止，偶有发作亦属轻微，脘痛亦缓，纳物增多，仍有嗳气，口苦，自觉胃口发干而饮水不多。舌黄，脉弦细。拟原法佐以养阴清热。处方：太子参20g，白术10g，茯苓皮30g，甘草8g，陈皮10g，焦六曲12g，炒内金8g，荷梗3g，尾连8g，吴茱萸6g，延胡索10g，川楝子10g，旋覆花10g，生赭石10g，冬皿皮30g，枳壳8g，炒山栀10g，石斛30g，麦冬10g，花粉12g。上方药续服十余剂，泛酸烧心止，胃疼除，嗳气缓，纳物较前增多但未复正常。嘱其上方药间断服用，以防复发。

（《中国现代名中医医案精华》）

【诠解】治疗此症，步氏喜用朱丹溪的左金丸，但强调根据不同情况调整二药用量，不必拘泥于6：1的比例。据现代研究表明，吞酸一症与胃酸高低无直接关系。亦即胃酸低者可有吞酸，胃酸高者亦可无吞酸。因此，步氏又强调治病求本，不可见酸制酸。此例患者即属萎缩性胃炎而见吞酸者（一般萎缩性胃炎，胃酸分泌显著降低），故在治疗上以异功散强，助脾胃运化，左金丸、百合汤、旋覆花、代赭石调理气机，通降胃气，治得其本，不制酸而酸自止矣。

王庆其医案

（肝胃不和痞证现，和胃消痞诸症痊）

孙某，女，45岁。2004年9月30日初诊。胃病史多年，近1个月来晨起嗳气、泛酸，口干口苦，胃脘胀气明显，隐痛不适，近半年潮热汗出，经事紊乱。脉细数，舌黯红，苔薄腻少津。外院胃镜示：慢性萎缩性胃炎；病理检查：肠化（++），萎缩（++）。治宜和胃降逆，理气消痞，药用：制半夏12g、川连6g、黄芩12g、枳壳15g、香橼皮15g、枸橘李12g、炙鸡金12g、知母12g、黄柏12g、煅龙骨30g、煅牡蛎30g、苏梗12g、炒白术12g、代赭石30g、旋覆梗15g、木香6g、茴香6g。服药后，泛酸、嗳气略减，胃痛缓解，仍有潮热汗出。舌苔薄腻，脉细数。仍拟上方化裁，上方加煅瓦楞30g，海螵蛸30g，竹茹4.5g，柴胡12g，去炙鸡金。服药近半年（2005年2月）胃脘舒，又由于气候转变泛酸嗳气又作，胃不痛，伴潮热汗出，夜寐尚安，便调。舌苔腻，脉细数。处方：知母12g、黄柏12g、煅龙骨30g、煅牡蛎30g、海螵蛸30g、炒白术12g、藿香梗12g、紫苏梗12g、枳壳9g、制半夏12g、竹茹4.5g、川黄连4.5g、香橼皮12g、丹皮12g、丹参15g，白花蛇舌草15g。2005年10月初复查胃镜示：萎缩（+），肠化（-）。随访，症情稳定，后继服成药香砂六君子丸调理而安。

（宋琦. 王庆其治疗脾胃病经验举隅. 辽宁中医杂志，2009，1.）

【诠解】本案病史较长，病情较为复杂，不仅有胃病的证候，还有更年期综合征的表现。盖脾与胃同为中焦之器，一脏一腑互为表里，脾升清、胃降浊共主中焦气机升降。胃气不降，痞结于上，遂生脘胀、嗳气、泛酸。故采用仲景半夏泻心汤为主方化裁。半夏、黄连、黄芩，辛开苦降，散结除痞；旋覆梗、代赭石用以降逆和胃；柴胡、香橼皮、枸橘李、木香、小茴香、枳壳等疏肝理气之品交替使用，以调节气机升降。考虑其兼更年期综合征，方中佐以知母、黄柏、煅龙骨、煅牡蛎等滋阴降火潜阳之品。除此之外，该患者还有肠腺化生，治疗中不能仅仅以改善临床症状为满足，还要针对其病理改变给予施治，用养血、活血、化瘀散结之药，精心调治，临床症状基本消失，经过胃镜及病理复查：萎缩改善，肠化消失。慢性萎缩性胃炎的患者，往往自觉症状与胃镜病理变化不成正比。部分萎缩性胃炎已经发展到癌前病变，也未必有特殊症状。因此治疗时，强调辨病与辨证相结合。即把胃镜的病理特征作为辨证的延伸，如胃黏膜苍白或灰白，提示气血亏虚不能荣养胃黏膜；胃黏膜充血糜烂，是湿热内蕴脾胃的证据；病理报告见肠腺化生或不典型增生，作为瘀血内结的辨证依据；伴胆汁反流者，属胆胃不和等。通过辨证与辨病理特征相结合，治疗更有针对性，对于提高临床疗效，大有裨益。

二、胃阴不足

刘沈林医案

医案 1（胃阴不足气滞证，甘酸濡润胃气顺）

张某，女，48 岁。2005 年 5 月 17 日初诊。慢性萎缩性胃炎伴肠上皮化生病史 6 年，胃脘隐痛 3 年余，时轻时重。近 3 个月来患者脘部闷堵，烧灼感持续加重，不泛酸，食后撑阻不适，胃纳不振，晨起口苦，性情急躁，易出汗，舌红、少苔、中裂、脉细。证属胃阴不足，气机郁滞。治拟甘凉濡润，理气和胃。处方：大生地 15g、北沙参 15g、麦冬 12g、川石斛 10g、肥玉竹 10g、白芍 10g、炙乌梅 5g、生山楂 15g、炙甘草 5g、绿萼梅 6g、香橼皮 10g、蒲公英 15g。常法煎服。服药 7 剂后，脘痞闷堵与烧灼不适感均消失，舌苔渐生薄白。原方再服 7 剂，自觉胃部舒适，胃纳增进。

[刘沈林. 酸甘濡润法治疗慢性萎缩性胃炎. 江苏中医药，2007, 39（7）]

【诠解】慢性萎缩性胃炎患者之中，也有以嘈杂为主要症状者，患者常诉说"嘈心"不已，特别容易饥饿。嘈杂为主症者，不少是胃黏膜萎缩性病变兼有部分胃窦糜烂。《内经》云："诸呕吐酸皆属于热。"然而，泛酸是以肝胃郁热多见，以实居多；而嘈杂则以胃虚为主，阴伤常见。病人自觉胃空如饥，稍食即安，此即古人所谓"胃虚求食以自救"。酸甘濡润常可获效。药用北沙参、天麦冬、川石斛、肥玉竹、莲肉、酸枣仁、白芍、柏子仁、炙甘草、大枣等酸甘凉润，濡养胃腑，或在此方基础上化裁。药虽平淡，但切合病证，故嘈杂症状每能很快改善。当然，嘈杂一症，患者表现的轻重程度不同，病机特点也不完全一样。如因肝胃郁热而嘈杂、泛酸、口苦、舌苔黄者，治当泄肝和胃；如因胃阴不足，胃失濡养而嘈杂似饥，胃中如空者，治法又不相同，临证之时还须细细辨别，分清虚实。

医案 2（阴津耗伤胃失濡，酸甘濡润胃腑和）

秦某，男，54 岁。2006 年 11 月 3 日初诊。慢性萎缩性胃炎伴胃窦部糜烂 3 年余，常自觉胃中不适。患者夜间时常觉胃中灼辣难寐，无泛酸，腹空如饥，口干欲饮。曾服泄肝和胃与健脾益气方药多剂，嘈杂之症均未改善。诊其舌苔薄白、质偏红、中有细裂，脉细。证属阴津耗伤，胃失润养。治拟酸甘濡润，滋养胃腑。处方：北沙参 15g、天麦冬（各）12g、肥玉竹 10g、白芍 10g、生山楂 15g、酸枣仁 12g、天花粉 15g、柏子仁 10g、莲肉 15g、仙鹤草 15g、炙甘草 3g、大枣 10g。常法煎服。服药 7 剂后，患者胃中嘈杂灼辣症状明显减轻，唯自觉腹中如空仍然。原方加淮山药 15g，再服 7 剂，诸症悉减，原法调治而愈。

［刘沈林. 酸甘濡润法治疗慢性萎缩性胃炎. 江苏中医药，2007，39（7）］

【诠解】甘凉濡润是中医治疗慢性萎缩性胃炎的一个基本治法，本医案说明甘凉濡润和酸甘化阴法对于阴伤胃病患者确能起到很好的养阴益胃、以润胜燥的治疗作用。另一方面，从现代临床角度来说，本病迁延日久，胃黏膜腺体萎缩，病证表现又有其自身的特点，如何在突出辨证为主的基础上，结合微观辨病，研究各种治法所宜，这是十分必要的。

王国三医案

（胃阴虚损瘀阻络，滋阴行气瘀滞畅）

患者张某，女，50 岁，某陶瓷厂会计。2 年来，胃脘隐痛、痞满、呃逆、嘈杂、烧灼感，曾多方诊治，但症状改善不明显。1990 年在天津市人民医院经胃镜检查提示：胃窦大小弯黏膜呈灰色，胃窦与胃体交界处及大弯均可见橘络状血管。诊断为慢性浅表性萎缩性胃炎。近来呃逆、胃脘痞满、嘈杂、烧灼隐痛加重，消瘦、口干渴不甚饮水，纳呆，仅能食流体，大便干结，舌红、少苔，脉弦细。诊为胃痞、胃阴虚损、瘀阻胃络、肝胃气滞。治以滋养胃阴，行气活血消滞。处方：沙参、麦冬、玉竹、石斛、生地、乌梅各 10g，柴胡 6g，枳实 2g，白芍 15g，桃红、红花、鸡血藤各 12g，鸡内金 8g，砂仁 3g。先后加减服用 8 个月，症状基本缓解，胃镜复查：胃窦黏膜红白相兼以红为主、窦体交界处血管网消失，追访半年无复发。

（赵育才．王国三名老中医治疗慢性萎缩性胃炎经验．新中医，1994，2．）

【诠解】王老师所制的益阴活血方用沙参、麦冬、石斛、乌梅、生地、玉竹益阴生津润燥土，桃仁、红花、鸡血藤、香附活血通络降胃气，用佛手理中气除痞，鸡内金助胃运降，砂仁理气醒脾，又可防滋腻太过而生满之弊。兼湿热者加茵陈、藿香、厚朴，减玉竹、生地，兼气虚者加太子参、淮山药、黄芪；兼阳虚者加良附丸；兼肝胃气滞者加柴胡、白芍、佛手、郁金、枳壳，减生地、玉竹、石斛。全方动中有静，养阴中兼通降，气药、血药、养阴药配伍得当，实为治慢性萎缩性胃炎之良方，临床辨证加减应用，疗效满意。

项翠华医案

（胃阴亏虚失濡养，养阴益胃痛自除）

王某某，男，38 岁。2010 年 9 月 29 日初诊。患者上腹部疼痛反复发作 3 年余，曾经胃镜检查，诊为"萎缩性胃炎"并服用多种中西药，病情时好时坏。刻诊：上腹部灼热胀痛，进餐后更甚，按之稍舒，嗳气时作，纳谷不香。晨起腹痛肠鸣，继则腹泻，泻后痛减，大便呈糊状。舌红，苔黄腻，脉细弦。辨证：胃阴亏虚，胃失濡养；脾虚失运，湿蕴化热。治法：养阴益胃，理气健脾，清热化湿。处方：陈皮 6g、法半夏 6g、佛手 10g、木香 6g、砂仁 3g、茯苓 12g、苍术 6g、北沙参 10g、赤白芍各 10g、枸杞子 10g、泽泻 15g、车前子（包）15g、川芎 10g、延胡索 10g、香橼皮 6g、莪术 10g。7 剂。

二诊：9 月 5 日。药后胃痛稍减轻，上腹部仍有轻度灼热感，食欲仍较差，进餐后上腹部轻度胀痛，嗳气偶作。晨起腹痛已见减轻，大便仍呈糊状。舌红，苔中部黄腻；脉细弦。原方 7 剂。

三诊：9 月 12 日。上腹部疼痛未作，食欲好转，餐后无明显不适。近 3 日晨起无腹痛腹泻，大便每日 1 次，质软。舌淡红，苔白稍腻。脉细濡。原方 5

剂。另方：土贝母 60g、北沙参 30g、三七 15g、莪术 15g、刺猬皮 15g、佛手 12g。共粉为细末，每次 3g，3 次 / 日，开水冲服。10 月 20 日随访：上腹部无明显不适，食欲正常，大小便正常。舌淡红、苔薄腻，脉细弦。

[张建能. 项翠华教授治疗胃痛的临证经验. 中国中医药现代远程教育，2011，9（18）]

【诠解】慢性萎缩性胃炎是由多种原因引起的胃腺体萎缩所致，其病机错综复杂。其辨证须能切中病机，遣方用药应"力求补而不滞，滋而不腻，温而不燥，祛邪而不伤正，理气而不耗阴"。本例患者证属胃阴亏虚，胃失濡养；脾虚失运，湿蕴化热。方中陈平汤加香橼皮健脾化湿、理气和胃、降逆除满，其中陈皮、法半夏、木香、砂仁、苍术性温而燥，均用小剂量，以求除湿而不伤阴；北沙参、赤白芍、枸杞子养胃阴而不腻；车前子、泽泻合茯苓清热利湿而无苦寒败胃之弊；"久病必瘀"，方中加川芎、延胡索、莪术理气止痛又能化瘀通络。至三诊时，病情基本缓解，予原方 5 剂。并给予粉剂冲服以巩固疗效，方中土贝母清化痰热；佛手燥湿化痰，理气和胃，二者相伍，祛痰湿而不伤正气；北沙参养阴益胃；三七、莪术、刺猬皮化瘀止痛、软坚散结，对久病入络之胃痛确有良效。

徐景藩医案
（胃阴亏虚内热生，滋阴和胃舟自行）

方某，男．46 岁。萎缩性胃炎。胃脘隐痛，时痛时止，口苦发干，纳差，矢气多，大便干，舌红少津，脉细数。胃阴亏虚，阴虚生内热，胃肠失其滋润濡养，纳运失职。治疗首当滋阴和胃，以行中舟。北沙参、白芍、绿萼梅、当归各 10g、麦冬 12g、木蝴蝶 6g、甘草 5g、石见穿 15g。5 剂后大便通调，口不觉干，胃痛仍有小发，徐老认为药既应手，毋需更方，原方继服 6 剂，半月后胃痛已平。

[胡彩霞. 徐景藩治疗胃痛的经验. 四川中医，1991，（1）]

【诠解】脘腹钝痛有烧灼感，纳食乏味，午后腹胀，口咽发干，舌红少苔，脉沉细。徐老认为胃痛日久，郁热伤阴，则见胃阴亏损之候。治当滋阴养胃。方用：北沙参、麦冬、白芍、炙甘草、绿萼梅、木蝴蝶、当归。方中北沙参、麦冬和胃养阴，白芍甘草敛阴，缓急止痛，绿萼梅、木蝴蝶和胃止痛，当归养血温润，且有流通之性，使滋而不腻。如伴有上消化道出血者加服护膜胶囊（白及粉 30g、甘草粉 9g，装入大号胶囊），每次 2 粒，一日 3 次。有内热之象者，加石见穿等。

周永华医案

（肝胃阴亏虚热盛，清胃一贯虚热清）

患者，男，45 岁，于 2009 年 7 月 24 日初诊。患者自诉 2 年来反复脘胁部隐痛，近 1 月加重，伴饥不欲食，目涩口干，五心烦热，夜寐不安，溲黄便秘，舌红少苔，脉弦细数。胃镜检查显示"慢性萎缩性胃炎，Hp（＋）"，病理组织学检查显示"胃窦黏膜中度肠上皮化生"。中医诊断为"胃痛"，证属胃阴不足型兼肝阴虚。治宜清胃泄热，滋阴疏肝为法。予自拟方清胃一贯煎加减。处方：生地黄 20g，黄连 6g，升麻 6g，牡丹皮 10g，当归 10g，川楝子 10g，枸杞子 15g，沙参 15g，麦冬 12g，芍药 10g，白花蛇舌草 20g，甘草 6g。14 剂，水煎服，每日 1 剂，分 2 次服。

二诊（2009 年 8 月 8 日）：脘胁隐痛减轻，尚觉目涩口干，五心烦热，夜寐欠安，纳少，二便调，舌红少苔，脉弦细数。上方加玉竹 10g、天花粉 10g、麦芽 6g，继服 14 剂。

三诊（2009 年 8 月 25 日）：诸症悉除，舌稍红，苔薄微黄，脉弦细。继续守前方随证加减调治 2 个月，2009 年 11 月 18 日复查胃镜显示"慢性非萎缩性胃炎（轻度），Hp（－）"，病理组织学检查显示胃窦黏膜肠上皮化生基本恢复正常。

（黄彬．周永华老中医辨治慢性萎缩性胃炎经验．广西中医药，2011，2．）

【诠解】胃阴不足型症见胃脘隐痛，嘈杂似饥，饥不欲食，舌瘦质嫩，少苔，脉细数为辨证要点。治宜养阴清热益胃，方选一贯煎化裁。临证若见脘胁隐痛，咽干目涩，舌红少津，脉虚弦或弦细者，乃肝失条达，郁而化火，横逆犯胃所致，治宜清胃泄热，滋阴疏肝，选用自拟方清胃一贯煎（由清胃散合一贯煎而成）加减。方中在清胃散的基础上加用枸杞子 15g、沙参 15g、麦冬 12g、川楝子 10g。清胃散清泄胃热，凉血滋阴；枸杞子补肝肾，益精血；沙参、麦冬养阴生津，润燥止渴；川楝子苦寒，疏肝泄热，行气止痛，配入大队甘凉濡润养血药物之中，既无苦燥伤阴之弊，又可泻肝火而平横逆。

马骏医案

（胃阴亏虚兼肝郁，养阴益胃加疏肝）

王某，男，72 岁，退休干部，2008 年 10 月 23 日初诊。胃脘隐痛半月余，空腹胃脘灼热不适，似饥而不欲食，食后隐痛，嗳气，无反酸，口燥咽干，体倦乏力，大便干结，舌淡红，苔薄黄，脉沉弦。胃镜检查提示慢性浅表性胃炎伴糜烂；腹部 B 型超声检查未见明显异常。马师认为此患者胃阴亏耗、胃失濡养，兼见肝郁脾虚。治宜养阴益胃、疏肝健脾、和中止痛。予一贯煎、百合乌药汤、芍药甘草汤、金铃子散加减。处方：沙参、当归、延胡索、火麻仁、生白术 15g，川楝子、香附、麦冬、郁金各 10g，百合、生麦芽、赤芍、白芍各 20g，（炙）砂仁、白豆蔻、甘草各 6g，乌药 8g，蒲公英 30g。每日 1 剂，水煎服，服 7 剂症状明显减轻，再服 7 剂诸症悉除。

（李学军．马骏治疗脾胃病经验．中医杂志，2011，11.）

【诠解】胃为阳土，喜润而恶燥，脾为阴土，喜燥恶湿。治脾病时，应注意湿易伤脾，故宜用醒脾化湿之剂，少用甘润滋腻之品，以免助湿；治胃病时，当注意燥热易伤胃阴，应常用甘凉滋润之剂，慎用辛香燥热之药，以防伤阴。一贯煎、芍药甘草汤两方合用滋阴而不腻，止痛又不伤阴；百合乌药汤理气和胃养阴止痛；加火麻仁润肠，蒲公英清热养阴；生白术、砂仁、白豆蔻健脾益气醒脾化湿，又防养阴药滋腻之嫌；金铃子散、香附、郁金疏肝解郁、化瘀止痛。诸药合用，润燥适宜，相得益彰。

余加桂医案

（脾胃阴虚胃脘痛，益胃滋阴痛自清）

孙某，男，37 岁，工人。胃痛 3 年余，食后觉胀、气上逆。恶心时作，食量日减，每餐不到 50g。大便干结，失眠，胃痛不嗳酸水，面色苍白。神疲瘦弱，唇红无苔，脉弦细数。经多次摄片、胃镜检查提示为"慢性胃炎"，曾服高丽参、香砂六君子汤、保和丸等，但病情未见好转，甚至稍一进食即胃痛恶心，气上冲，引及头顶部疼痛，疑虑恶性病变，遂前来求诊。余据其便秘失眠，唇红无苔，脉弦数，断为脾胃阴虚之证，以益胃汤加味治之。处方：南沙参 30g、麦冬 15g、细生地 15g、玉竹 10g、乌药 7g、百合 30g、冰糖 10g（烊冲）。服药 10 剂，胃痛大减，诸症好转，进 100g 干饭亦无不适，继服原方 20 剂，病遂愈。属其注意调摄，忌酒辣伤阴之品。随访 2 年无复发。参加全日班生产。

［余加桂．脾胃病临证举隅．南京中医学院学报，1993，9（4）］

【诠解】清代温病学家叶天士亦十分重视脾胃，认为"上下交损，当治其中"。制订有著名的益胃汤方，以甘凉滋润为主，治胃阴不足之证。脾胃阴虚可见于多种疾病，或见于疾病的某一类型，或见于疾病的某一阶段。此方不仅温病使用，对慢性胃炎、胃十二指肠溃疡、慢性肝炎以及糖尿病、冠心病、神经官能症、功能性低热、结核病等等，均有较好疗效。辨证关键是："舌红无苔，脉弦细数。"方用大量沙参益胃阴，麦冬、生地、玉竹益胃生津，乌药温胃，制约上药之寒凉之性，百合清新益胃，故而效果显著。

刘甘露医案

（肝郁气滞胃阴亏，疏肝养胃阴液生）

骆某，女，45 岁，1986 年 7 月 10 日就诊。素怀情志不畅，近 2 年来，常感胃脘不适，饱胀，时而呃逆，易饥饿，但不欲食，胃中常有烧灼感，曾在某市医院胃镜检查，诊断为慢性萎缩性胃炎。屡经医治而罔效，故延余诊治。症见形体消瘦，面色萎黄，口干少津，大便干结，舌红少苔，脉细数无力。综析上述病情，乃肝气久郁，耗伤胃阴所致，法宜舒肝滋阴养胃治之。处方：柴胡 6g、生麦芽 10g、生白芍 30g、川芎 6g、生地 20g、麦冬 15g、石斛 15g、生山药 30g、白术 10g、莲肉 20g、陈皮 6g、川朴 6g、枣仁 20g、丹参 20g、生内金 10g、水煎服。服上药 10 剂后，诸症明显减轻，饮食增加，脉象有起色，精神渐好。效不更方，继续原方 10 剂后，半月后，患者复诊，言其诸症向愈，唯时而心烦，夜寐多梦，仍用原方加夜交藤 30g，茯苓 30g，柏子仁 20g。每剂药多加水 1 次煎好，每日分多次随意服下。又服药 1 月，诸症告愈，追访 1 年，病情未复发。

［刘甘露. 慢性胃炎从肝论治举隅. 中国中西医结合脾胃杂志，1994，2（3）］

【诠解】因肝气不舒所致之萎缩性胃炎，其病日久，耗伤胃阴，胃酸缺乏，致消化不力。症见胃脘嘈杂，灼热，或饥而不能食，口干脘闷，大便结硬，形体消瘦，舌红少津或舌苔剥脱，脉细无力。法宜舒肝滋阴养胃为治。方选柴胡、白芍、麦芽疏肝和胃；生地、麦冬、石斛滋养胃阴，山药、莲子肉、陈皮、厚朴健胃理气，诸药合用，共奏疏肝益胃之功。故而收效甚著。

孟澍江医案

（胃阴亏虚络脉伤，养阴益胃兼止痛）

郑某某，女，46 岁。1989 年 3 月 25 日初诊。主诉：胃脘痛已 3 年。钡剂透视示慢性浅表性胃炎。频繁发作，发时就医服药。常服三九胃泰、胃必治、快胃片等也能缓解。但一遇有诱发因素，特别是情绪波动、肝气横逆时，发作较频，疼痛较前加剧。诊查：形体不丰，胃痛频繁发作，时时作嗳，嗳则少舒，胃酸少，食纳差，咽干口燥，舌红少津，脉象细弦。纤维胃镜检查并活体组织病检确诊为慢性浅表性萎缩性胃炎。辨证：胃痛多年，医者多用行气香燥之品，久而久之，胃阴渐伤而胃痛不止。此为阴伤胃痛。舌红少苔，是辨证关键。治法：养阴止痛，以养阴而不呆滞，止痛而不伤阴为当。用五花金铃子散。处方：川厚朴花5g，白豆蔻花4g，佛手花4g，香橼花4g，绿萼梅花5g，金铃子10g，延胡索6g。二诊：用疏理气机合止痛法，服药近月，胃痛减轻，嗳气亦渐平，但感口干，舌质偏红，苔薄少，脉弦而滑。显然胃阴未复，按前方再佐养阴之品。处方：前方加南北沙参各15g，麦冬10g。其后，又复诊数次，均以前方为主，稍事加减。如大便偏干加火麻仁、生何首乌，食纳差加麦芽等。间断服药近半年，病情一直稳定；即使偶因情绪波动或饮食不慎，胃痛小有发作，却稍之即逝。胃镜复查显示好转。再以清养胃阴、和胃止痛之剂间断服用，以资巩固。

（《中国现代名中医医案精华》）

【诠解】本案患者之胃脘痛，每因情绪波动发作较频，疼痛加重，且伴有时时作嗳，嗳则少舒表现，显为肝气犯胃、肝胃不和之证。但咽干口燥，舌红少津，脉象细弦等，则为胃阴亏虚之象。肝为刚脏，性喜条达。若失于疏泄，易于犯胃。胃为阳土，性喜濡润。然而胃痛作嗳者，治疗多投用辛香温燥之品，以行气止痛。但久用势必损伤胃阴。无怪本例出现舌红少苔等象。此时用药颇为棘手，若过于滋腻补养，则有碍气机运行，过于行气，则又易伤阴。孟氏别具匠心，用五花金铃子散为治。方中以五种花类药物，疏理气机，配合金铃子之苦泄，延胡索之止痛，甚妙；二诊时又加沙参、麦冬以养胃阴。本案用药轻清疏理，颇具特色，药味看似平淡，实寓有"轻可去实"之意。

三、湿滞脾胃

汪龙德医案

（湿滞脾胃痞证生，平胃消痞诸症消）

饶某，女，64岁。2012年2月11日初诊。胃脘部胀满间断发作3年，加重伴纳差1周。胃镜示：慢性萎缩性胃炎。幽门螺旋杆菌（Hp）阴性。病理示：（胃窦）萎缩性胃炎1级，伴肠上皮化生。刻诊：上腹部胀满不适，伴嗳气，烧心泛酸，纳差，舌质黯，苔黄厚，脉弦滑。证属湿滞脾胃。治宜健脾燥湿，理气消胀。予平胃散加减。药物组成：苍术15g，柴胡、厚朴各12g，陈皮、白芍药、浙贝母、蒲公英、海螵蛸各9g，木香、黄连、三棱、白及、甘草各6g。5剂，日1剂，水煎共取汁400ml，分早、晚2次服。2012年2月16日二诊：胀满、烧心、泛酸等症较前明显减轻，仍伴嗳气、纳差，舌质黯，苔白厚，脉弦滑。上方去黄连、蒲公英，加川芎9g、丹参9g、焦麦芽12g、生鸡内金12g，再服15剂后，上述诸症缓解，继续门诊随诊调理。

[于立友. 汪龙德运用平胃散加减治疗慢性萎缩性胃炎经验. 河北中医，2013，35（2）]

【诠解】本例为老年女性，症状反复发作，迁延难愈。以胃脘胀满为主症，属中医学胃痞范畴。其病机为年老体弱，饮食不节，造成脾胃虚弱，运化失常，内生湿浊，湿滞日久而化热，湿热互结，气行不畅，气滞日久则致血瘀。以平胃散为基础方治疗，方中加柴胡、白芍药、木香疏肝解郁，理气和胃；蒲公英、黄连清热解毒；海螵蛸抑酸；配三棱、白及破血止血，消胀生肌。全方以燥湿运脾为主，兼清热、消胀、活血，使湿浊去、郁热清、胀满消而诸症皆除。

刘启泉医案

（湿毒内蕴瘀阻络，化浊通络胀满除）

张某，女，67岁，主因胃脘胀满3个月加重1周于2009年8月6日就诊于我门诊。刻下脉症：胃胀痛，口干口苦，嗳气，烧心，纳食差，夜寐差，大便稀、不成形，排便不爽，每日1次，舌暗红苔黄腻脉弦滑。于本院行电子胃镜示慢性浅表萎缩性胃炎，病理示胃窦：黏膜中、重度慢性炎症，淋巴滤泡形成，腺体轻度萎缩伴中度肠上皮化生。中医诊断为胃脘痛，证属浊毒内蕴瘀血阻络；西医诊断为慢性浅表萎缩性胃炎。治以化浊解毒，活血通络。处方：砂仁10g、白蔻仁6g、柴胡12g、黄芩9g、佛手15g、香附20g、广木香6g、青皮20g、陈皮12g、枳实15g、百合20g、乌药10g、八月札15g、合欢皮10g、地榆20g、仙鹤草30g、炒谷麦芽各20g、炒莱菔子10g、旱莲草10g、夜交藤30g。7剂，每日1剂。嘱患者水煎取汁300ml，分早晚饭后2小时服药。二诊时患者自述胃脘胀满稍减轻，但仍有口干口苦、大便不成形、寐差等症状。于上方减青皮至15g，加藤梨根10g，连翘12g，苏叶15g，继续治疗。三诊时患者诸症得减。守上方继续治疗，随症加减治疗3个月，后患者症状基本消失，遂自行停药。于 2010 年 2 月因饮食不节加之情致不畅后症状出现反复后，守上方上法随症加减继续治疗 3 个月后症状基本消失，未见明显不适。于 2010 年 6 月 1 日在河北省某医院查电子胃镜示：慢性浅表性胃炎。嘱患者生活规律，条畅情志，可以停药。

（白海燕．刘启泉教授治疗慢性萎缩性胃炎经验．四川中医，2011，12.）

【诠解】本案诊断明确，中医辨证为浊毒内蕴、瘀血阻络，证属本虚标实。浊毒内蕴中焦，影响脾胃气机升降，胃气不降而见胃脘胀满疼痛、嗳气，故临床应用砂仁、白蔻仁、连翘以化浊毒之邪，加佛手、香附、木香理气止痛；因患者系萎缩性胃炎伴有肠上皮化生，故加藤梨根、薜荔果等散瘀定痛、解毒活血，以达到截断病势甚至是逆转肠上皮化生之功。

谢建群医案

（脾胃湿热胃脘胀，半夏泻心胃痞降）

杨某某，男，39 岁，慢性胃炎病史多年，诉胃脘满胀不舒，饱食后尤甚，嗳气而时恶心，胃中常觉嘈杂不适，时有泛酸，口中味浊，口苦而干，食欲减退，身体困重，头晕而睡眠差，渴不思饮，大便软而不畅，小便色黄，舌淡红，苔黄腻，脉濡数，证属脾胃湿热，法当清化湿热，理气和胃，方用半夏泻心汤加减：制半夏 10g，黄连 5g，黄芩 10g，栀子 10g，陈皮 6g，茯苓 10g，厚朴 6g，藿香 10g，苍术 10g，甘草 5g。服 5 剂，诸症大减而以该方制成丸剂善后。

（蔡之幸．谢建群辨治脾胃病经验．上海中医药杂志，2010，8.）

【诠解】本证见胃脘满胀不舒，饱食后尤甚，嗳气时伴恶心，胃中常觉嘈杂不适，时有泛酸，口中味浊，口苦而干；符合中焦寒热互结，心下痞满之证，本案中患者寒象不显而偏湿热，故方中减去干姜而多用理气除湿之品，但黄芩黄连苦寒降泻除其热，半夏辛温开结散其寒的基本配伍尤在，另从仲景五个泻心汤的设立来看，泻心汤之辛开苦降、寒热并用本就是根据症候而采用的应变之法，故临证时在保持经方基本面的基础上，应根据病情合理加减化裁，方可收全功。

董德懋医案

（芳香理脾除湿妙，药取轻灵阴阳调）

范某，女，55 岁，工人，1991 年 3 月 10 日初诊。素有胃病史 3 年，5 天前因情志不遂而诱发。自觉胃脘胀满，隐隐作痛，嘈杂欲呕，食欲减退，口干不欲饮，手足发热，神疲肢倦，大便微溏。望其形体消瘦，舌红、苔少而干，脉细缓。董老认为此乃平素脾气不健，湿邪不运，气虚湿阻，故见神疲肢倦，胃脘胀满，大便微溏，复因情志不遂，气机郁结，化燥伤阴，胃络失养，濡润和降失常，故见胃脘隐隐作痛，嘈杂欲呕，食欲减少，口干不欲饮。舌红、苔少而干，脉细缓均为脾虚湿滞，胃阴不足之象。治宜升阳化湿，醒脾畅中，佐以养阴益胃法。处方：淮山药12g，葛根、荷叶、炒白芍、山楂各10g，柴胡、藿香、佩兰、代代花、乌梅、甘草各6g。7剂，水煎服。20日复诊：自述诸症明显好转，大便已成形，食欲增加，舌淡红、苔薄白略干，脉细缓，原方加绿萼梅、白扁豆各10g。调理药10剂，基本痊愈。

（黄朝富. 董德懋老中医治脾胃病经验简介. 新中医，1993，2.）

【诠解】脾为阴土，喜燥恶湿；胃为阳土，喜润而恶燥。脾病多湿，脾阳不运多见；胃病多热，胃阴不足者易发。脾升清而胃降浊，既分工又合作。因此，健脾除湿，养阴益胃乃治脾胃病之常法。然而，在用药方面如何顺应脾胃的生理功能，化湿不伤胃，养阴勿碍脾，董老往往独具匠心，妙在细微。董老治疗脾胃之病，忌投大寒、大热、苦燥、阴腻之品。醒脾化湿，取药贵在轻灵活泼；养阴益胃，遣方尤重甘酸疏理。故常将芳香醒脾与酸甘疏理之药合用治疗脾湿胃燥之证，使之各尽所能，从而利于中州输转之机。芳香醒脾常用藿香、佩兰、苏叶、代代花之属。在化湿醒脾同时，不会滞塞气机；芳香醒脾之中寓升清阳之意，可使清气上升，浊阴下降，升降调和；多取白芍、甘草、葛根、淮山药等品甘酸化阴，使胃阴得复，受纳和腐熟水谷功能增强，进一步使脾胃阴阳得以协调，达滋胃补脾之效。董老认为芍药虽属阴药，但能收能散，并无凝滞之弊，得甘草为伍，通补胃络，气血两调，益胃调肝。主张轻药柔用以缓其中，因而形成了芳香轻灵，柔润流畅，疏理调达的治疗脾胃病组方用药特色。

李佃贵医案

医案1（浊毒蕴脾邪气盛，以皮治皮奏奇功）

张某，男，39岁，就诊时间：2009年10月12日。主诉：胃脘胀满1年。现病史：患者1年前开始出现胃脘胀满，在本院门诊做胃镜示：慢性萎缩性胃炎，十二指肠球炎。曾与中药口服，症状时轻时重。现症：胃脘胀满，进食后加重，嗳气频频，口苦，纳差，寐差多梦，大便2~3日1次，黏腻不爽，双上臂、面颊部可见密布斑疹，色红有脓点，舌黯红，苔黄厚腻，脉弦滑。自述银屑病史10余年，曾内服外用多种药物均未效。证属浊毒内蕴，胃气上逆，治以化浊解毒，和胃降逆，予化浊解毒方加减，药用：藿香12g、佩兰9g、生薏仁15g、茵陈15g、白花蛇舌草15g、黄连15g、蒲公英12g、云苓15g、白术9g、菖蒲12g、郁金12g、广木香9g、香附15g，水煎服日1剂。14服后，胃脘胀满、嗳气明显减轻，患者惊喜发现，双臂及面颊部皮疹减轻，且无新生皮疹。李老师在原方基础上加：五加皮15g，地骨皮12g，丹皮9g，白鲜皮9g，加减治疗2个月，皮疹基本消失，随访半年未复发。

[杜艳茹.李佃贵化浊解毒法治疗慢性萎缩性胃炎兼次症举隅.辽宁中医杂志，2012，39（3）]

【诠解】本例患者慢性萎缩性胃炎伴银屑病，其发病与浊毒密切相关。李老认为浊毒既是一种致病因素，同时也是一种病理产物。因此浊毒内蕴脾胃，可见胃脘胀满等症，浊毒蕴结皮肤可见皮疹、脓点，选用生薏仁、佩兰、茵陈化浊，白花蛇舌草、蒲公英、黄连清热解毒，同时配以五加皮、地骨皮、丹皮、白鲜皮，寓"以皮治皮"之意，使浊毒之邪从皮而出，给邪以出入，从而达到邪去正安的目的。

医案2（浊毒蕴脾疮毒生，化浊解毒敛疮痛）

李某，男，56岁，就诊时间：2009年4月18日。主诉：胃脘胀痛5年，加重10天。患者慢性萎缩性胃炎病史5年，在本院做胃镜是慢性萎缩性胃炎，病理示黏膜中度炎症。就诊时症状：胃脘胀满、疼痛，嗳气，口干苦，唇舌反复溃疡，经年不断，舌痛，大便干结，2~4日1次，舌黯红，苔黄厚腻，脉弦滑。证属浊毒内蕴，熏蒸口舌，治以化浊解毒，生肌敛疮。予化浊解毒方加减：藿香12g、佩兰9g、生薏苡仁15g、茵陈15g、白花蛇舌草15g、黄连15g、蒲公英12g、云苓15g、白术9g、冬凌草12g、儿茶9g、玄参15g、青黛3g、日1剂。1周后胃脘胀痛明显减轻，唇舌溃疡较前表浅，无新生溃疡。上方加减治疗1个月，胃胀基本不明显，溃疡消失。随访半年未复发。嘱其清淡饮食。

[杜艳茹.李佃贵化浊解毒法治疗慢性萎缩性胃炎兼次症举隅.辽宁中医杂志，2012，39（3）]

【诠解】慢性萎缩性胃炎多因饮食不节而损伤脾胃，致脾失健运，湿浊内生，日久郁热蕴毒，浊毒内蕴于里而见胃脘胀痛、嗳气等症状。胃经"起于鼻翼两侧……而下鼻外侧，进入上齿龈内，回出环绕口唇，向下交汇颌唇沟承浆处"。浊毒之邪，循经上扰而见口腔溃疡反复发作，经久不愈。运用化浊解毒方清化脾胃湿浊热毒，使浊毒去，脾胃调。李老每遇浊毒内蕴所致口腔溃疡必加冬凌草、儿茶、玄参、青黛等药。冬凌草苦甘微寒，有清热解毒、活血止痛，降燥，润喉作用，对于口舌生疮、上焦火热均有较好治疗作用。儿茶"消血、治一切疮毒"，"降火生津，清痰涎咳嗽，治口疮喉痹"，玄参、青黛有清热解毒凉血作用。在化浊解毒基础上加用上述药物，使多年痼疾得愈。

医案 3（瘀浊内蕴兼消渴，化浊解毒瘀阻畅）

张某，男，58岁，2008年7月9日。主诉：间断胃脘胀满堵闷10年，加重3天。就诊时症状：胃脘胀满堵闷，嗳气连连，口干口苦明显，无食欲，周身乏力，大便黏腻不爽，每日2~3次，小便黄，面色晦暗，舌黯红苔黄腻，脉弦滑。患者2009年在本院做胃镜示慢性萎缩性胃炎，病理示胃窦黏膜中度肠上皮化生，胃体小弯黏膜轻度不典型增生。其后间断予中药治疗。2型糖尿病史5年，每日予胰岛素皮下注射，早、中、晚各2、14、12U。李老师据患者症状辨证为浊毒内蕴，瘀血阻络，治以化浊解毒，活血化瘀，予化浊解毒方加减：藿香12g、佩兰9g、生薏苡仁15g、茵陈15g、白花蛇舌草15g、黄连15g、蒲公英12g、云苓15g、白术9g、山甲珠9g、川芎9g、全蝎9g、蜈蚣2条、三七粉（冲）2g、冬凌草12g、壁虎6g。治疗1个月时，患者胃脘症状不明显，且明显感觉乏力减轻，血糖平稳下降，将胰岛素用量逐渐减少，以上方为基础治疗半年，患者胃脘无症状，停用胰岛素。

［杜艳茹，李佃贵化浊解毒法治疗慢性萎缩性胃炎兼次症举隅．辽宁中医杂志，2012，39（3）］

【诠解】糖尿病属中医"消渴"范畴，历代医家认为消渴主要病因为饮食不节、情志失调、劳欲过度，阴虚燥热为其主要病机。李老结合自己多年临床经验认为，浊毒既为消渴的致病因素，同时亦为消渴的病理产物。消渴病人因饮食、情志、劳欲致使脾失健运，湿浊内生，日久郁热而成浊毒，浊毒蕴结体内，不能正常排出体外，可使体内形成脂毒、糖毒，从而产生高血脂高血糖等病证。李老用化浊解毒法尤其对山甲珠、蜈蚣、全蝎、壁虎等虫类药物的应用，可以达到以毒攻毒的作用，使体内浊毒排出，恢复机体正常状态。

医案 4（浊毒内蕴抑郁生，化浊解毒异病同）

李某，女，45岁，间断胃脘胀痛5年，加重半年。现病史：患者5年前开始出现胃脘胀痛，曾作胃镜示慢性萎缩性胃炎，半年前症状加重，在本院门诊做胃镜示慢性萎缩性胃炎，病理：肠上皮化生（中度）。其母因胃癌去世，逐渐伴烦躁，焦虑易激惹。曾诊断为抑郁症。就诊时症状：胃脘胀痛，生气后加重，嗳气，反酸，口干口臭，纳差，烦躁，寐差，大便日1次，艰涩难出，舌黯红苔黄厚腻，脉弦细滑。症属浊毒内蕴，瘀血阻络，治以化浊解毒活血化瘀，予化浊解毒方加减，药用：藿香12g、佩兰9g、生薏苡仁15g、茵陈15g、白花蛇舌草15g、黄连15g、蒲公英12g、云苓15g、白术9g、五加皮15g、合欢皮15g、龙胆草9g、生龙骨15g、生牡蛎15g、栀子12g、豆豉6g，14剂，日1剂。服药后胃脘胀满减轻，心烦寐差明显好转，仍有嗳气，在上方基础上加菖蒲20g，郁金12g，守方治疗3个月，诸症悉除。随访3个月未复发。

［杜艳茹．李佃贵化浊解毒法治疗慢性萎缩性胃炎兼次症举隅．辽宁中医杂志，2012，39（3）］

【诠解】脾胃在情志发病过程中至关重要，不仅直接调摄情志，还可通过经络气血影响其他脏腑，以达到对情志的作用。慢性萎缩性胃炎患者常因饮食、情志等因素，使脾失健运，湿浊内生，日久郁热蕴毒，浊毒内蕴而见诸症。浊毒内蕴胃腑胃失和降而见胃脘胀满、疼痛，浊毒内蕴肠道而见大便黏腻不爽，浊毒淫侵，上扰心神，神失调摄而见烦躁、易激惹、寐差等症状。朱丹溪曾提出"气郁""血郁""痰郁""火郁""湿郁""食郁"等六郁观点，李老认为慢性萎缩性胃炎伴抑郁症的发病与浊毒致病有关，临床上采用化浊解毒为大法，每多用化浊解毒药物的同时配合刺五加、合欢皮、生龙骨、生牡蛎等镇静敛神，亦即《注解伤寒论》中"龙骨、牡蛎，收敛神气而镇惊"。李老认为浊毒是慢性萎缩性胃炎的主要病机之一，化浊解毒法是治疗本病的有效方法。因此提出和创立了"浊毒学说"，认为浊毒为病理产物之一，同时又为致病因素，与慢性萎缩性胃炎关系甚为密切。病机演变过程均可归纳为脾失健运→湿浊困脾→日久蕴毒→浊毒内蕴→临床症状各异。因此李老在治疗疾病时，凡见舌质黯红或紫黯，舌苔黄厚腻，脉弦滑，大便黏腻不爽，面色晦暗等症状均采用化浊解毒法治疗，取得良效。此亦即中医学中"异病同治"原则，临床只要掌握浊毒内蕴这一共性，便可用化浊解毒法，往往屡试不爽。

四、肝脾不调

邢凤池医案

（土虚木郁兼气滞，升清降浊兼化滞）

徐某，男，58 岁，于 2010 年 4 月 19 日就诊于天津中医药大学第一附属医院消化科门诊。患者自述胃脘胀满疼痛，泛酸，腹胀，心烦，口干，纳少，大便不畅，小便并无他恙，舌暗苔白，脉沉。胃镜及病理示：慢性萎缩性胃炎，伴肠上皮化生，Hp（＋）。邢老考虑该患者平素性情急躁，因肝旺而克脾土，致气机不畅，故诸症由此而来。治以疏肝行气，健脾和胃。方用左金丸合乌贝散加减：海螵蛸 20g、浙贝母 10g、茯苓 20g、白术 10g、黄连 6g、吴茱萸 3g、石斛、百合各 20g、三棱、莪术各 6g，丹参 15g，天花粉 20g，枳壳、厚朴、莱菔子、砂仁各 10g，沉香 5g，甘草 6g。水煎服 7 剂，日 2 剂早晚分服。7 剂后复诊，患者感觉很好，胃脘部仍胀满，故在原方基础上将莱菔子加至 15g，以加强行气之力，并可消食化积以增进食欲。又予 7 剂，以巩固治疗。2010 年 12 月 5 日三诊，患者诸症全消，自诉持续服用此药至今，行胃镜及病理示：慢性浅表性胃炎。告愈。

［吴静雅. 邢凤池主任医师治疗萎缩性胃炎伴肠化生 1 例. 河北中医药学报，2011，26（2）］

【诠解】《临证指南医案》云："脾宜升则健，胃宜降则和。"脾主升清，胃主降浊，升降相因，相反相成。因六腑以通为用，故胃气不和要顺气，胃气以下行为顺。邢老常善用理气药如枳壳、厚朴、莱菔子、砂仁来宣畅气机；《素问·宝命全形论》曰："土得木而达。"叶天士云："治脾胃必先制肝。"邢老重视肝脾的生理联系，理土必疏木，肝热泛酸，用左金丸合乌贝散清肝泄热，抑酸止痛；脾胃失运，水谷不化，湿浊内生，用茯苓、白术健脾化湿；湿浊中阻，饮食入胃，停滞不化，故用砂仁消食以防碍胃；脾病日久，必累及肾，然肾为先天之本，故在治脾同时酌加通肾药，效果必佳。沉香可行气、纳肾。邢老尤善治萎缩性胃炎、肠化生难治胃病，用三棱、莪术破血行气，消积止痛之功，配合丹参活血祛瘀止痛，加天花粉清热消肿排脓之效，用中药相应功效来达到治疗目的。然行气之品多必辛燥，故在行气同时配合滋阴药如石斛、百合，必收良效。

杨友鹤医案

（平冲降逆疏肝理脾，三解汤方平中见奇）

王某，男，80岁。2005年6月30日初诊。患者胃脘痛4个月余，伴脘腹胀满，嗳气不舒。经中西医治疗时轻时重，现症见：脘腹部撑胀疼痛，食欲减退，大便2日一次，右脉弦而有力，左脉稍滞，舌淡苔白。诊断：胃脘痛（肝脾不疏型）。治法：疏肝理气，佐以平冲降逆。处方：藿梗10g、柴胡10g、薄荷10g、桔梗10g、陈皮15g、竹茹15g、延胡索15g、郁金15g、大腹皮10g、炒枳壳10g、焦三仙（各）10g、莱菔子20g、生姜3片，三解汤（冰糖、绿豆、茶叶）入引。同时嘱病人勿急躁、勿食生冷。2005年7月3日二诊：胃脘痛消失，胃脘部撑胀好转，食欲好转，脉指下清，右脉无力，加炒当归15g，五味子10g。2005年7月6日三诊：腹胀基本消失，食欲佳，面色红润，舌淡红苔薄白，脉指下清，左脉起，加党参30g，以竟全功。

[邵丽. 杨友鹤教授治疗胃脘痛的经验特色. 光明中医，2009，24（7）]

【诠解】杨老常谓：胃腑之病，不外一"滞"。清升浊降，上下通泰，胃痛何来？所以不通而胃痛者，多是碍其升降之机使然。除了脾以外，肝的疏泄条达对脾胃升降有着重要的调节作用。脾胃之升降适度，健运不息有赖于肝之疏泄条达。正如《血证论》所言"食气入胃，全赖肝木以疏泄之"。若肝失疏泄，郁而不达，势必影响脾胃的升降而发生病变，导致肝胃不和、肝脾不疏。故肝气犯胃，实为本病发生发展的基本病因和病机。杨老抓住病机核心，着眼于疏肝理脾，调畅气机，以逍遥散为主方随证加减，治疗显著，屡获良效。以通为法。调和气血，顺脾胃升降之性。具体应用时，根据病因，活用通法。气滞者，疏泄使通；中虚者，助之使通。总之，旨在脾胃气机调畅，升降恢复而痛自消。纵观全方，方虽平淡无奇，运用自如，疗效极佳。充分体现了整体思维观指导下，辨证论治的优越性。

周世印医案

（气滞湿阻中焦不运，疏肝和脾调理中气）

王某某，女，63岁，2002年2月10日就诊。胃脘胀满3个月。3个月前因家庭纠葛，导致情志不畅而发病。症见：胃脘胀满，胁胀纳减，身困乏力，大便溏薄不爽，舌质淡，苔薄白，脉弦细。证属肝郁脾虚，气滞湿阻，中焦不运。

治宜疏养肝体，醒脾助运。方用自拟舒肝和脾散：柴胡、枳壳、半夏、太子参、炒麦楂各 12g，白芍、陈皮、茯苓各 15g，甘草 6g，防风 10g。每日 1 剂，水煎服。7 剂后，胃脘胀满等症状始减轻。再以上方加白蔻仁、当归各 12g 为基础方，随证加减化裁，服用 20 余剂，唯感略乏力外，余症皆除。给以逍遥丸和香砂六君子丸继服半月善后。

（何国强，张和平. 周世印治疗老年病胃腹胀满证的经验. 四川中医，2004，12.）

【诠解】周老自拟舒肝和脾散疏肝理脾，用柴胡味苦微寒，舒肝解郁；白芍味酸善收，敛阴柔肝，配当归、炒麦芽舒柔并重，以养肝体；枳壳宽中行气，消滞泻热，更有降浊之功；柴胡配枳壳，一升一降，使清浊各走其道，以利肝脾之枢机；白芍与枳壳，柔肝敛阴，疏畅气机，行中有守，以缓肝急。用轻量的太子参、白术、茯苓可以益气醒脾，防风辛甘轻扬，理肝疏脾，散气滞。另外"疏肝不忘安胃"，用半夏、陈皮降逆和中，以行胃气。白芍配甘草，酸甘相伍，敛阴补中，以养胃土，故而效果卓著。

章文庚医案

（肝郁化火伤胃阴，四逆左金当随证）

高某某，女，51 岁，农民。胃脘胀痛，嗳气则舒，时泛酸水，舌边红、苔薄稍腻，脉弦细微数。患者平素性急，此乃肝郁气滞，郁久化火伤阴犯胃，治以疏肝泻火，理气和胃。处方：柴胡 10g、炒白芍 12g、炒枳壳 10g、生地 10g、香附 15g、木香 10g、川连 1g、吴茱萸 1.5g、金橘叶 3g、粉甘草 3g。进药 4 剂，诸恙悉平。

［王延根. 章文庚辨治胃脘痛举验. 江西中医药，1994，(1)：8-9.］

【诠解】肝郁化火损伤胃阴，胃脘胀痛，嗳气频作，以四逆散合左金丸化裁，予四逆散透邪解郁，疏肝理脾，川连苦寒泻心火，以平肝木，乃"实则泻其子"之意；吴茱萸从类相求，引热下行；附、木、橘理气止痛；生地清热凉血养阴，标本兼顾，粉甘草和中。其中连、萸之比当随证而变，不拘定格。临床治病当知证有偏重，药随证变之巧。

赵凤林医案

（肝郁化火痰瘀阻滞，柴胡疏肝解郁化痰）

赵某，女，47 岁。初诊日期：2004 年 5 月 27 日。患者胃脘疼痛、嗳气泛酸、胁下胀痛不舒反复发作 3 年余，近 2 个月诸症加重，伴恶心呕吐。在外院行上消化道造影检查，提示十二指肠降段憩室伴炎性改变。刻下除上述诸症外，并伴有口苦便秘，舌红、苔黄腻，脉弦。辨证：肝郁化火，痰瘀阻滞，胃失和降；治法：疏肝解郁，清热祛痰，活血化瘀；方用柴胡疏肝散加味。处方：柴胡 15g，牡蛎 15g，煅瓦楞子 15g，丹参 15g，赤芍、白芍各 30g，厚朴 10g，青皮 10g，陈皮 10g，桃仁 10g，红花 10g，郁金 10g，炮穿山甲 6g，木香 6g，炙甘草 6g。每日 1 剂，水煎，早晚分服。患者服药 5 剂后，症状减轻大半，食纳增加，嗳气泛酸、胃脘胀痛明显减轻；以上方续服月余，诸症消失。

[赵婧．赵凤林治疗脾胃病经验．上海中医药杂志，2011，45（11）]

【诠解】叶天士云："肝为起病之源，胃为传病之所。"赵老师认为，胃脘疼痛之症虽病位在胃，但与肝关系密切，往往责之于肝气横逆。肝为刚脏，体阴用阳，若肝气旺盛、脾胃虚弱，或情志抑郁、气郁日久，则侮其所胜，犯上乘胃。赵老师临证辨治脾胃病，多注意对肝脏的调理，认为肝脾同治方可获得良效；用柴胡疏肝散疏肝解郁，化裁活血化瘀之品，自能取得良效。

李雁泽医案

（痰热中阻兼气滞，四逆陷胸泄郁热）

罗某，男，38 岁。2011 年 2 月 15 日初诊，诉胃脘及右胁下胀痛 1 月，泛恶，反酸，纳差，大便不成形。服用奥美拉唑至今无显效。既往多年嗜好烟酒。刻诊：脘痛拒按，舌质红，苔黄腻，脉滑稍数。电子胃镜检查示：糜烂性胃炎、十二指肠球部溃疡、反流性食管炎。脉症合参，证属肝郁气滞，痰热阻胃；拟疏肝理气，清热化痰治法；方用四逆散合小陷胸汤加味：柴胡 10g、白芍 10g、枳实 15g、甘草 6g、全瓜蒌 15g、法半夏 10g、黄连 6g、香附 15g、陈皮 10g、砂仁 6g、厚朴 15g、苍术 15g、炒麦芽 15g、延胡索 15g、川芎 15g、乌贼骨 10g。7 剂，水煎服。二诊：胃胀大减，仍有胃脘隐痛，大便略稀，苔白腻。上方改全瓜蒌为瓜蒌皮 10g，续服 7 剂。三诊：胃脘胀痛已不明显，以首方去厚朴，改延胡索 10g，15 剂。四诊：诸症悉除，复查电子胃镜示浅表性胃炎（轻度胆汁反流）、十二指肠球部溃疡愈合期。遂以香砂养胃丸善后，随访至今未复发。

[李雁泽．活用经方辨证论治消化性溃疡．亚太传统医药，2012，8（2）]

【诠解】患者素嗜烟酒，聚湿生痰，痰热中阻，气机阻滞，脾胃升降失常，故胃脘胀痛拒按、泛恶、反酸、大便不成形、舌红苔黄腻、脉滑数；痰热中阻，反侮肝木，肝气郁滞，故右胁下胀痛。其治当以疏肝理气，清热化痰为法，方用四逆散合小陷胸汤为主方加味。方中柴胡、枳实疏肝理气；芍药、甘草柔肝缓急止痛；黄连清泄郁热；半夏化痰散结，和胃降逆；瓜蒌清热化痰开结；陈皮、厚朴、苍术行气燥湿除满；气滞日久，易致血瘀，故以香附、延胡索、川芎行气活血止痛；佐乌贼骨制酸敛疮，炒麦芽、砂仁理气和胃。二诊胀痛俱减，便稀依然，虑全瓜蒌滑肠，故改为瓜蒌皮，唯取其清热化痰之功。三诊胀、痛渐除，故去厚朴，减延胡索用量。诸药合用，使肝气调，痰（湿）热去，则溃疡愈，诸症除。

余绍源医案

（肝胃不和肝阳亢，平肝益胃兼潜阳）

钟某，女，43岁。2007年1月9日初诊。患者12年前开始反复胃脘胀痛，嗳气吞酸，胃镜检查：慢性浅表性胃窦炎。一直中西药治疗，症状时轻时重。近2月来，胃脘痛虽缓解，但易饥，常腹中空空，若无一物，似饥非饥，似酸非酸，不可名状，进食可缓解，但半小时后症状又发，需不断进食以缓解症状，因恐进食过多，影响体型，极度忧虑不安。曾在中西医院多次治疗，服用埃索美拉唑20mg，每日2次及清热养阴，和胃制酸等中药治疗，效不佳。1月9日慕名求治，见患者焦虑紧张，面部轻度浮肿，食后脘腹胀满，嗳气频作，口干口苦，大便溏，舌淡苔白，脉细弦滑。诊断：慢性胃炎；中医：嘈杂、胃痞。辨证：脾虚肝郁，肝胃不和，肝阳上扰；治法：健脾益胃，平肝制酸；处方：丁香（后下）5g、党参15g、白术15g、干姜10g、海螵蛸15g、浙贝母10g、珍珠母（先煎）30g、白蔻仁（后下）5g、川连10g、吴茱萸1g、炙甘草10g。共7剂，每日1剂，水煎服。2007年1月16日二诊：症状改善不明显，反见大便烂，日解3次，胃镜示：慢性浅表性胃炎，Hp（−）。细察之，口干而不欲饮，虽口苦而时口淡，食后脘腹胀满，但喜按喜温，脉细弦而无力，此乃脾胃阳虚之证，应以温补脾胃为主。处方：丁香5g、党参15g、白术15g、干姜10g、熟附子10g、肉桂15g、海螵蛸15g、浙贝母10g、法半夏10g、炙甘草10g。共7剂，每日1剂，水煎服。2007年2月21日三诊：饥饿，嘈杂症状缓解，每日进食3~4餐即可，大便成形，日一行，但仍食后胃脘胀满、嗳气，舌淡黯苔白，脉细缓。效不更方，继服前方21剂后，诸证皆平，改以香砂六君汤加减调理。

（刘敏，余绍源教授临证治验举隅．辽宁中医药大学学报，2008，12.）

【诠解】患者以易饥嘈杂，食后胃脘胀、嗳气为主诉，属中医"胃痞、嘈杂"范畴，大凡见消谷善饥，多责为胃热而投寒凉清胃之药。而余教授认为"嘈杂"一症有实有虚，当细辨之，不可执一而论。本案慢性胃炎久治不愈，究其脉证，其标在胃，其本在脾，当属脾胃阳虚，脾阳不足，运化失司。治疗应温补脾胃阳气为主，予以丁蔻理中汤加减。方中党参、白术、炙甘草健脾益气；附子、肉桂、干姜辛热通阳；丁香、白蔻仁、法半夏温中降逆；海螵蛸、浙贝母制酸和胃。

白恒慧医案

（肝胆湿热胃气虚，清泄积热胃气调）

刘某某，男，48岁，因脘中饥嘈、胀满吐酸4年而就诊。现自述胃脘胀痛，食后吞酸，时作时止，尤吃面条后胃酸更甚。伴有口渴喜冷，咽干口苦，烦躁易怒，便干溲黄。查面颊及鼻部有红色丘疹，舌苔黄厚，脉弦数。曾服中西药物疗效不显。此属肝胆湿热，胃气不足之故，为西医学慢性浅表性胃炎之范畴。治宜疏肝泄热、和胃调中。以泻黄散合左金丸加减：甘草30g、石膏30g、栀子10g、藿香10g、黄连10g、吴茱萸15g、白芍10g、神曲20g、木香6g、柴胡10g。服药10剂，诸症减轻，口苦咽干已去，心情平稳。再服10剂，吞酸嘈杂之症皆除。上方去石膏、栀子，加当归10g、白术10g，续服15剂以巩固疗效。3年后偶遇患者，言再未发作。

（白恒慧．临床重用甘草治验举隅．内蒙古中医药，2012，21.）

【诠解】嘈杂是一种缠绵易复发的疾病，给患者带来难言之痛苦，正如《景岳全书·嘈杂》中所言："其为病也，则腹中空空，若无一物，似饥非饥，似辣非辣，似痛非痛，而胸膈懊恼，莫可名状，或得食而暂止，或食已而复嘈，或兼恶心，或渐见胃脘作痛。"本病案则属肝胆郁热之胃热型嘈杂。所以取左金丸以清肝泻火，降逆和中；取泻黄散以将泻脾胃伏火。原方中甘草用量9g，本例甘草用至30g，取其和中泻火，调和诸药之性，且使泻脾而无伤脾之虑。取石膏、栀子清泻脾胃之积热；黄连泻心火，即"实则泻其子"之意；佐热之吴茱萸既能疏肝解郁，又能降逆止呕，并制黄连、栀子之过于寒凉；藿香芳香悦脾，理气和中，振复脾胃之气机。再配合疏肝健脾、和胃理气之药，使嘈杂之疾得以降伏。

危北海医案

（肝郁脾虚胃气逆，疏肝健脾气机调）

张某，女，39岁。嗳气频作1年，自觉情绪波动后加重，伴食欲不振，偶有泛酸，进食后胸骨后有堵塞感，小腹胀满，大便溏。曾查胃镜：慢性胃炎，先后服用西药及中成药效果不佳。舌淡红，苔白厚，脉弦滑。西医诊断：慢性浅表性胃炎。辨证：肝郁脾虚，胃气上逆。治法：疏肝健脾，和胃降逆。方药：太子参18g、茯苓10g、白术10g、旋覆花20g、代赭石30g、吴茱萸5g、黄连15g、丁香6g、柿蒂6g、法半夏9g、干姜6g、黄芪24g、陈皮6g、鸡内金30g、山楂30g、枳实15g、大腹皮15g、甘草6g。上方服用15剂，诸症皆除，又述有恶心，舌黯红，苔白，脉弦，继以原方减黄芪、陈皮，加苏子15g、黄芩15g、全瓜蒌30g、焦槟榔15g以清热利膈下气消食。续服15剂诸症均除。

［危北海. 慢性胃炎的诊治经验. 中国临床医生，2012，40（1）］

【诠解】患者素体脾胃虚弱，复因情绪波动致肝气郁结，肝气横逆，而肝气乘脾之便溏食少症状，肝气犯胃，胃气上逆则嗳气、泛酸、进食后胸骨后痛等症。舌脉为肝郁脾虚之象。此为土虚木乘之病，故宜扶土抑木，方中：黄芪、太子参、茯苓、白术、甘草益气健脾，旋覆花、代赭石、丁香、柿蒂、黄连、吴茱萸平肝和胃降逆，枳实、陈皮、大腹皮行气消胀，鸡内金、山楂开胃消食。二诊病情明显好转，又出现恶心症状，故减少补益之品，加入利膈消食之品，本病例抓住土虚木乘为主要病机，故重用健脾益气之品，佐以舒肝之味而取效。本病例中医辨证为肝郁脾虚，胃气上逆，治法为疏肝健脾、和胃降逆，西医辨病为慢性胃炎，与其他病例的辨证和辨病可能类似，但本病例的主要临床表现为嗳气频作已1年有余，经多方治疗始终未愈，故来求诊。嗳气者，噫也，多在饱食之息发作，即嗳气，与呃逆之症同属一类病机，亦是胃气上逆所致，可能是其轻型而已，与脾胃肝胆疾病相关，有慢性胃炎，可表现以嗳气为主要症候的特点，有的可表现以呃逆为主要症候的特点，但其根本病机可能是同一证型。

张迪蛟医案

（土虚木旺中气痹阻，瓜蒌薤白通阳行痹）

患者，男，50岁，2003年7月26日初诊。患者反复胃脘痛3年余，夜间为甚，伴有嗳气、偶有嘈杂、音哑、喉部异物感、纳呆、寐差、便干。胃镜示：慢性浅表性胃炎伴胃窦糜烂，病理切片示：(胃窦)黏膜萎缩，中度肠化。Hp：阴性。曾服金奥康、泰胃美等药，停药后即复发。3 年前行胆囊切除术。查体：腹软，上腹部有压痛，无反跳痛，苔薄腻，脉细弦。诊断：胃脘痛(胃阴痹阻)，土虚木旺，治拟通阳行痹，扶土抑木。方用自拟加味瓜蒌薤白汤。处方：瓜蒌皮 10g、延胡索 12g、川楝子 12g、薤白 10g、香附 10g、天花粉 30g、炒枳壳 10g、徐长卿 12g、蒲公英 30g、白芍 30g、甘草 10g、佛手片 10g。7 剂，水煎服，日 1 剂。二诊：药后，仍感胃脘部感隐痛，嗳气，无恶心，大便通，苔薄白，脉细弦。治拟前法：瓜蒌皮 10g、薤白(酒炒)10g、甘松 6g、佛手片 10g、蒲公英 30g、延胡索 12g、川楝子 10g、白芍 12g、甘草 6g、刀豆壳 10g、炒枳壳 10g、徐长卿 12g。7 剂，水煎服，日 1 剂。三诊：胃脘部时有隐痛，有时呃逆，纳可，苔薄腻，脉细弦。处方：孩儿参 15g、刀豆壳 10g、紫丁香 6g、柿蒂 6 枚、延胡索 12g、川楝子 12g、白芍 30g、甘草 10g、当归 12g、丹参 30g、瓜蒌皮 10g、薤白(酒炒)10g、炒枳壳 10g。服 7 剂善后。

[张谈．张迪蛟治疗脾胃病经验．山东中医药大学学报，2010, 34(4)]

【诠解】胃脘痛病证，病变各异，证候复杂，主要病机多为中气痹阻。痹者，闭也，脾气当升不升，胃气当降不降，中焦健运失司，诸病由生。仲景《金匮要略·胸痹心痛短气病脉证治第九》中胸痹心痛主要指胃脘痛及其放射部位，短气则是胸痹心痛之见证。膈上为胸，胸为阳位，膈下为脘，乃胃阳所居之处，由于胸阳或胃阳不振，阴乘阳位，阴邪搏结，不通则痛，临床多表现胃脘部疼痛。瓜蒌薤白汤出自《金匮要略》，方中瓜蒌祛痰散结开胸，薤白辛温通阳散结，行气止痛。张老师在此基础上自拟加味瓜蒌薤白汤。本案患者肝气不舒，症见嗳气、嘈杂、便干、苔薄腻、脉细弦，病属肝气犯胃，肝胃不和，胃阳郁遏。治拟疏肝和胃，方予加味瓜蒌薤白汤，瓜蒌、薤白温通阳气散结、行气止痛，配以佛手、白芍疏肝解郁，配延胡索止痛，佐天花粉、香附诸药取疏肝和胃止痛之功。

王安康医案

(脾虚胆郁痰热盛，温胆和胃化痰瘀)

患者，女，40 岁。食后欲呕，纳差，胃脘胀满隐痛 5 年余，近 3 月来加重。胃镜检查提示为充血性胃炎。舌暗红、苔厚，脉滑。治以温胆和胃，佐以清利湿热，活血化瘀。方以温胆汤加味，陈皮、枳实、竹茹、浙贝、郁金、鸡内金、玫瑰花各 10g。姜半夏、黄连、山楂各 6g，丹参、沙参、茯苓、蒲公英各 15g，炒二芽各 30g。服上方 3 剂后，食后欲呕症状减轻，但胃脘部仍感作胀，上方去茯苓、二芽，加厚朴 10g。续服 5 剂后，主要症状得以控制，嘱其以三九胃泰善后。

（杨康. 王安康活用温胆汤治疗脾胃病. 中国中西医结合脾胃杂志，1998，4.）

【诠解】 临床常根据该病表现辨证常分为气滞型、阴虚型和脾虚型。王老临证将辨证与辨病有机结合，灵活地应用温胆汤加减治疗各种慢性胃炎。浅表性胃炎以嗳气干呕表现突出者，以温胆汤与旋覆代赭汤化裁，温胆和胃，降逆止呕；糜烂性胃炎以胃脘嘈杂为主症者，以温胆汤合葛根黄连汤化裁，既温胆和胃，又清利滞留于胃肠的湿热余邪；充血性胃炎以食后欲吐为主症者，多因胃有热邪、瘀血所致，在温胆汤温胆和胃的同时，酌加清热解毒，活血化瘀之品。故而效果卓著。

董德懋医案

（木旺克土气阴伤，疏肝调脾平衡畅）

华某，男，29 岁，工人，1991 年 4 月 5 日诊。平素性格暴躁，2 天前因生气恼怒，继而胸胁胀痛，眩晕脑胀，急躁烦怒，阵阵耳鸣，呃逆频作，呃声有力，恶心呕吐，不思饮食。望其形体正常，神情紧张，舌红、苔薄黄，脉弦而有力。治应平肝和胃降逆。处方：防风、白芍、白蒺藜、厚朴花各 10g，川楝子 6g，苏梗、藿香梗、枇杷叶、佛手花、旋覆花各 9g。煎服 7 剂而愈。董老认为患者平日肝气偏旺，又遇烦恼气怒，使肝失调达，肝气上冲，故见眩晕脑胀，胸胁胀痛，急躁烦怒，阵阵耳鸣；肝气横逆，犯于胃腑，胃气不降，逆之于上则出现呃逆频作，恶心呕吐；舌红、苔薄黄，脉弦而有力均为肝胃气逆之象。治疗如用行气散结之药，因多辛散升发，不仅逆气不降，还会伤阴损气，诸症难平。而详辨气滞、气逆之不同，掌握平肝和胃降逆之法度，才能药专证明，取得疗效。该方以防风、白芍、白蒺藜、川楝子平肝不伐肝，顺气不伤正；取苏梗、藿香梗、厚朴花、枇杷叶、佛手花、旋覆花和胃不伤中，降逆不破气。从而达逆气降，屏胃和之效果。

（黄朝富. 董德懋老中医治脾胃病经验简介. 新中医，1993，2.）

【诠解】 "脾之用主于动，是木气也"。脾主运化，肝主疏泄，脾胃疾病多由情志不遂，肝气郁结，克犯脾胃所致，故疏肝调脾为治疗脾胃病常用法则。董老异众之处，唯分滞、逆法度。董老认为七情失调，肝郁不达，必克犯中焦，在辨治时要详分气滞、气逆之不同，并掌握一定法度。肝胃气滞者，症见胁脘疼痛，痞塞不畅，食纳减少等症，多取柴胡、郁金、枳壳、香附之类以疏理肝胃之气；肝胃气逆者，症见眩晕脑胀，呃逆频作或恶心呕吐等，则用厚朴花、苏梗、藿香梗、枇杷叶、佛手花、桑叶、旋覆花等质轻气薄，降不伤中之属。而不用枳实、厚朴、槟榔、代赭石等沉重破降之品，如影响于肺，肺气失宣而有胸闷气短，咳而不畅时，则用桔梗、杏仁等以开宣肺气，调其治节。董老认为，治气之法，唯在适中。气积于中，固宜疏顺，但质重沉降之品必损伤胃气，使逆气降而功能懈，脾胃功能短时难以恢复。尤其对气阴不足者，应用花、梗、叶类药物，质轻气薄，可求降逆不伤中，理气不破气之妙。达到降胃之浊气，升脾之清气，从而恢复脾胃升降功能平衡的作用。此外行气药大都辛香温燥，每易伤阴耗气，故用量不可过大，每多用6~10g为宜，小量方有悦脾化湿，开胃理气之效，量大则燥胃伤津，顾此失彼。理气疏导之剂，应中病即止，不可过用、久用。董老经验体现了脾胃以平为贵的特点，治多调理为宜，用药精当，轻平适中，权衡升降、润燥利弊，使之达健通和畅。正可谓"脏腑阴阳，贵乎平衡，要开痞散结，当先疏启其中"。

刘甘露医案

（肝郁痰阻痞满痛，疏肝理脾诸症除）

薛某，男，52岁，1985年4月10日诊。经常呃逆已数年，每逢情志不遂，或阴雨天，或饮食不慎，即呃逆加重，而且胃脘胀满隐痛、经多方医治罔效，曾在某驻军医院胃镜检查，诊断为肥厚性胃炎。就诊时呃逆连连，其声响亮，伴胸闷胁胀，脘痞腹满，时泛清水或呕吐痰涎，头沉身重，纳呆食少，体丰形盛，舌淡，苔白厚腻，脉沉滑。综其脉症，示病肝郁痰阻。法宜疏肝化痰，健运脾胃治之。处方：柴胡6g、桂枝10g、苍术10g、法半夏15g、吴茱萸15g、茯苓30g、香附10g、旋覆花15g、甘草10g、干姜10g、川朴6g、白术10g、党参10g、焦山楂30g，水煎服。服上药10剂后，呃逆明显减少，余症亦见好转，饮食增加。药既对症，应予守方，嘱其再服药10剂。三诊时呃逆、痞满、呕吐痰涎诸症已基本消失，由于临床疗效好，患者心情舒畅，坚持服药之信心很足，又守原方稍事损益其剂，继续服药20剂，2个月后，患者来信告之，病已痊愈，随访2年，病情未复发。

（刘甘露. 慢性胃炎从肝论治举隅. 中国中西医结合脾胃杂志，1994，3.）

【诠解】慢性肥厚性胃炎常由肝之疏泄失职，木不疏土，复加肝气横逆，运化不及，水谷难化，精微水湿不能正常代谢，遂积聚成饮成痰所致。症见脘痞腹满，脘中隐痛，时泛清水或呕吐痰涎，头沉身困，纳食不香，体形丰盛，舌淡，苔白厚，脉沉滑，法当疏肝化痰健胃治之，俾肝之疏泄功能正常，脾胃复健运之权，何患其病之不愈哉。

五、脾胃气虚证

裘季堂医案

医案1（脾胃气虚兼瘀滞，健脾和胃化痰瘀）

丁某，女，52岁。于2008年11月24日就诊。患者以脘痞、隐痛、泛酸2个月就诊。平时纳少，大便2天1次，舌暗红，苔薄白，脉沉细。胃镜检查：萎缩性胃炎、糜烂伴轻度肠化，Hp阴性。中医诊断：胃脘痛，辨证属脾胃气虚，气滞血瘀。治拟健脾和胃、理气化瘀，以基本方去焦山楂，加煅瓦楞、厚朴花、失笑散。服药半个月后已无明显不适，大便1天1次。续方3个月，胃镜复查，病理检查为浅表性胃炎。

医案2（脾虚肝郁胃脘痛，抑肝扶脾脉络通）

钱某，女，60岁。于2004年胃镜检查诊断为萎缩性胃炎，当时未经治疗。于2005年来本科就诊，当时患者自觉胃脘部不适，隐痛及胁，泛酸、嗳气，偶有恶心，纳可，二便正常，面色萎黄，舌淡红，苔薄白，脉细。中医诊断：胃脘痛，辨证属脾胃气虚，肝气犯胃。治拟健脾和胃，疏肝理气。以胃病基础方加柴胡、香附、柿蒂、煅瓦楞。10天后复诊，嗳气好转，恶心、隐痛、泛酸消失。以原方去煅瓦楞续服3个月后停药。于2009年2月9日来院复查胃镜，病理检查为浅表性胃炎。病情好转。

[许慧明. 裘季堂治疗萎缩性胃炎经验. 浙江中西医结合杂志，2009，19（12）]

【诠解】裘老认为，萎缩性胃炎本质系脾胃虚弱，治疗时扶正是根本。脾胃本虚，运化失健，久之则气血生化不足，胃络失养。是以裘老主张以益气健脾消食和胃，提高脾胃的免疫、抗病及自身的修复能力为治疗本病的根本。临床观察萎缩性胃炎患者多可见舌质偏暗或伴紫斑、紫气。裘老认为，慢性萎缩性胃炎常伴有气血运行不畅，正所谓"久病入络""久病必瘀"。是以无论舌质是否瘀紫都应配以适当活血补血通络之品，改善胃体的血供、增加胃黏膜的血液循环，对胃的自身修复非常有利。基本方：黄芪20g，党参、白术、茯苓各12g，白芍10g，甘草5g，象贝、苏梗、枳壳、延胡、当归、鸡内金、焦山楂各12g，蒲公英30g，佛手片12g。其中黄芪、党参、白术、茯苓、甘草益气健中，助脾升清；鸡内金、山楂、沉香等消食以健胃；白芍入肝、脾两经，有养血敛阴、柔肝止痛、平抑肝阳的作用，与当归合用有养血柔肝、缓急止痛功能；与甘草同用缓肝理脾，可治肝脾失和，脘腹挛痛；甘草、象贝有保护胃黏膜作用；苏梗、枳壳、佛手片宽中行气辅助胃之通降；延胡、当归有活血补血通络止痛功效；临证加减：伴阴虚加石斛、天花粉、麦冬；伴气滞明显加木香、陈皮、香附；伴气逆加柿蒂、旋覆花；腑气不通加枳实、厚朴花；泛酸明显加煅瓦楞；舌质瘀紫加失笑散等，效果卓著。

杜顺福医案

医案1（气虚气滞兼气逆，益气理脾与和中）

王某，男，53岁。素有胃病十余年。症见：胃脘隐痛，纳食减少，食后饱胀，嗳气频频，形瘦乏力，二便正常。苔黄，舌质暗，脉小弦。1年前曾作胃镜检查提示为慢性萎缩性胃炎，伴胃窦部黏膜中度异型增生，Hp阳性。曾用胃复春片及洛赛克三联抗菌治疗，症状改善不明显，来求中医诊治。辨证：脾胃虚弱，气滞不畅，虚中夹实。治法：健脾扶正，疏肝理气，清胃和中。处方：炒党参12g、焦白术12g、茯苓12g、半夏12g、黄连3g、莪术10g、柴胡10g、枳实12g、白芍12g、陈皮6g、炒谷芽15g、炙甘草6g。方中党参、白术、茯苓、甘草健脾益气，柴胡、枳实相配以促胃肠蠕动，合陈皮、白芍、莪术、甘草以疏肝柔肝，理气止痛，黄连、半夏、谷芽以清胃化瘀消食。服用1月，患者胃脘胀痛消失，嗳气减少，纳食稍增，舌苔渐转薄白，予原方去莪术、枳实、柴胡，加黄芪10g，丹参12g。缓缓调治半年，方以扶正补脾为主，补中有消，补而不滞。半年后随访胃镜提示为慢性萎缩性胃炎，胃窦部黏膜异型增生消失，Hp阴性。

（林茵绿．杜顺福辨治胃炎经验．中医文献杂志，2001，3．）

【诠解】杜老治疗慢性萎缩性胃炎不仅使病人的临床症状得以改善，而且其疗效得到胃镜和病理活检的证实。胃主受纳和运化水谷，饮食劳倦或外邪直干，均易导致脾胃功能受损，而使正气虚弱，中气不足，表现出面色无华，食欲不振，神疲乏力等脾胃气虚之象，而脾胃虚弱本身又易导致病邪再次入侵，使病体不易恢复，所以脾胃弱是导致慢性胃炎缠绵不愈而发展成慢性萎缩性胃炎的重要内环境。杜老认为脾旺不受邪，治疗慢性萎缩性胃炎的关键是健脾扶正，加强胃黏膜屏障的保护作用，修复胃黏膜的损伤，改善胃黏膜的血流，以提高整体的免疫力，而并不是针对某个致病因子。每用党参、黄芪、白术、淮山药、茯苓、甘草等甘缓平和之品，并贯穿于治疗的全过程。对舌质暗者，适当加用活血化瘀之品，如丹参、当归、莪术等，以改善胃黏膜的供血情况，尤其善用莪术，认为莪术虽为破血药，但药性平和，含芳香挥发油，能直接兴奋胃肠道，有很好的健脾作用，化瘀消痞止痛作用颇佳，对于胃脘胀痛明显的病人，常用莪术配伍理气药一起使用，能受到很好的疗效。

医案2（出血证属脾不统血，愈血散独见奇功）

姚某，男，62岁。因2天内黑便4次而入住中医病房。症见：有胃病史10多年，以饥饿痛为主，伴嗳气、泛酸。本次因饮白酒而诱发胃脘疼痛，继而出现柏油样便，大便潜血试验（++++），伴头晕，乏力，出冷汗。苔白腻，脉细。胃镜检查为慢性浅表性胃炎，十二指肠，球部溃疡，活动期。入院后在给病人补血的同时，用愈血散2g，每日服用3次，冷开水调服。3天后病人大便转黄，大便隐血试验转阴，再用归脾丸调治，2周出院。

[林茵绿．杜顺福辨治胃炎经验．中医文献杂志，2001，(3)：35-36.]

【诠解】急性胃和十二指肠病常易并发出血，杜老创愈血散治疗。用中药土大黄、炒地榆二味等量碾细末，每日服用3次，每次2~3g，冷开水调服，治疗胃出血有良好效果。愈血散服用方便，无不良反应，口味也比大黄粉易为病人接受。愈血散中的土大黄，民间又叫吐血草、救命王、止血草，能清热解毒，凉血止血，通便杀虫。土大黄与大黄一样含有蒽醌类物质，能保护胃黏膜组织，但蒽醌类物质含量较少，所以服用后无腹泻，避免了低腹压、低血容量性休克等意外情况。地榆又名山枣参、血箭草，能凉血止血，泻火敛疮，有抗菌和止吐作用。动物口服地榆煎剂可使凝血时间和出血时间缩短。民间常用地榆治疗胃痛和胃肠道出血（《昆明民间常用草药》）。所以用土大黄和地榆相配伍的愈血散具有止血止痛，抗菌消炎，保护胃黏膜的作用，对治疗胃、十二指肠急性上消化道出血有很好疗效。愈血散已收录于《共和国名医专家大典》专著中，被认为具有较高的临床价值和推广意义。

汤宗明医案

医案 1（中虚脏寒胃痞满，理中加味温中寒）

严某，女，60 岁。2011 年 6 月 5 日初诊。患者因饮食不节，致胃脘痞满、疼痛又作，复查胃镜示胃窦糜烂、水肿，Hp（++），舌质淡红、苔薄微黄，脉细。拟半夏泻心汤化裁，自配阿莫西林口服。6 剂后，出现时时泛酸，喜唾涎沫，时已入夏，却四末不温之症彰显。舌质淡、苔薄白，脉沉细。证属中焦虚寒，阴凝气滞。治拟温中散寒、补益脾胃，理中汤加味：红参、干姜、陈皮各10g，白术、茯苓各 12g，炙甘草、佛手各 6g，山药 20g，白芍 15g，白豆蔻 4g。10 剂。6 月 15 日二诊：胃脘痞满、疼痛大减，泛恶、喜唾涎沫十去有七，但仍四末不温。舌质淡、苔薄白，脉沉细。上方加附片 12g，又进 10 剂。上方加减治疗月余，诸症全消。复查胃镜示轻度浅表性胃炎，Hp（-）。

［王孝东 . 汤宗明巧用经方治疗胃脘痛验案举隅 . 浙江中医杂志，2012，47（7）］

【诠解】 本例患者系中焦虚寒、阴凝气滞所致。故治以"寒者温之"。理中汤方中干姜大辛大热，守而不走，与附子为伍，温阳祛寒以消阴翳；红参、白术、山药益气健脾；白芍敛阴和阳以缓姜附之辛热；炙甘草缓急止痛；茯苓、陈皮、佛手、白豆蔻祛湿醒脾以消涎沫。诸药同用，而建奇功。

医案 2（脾胃阴虚诸症见，甘寒养阴兼温阳）

严某，女，60 岁。2011 年 10 月 27 日初诊。患者胃脘痞满而痛，游走不定，喜温喜按，口干咽燥，手足烦热，面色不华，纳食不振，形体消瘦，或时有心中悸烦已半月。舌质淡红、舌中部少苔、两侧薄黄，脉沉细弱。胃镜示：慢性浅表性胃炎伴胃窦隆起糜烂（轻中度），Hp（+）。证属脾胃阴虚。治拟养阴生津、健脾和胃，一贯煎合芍药甘草汤、四君子汤化裁：生地、沙参、党参、白芍各 15g，麦冬 9g，石斛 18g，白术、茯苓、丹皮各 10g，柴胡 12g，黄连 5g，甘草 4g。4 剂。11 月 4 日二诊：胃脘灼痛稍减，余症依然，再守方 6 剂。11 月 12 日三诊：症状不瘥，又增神疲乏力，大便溏薄，日行数次。舌中部苔红、两侧边薄黄，脉沉细小数。旋即改弦更张，投小建中汤加味：白芍 18g，党参、山药、炙甘草各 10g，饴糖 25g，白术、桂枝、茯苓、佛手各 9g，黄连 4g，大枣 6粒。4 剂。11 月 19 日四诊：药后诸症大减，但仍精神不振，少气懒言。舌质淡红、舌中部现少许薄白苔、两侧薄黄苔渐消，脉沉细弱。上方加黄芪 20g。6 剂。

11月26日五诊：诸症十去八九，复查胃镜示胃窦隆起糜烂明显减轻，Hp（-），效不更方，再进10剂而瘥。

［王孝东．汤宗明巧用经方治疗胃脘痛验案举隅．浙江中医杂志，2012，47（7）］

【诠解】本例患者发作之初，颇似脾胃阴虚之候，用甘寒养阴之剂治疗旬日，致中焦脾胃易寒，气虚更甚。遂改弦更张，以"劳者温之"和"脾欲缓，急食甘以缓之"为法，投小建中汤加味，方中重用甘温质润的饴糖以温中补虚、和里缓急；桂枝辛甘化阳；倍芍药、甘草缓急止痛；白术、茯苓、党参、山药、大枣健脾和胃；佛手疏肝理气；黄连反佐以达燮理阴阳。诸药同用，使中焦温煦，中气充沛，纳运乃复常，故收良效。

袁红霞医案

（脾胃虚弱气机失调，补中升清柴胡降浊）

王某，女，32岁，主诉：胃脘不适、嗳气频繁1年。患者自诉胃脘不适牵及右胁，嗳气后舒，喜揉按，与情绪有关，口干口苦明显，头晕乏力，纳少寐差。舌暗红，苔薄黄，脉弦。2009年6月8日胃镜示：慢性胃炎，Hp阳性。处方：柴胡10g、黄芩10g、半夏10g、党参15g、升麻6g、陈皮6g、当归20g、炙草10g、生芪30g、白术10g、枳壳20g、莪术15g、益母草30g、仙鹤草30g、生姜3片，大枣5枚（小柴胡汤合补中益气汤）。二诊：胃中不适好转，嗳气口干口苦皆缓。守方随症加减月余，诸症渐消而愈。

（田晶晶．袁红霞教授谈小柴胡汤之妙用．四川中医，2012，11.）

【诠解】脾胃为营卫气血生化之源，脾胃气虚，纳运乏力，故纳少体乏，肌肤消瘦。补中益气汤以甘温之味补其中，升其阳。患者平素情绪易急，久则肝郁，疏泄失常故右胁不适；郁而化火，胆火上炎，故口干口苦，舌苔薄黄，故治以小柴胡汤和解少阳，疏肝泄热。补中益气汤补气升阳，诸药合用，中气得健，少阳得和，肝气得疏，治之得法，果获奇效。

徐景藩医案

（脾虚气滞又挟瘀，黄芪建中奏奇功）

杨某，男，39岁。胃窦炎，十二指肠球炎，轻度胃下垂。曾住外院治疗收效甚微。现症：脘腹痞胀不适，隐隐作痛，时有嗳气，食后腹胀，神疲乏力，舌苔薄白质淡泛紫气，脉沉弦。徐老认为中虚气滞，久病挟瘀。治拟补脾健胃，行气化瘀。方取黄芪建中之意。党参、炒白芍各10g、淮山药、丹参各15g，广木香、桂枝各6g，甘草5g，红枣5枚。5剂后患者精神大振，知饥欲食，食量不多，药肯中的，继拟建中取效。1个月后患者自述胃痛未再发作，徐老嘱其拟原方出入以善其后。半年后胃镜复查，未发现明显异常。

（胡彩霞．徐景藩治疗胃痛的经验．四川中医．1991，1.）

【诠解】中脘痞胀隐痛，喜温喜按，神衰纳减，舌苔薄白质淡，脉沉细弦，本证多见于痛程较长，缠绵难愈，正气较虚，邪气不实，久病忧思气结，导致木郁土虚的患者。徐老习用扶脾健胃，佐以理气法。方取：党参、炒白术、炙黄芪、淮山药、广木香、甘草、红枣。前四味补中益气，鼓舞脾胃，木香理肠胃之气逆，使补而不滞，甘草、红枣加强补脾益气作用。有内寒之象者加桂枝、良姜等温中散寒。有瘀血之象者加延胡索、郁金、丹参行气活血化瘀之品。

沈舒文医案

（脾虚湿阻气滞证，半夏泻心虚实调）

丁某，男，65岁，农民，2010年9月20日初诊。自诉胃脘痞满反复出现6年余，近2个月痞满疼痛加重，食后饱胀，偶尔嘈杂泛酸，嗳气频作，纳呆食少，神疲乏力，口干苦，排便不畅，舌质淡红，苔黄腻，脉弦缓。胃镜报告：慢性萎缩性胃炎伴黏膜糜烂。证属脾气虚弱，湿热内蕴，胃气失降。治以健脾益气，清化湿热，和胃降逆。用半夏泻心汤方加减：党参15g、白术15g、麦冬10g、半夏10g、黄连6g、黄芩10g、吴茱萸4g、刺猬皮15g、佛手10g、砂仁5g、川楝子10g、竹茹10g、枳实20g、槟榔12g、焦三仙各12g、炙甘草3g。连服7剂后，胃脘胀满明显减轻，偶有隐痛，口干消失，食欲增强，精神好转，原方减枳实、槟榔继服14剂后，诸症消失。再服1周巩固疗效，11月2日复查胃镜示：浅表性胃炎，随访3个月未复发。

（方春芝．沈舒文教授运用半夏泻心汤治胃肠病经验．四川中医，2011，7.）

【诠解】慢性胃炎是胃黏膜上皮遭受各种致病因子的经常反复侵袭，发生持续性炎症性病变，病程长易反复。沈老师认为本病是在脾胃虚弱的基础上多兼食湿中阻、胃失和降，具有滞损交加的病机特点，不少慢性浅表性胃炎或慢性萎缩性胃炎活动期表现以胃脘痞满不适为主症，具有寒热互结或湿热蕴郁、升降失常的病机特征，此时，当不失时机地用半夏泻心汤辛开苦降、寒热并用、开结除痞或开化湿热，可取得很好疗效。

刘小北医案

（脾胃虚寒夹湿滞，温中桂枝兼化湿）

李某，女，46岁，2007年12月19日初诊。胃脘部隐痛反复发作40余年。偶有胀痛，性情急躁，2007年9月胃镜示"浅表性胃炎"，反复经中西医治疗无明显缓解。诊见：面色萎黄，形体偏瘦，胃脘时隐痛，纳差，食则胃脘胀、倒饱，胃怕凉，饮冷痛甚，无反酸烧心，二便调，舌质淡苔白略腻，脉弦细。辨证为脾胃虚寒、气滞湿阻；治宜温中行气、健脾化湿以止痛，方用桂枝汤加减：桂枝6g，炒白芍12g，炙甘草6g，干姜3g，砂仁6g，木香10g，炙鸡内金10g，泽泻15g，生薏苡仁30g，炒山药15g，茯苓10g。服14剂后怕凉、食后胃脘胀减轻，效不更方，再服14剂，胃痛、食后饱胀感等症状消失，食量增加，气色明显改善。改用温胃健脾中成药调服，嘱饮食以谷类为主，饮食规律，保持心情舒畅。

［王婧，刘小北教授治疗脾胃病4则．北京中医药大学学报（中医临床版），2009，6．］

【诠解】浅表性胃炎为消化科最常见疾病，常与饮食、起居、情志相因为病，反复迁延难愈。中医综合调理治疗本病。本例患者脾胃功能失调日久，气血生化乏源，复以寒凉伤脾，故以寒凝脾虚而致气滞湿阻为病机关键。《医宗金鉴》言："若知桂枝汤治虚劳之义，则得仲景心法矣。"刘老用辛甘温之桂枝汤化裁治疗久病胃痛，正遵此意。加用干姜以助桂枝温中散寒，炒山药、茯苓益气健脾。寒散脾运，则气滞湿阻自除，故为治本之法。又以砂仁、木香、炙鸡内金、苏梗以醒脾行气助消化；泽泻、生薏苡仁利水化湿；延胡索温通止痛；郁金疏肝清心以除烦。全方温中散寒，行气健脾，标本兼顾，通补兼施，身心同治，故能效如桴鼓。另外，脾胃病重在调养，故嘱其食饮有节，起居有常，尤须注意畅情志，忌吃饭时生气。

张羹梅医案

医案1（脾虚失运损中阳，益气养胃助中阳）

陈某，男，42岁。1993年2月16日初诊。患慢性萎缩性胃炎5年，近3

月来加重，在某医院化验提示胃酸偏低。刻诊：胃脘胀闷，食后更甚，消瘦乏力，肢冷，大便时溏。舌质淡红，苔薄白，脉沉细。证属脾虚失运，中阳不振。拟益气健脾，温中助运。处方：太子参30g、白术10g、炙黄芪15g、谷麦芽（各）30g、桂枝6g、瓦楞子15g、吴茱萸3g、川连1g、木香10g。服完7剂症减，又服7剂后去瓦楞子，其后以上方加减共服药3个月余，症状全部消失，随访半年未发。

（袁叶. 张羹梅治疗萎缩性胃炎经验撷萃. 江苏中医，1996，9.）

【诠解】其慢性萎缩性胃炎因黏膜与腺体萎缩，临床观察有不少病人胃酸分泌减少。张老认为其根本原因是脾胃失调。对低酸萎缩性胃炎的治疗，中西医一般均不用制酸剂，而张老在辨证用药的基础上，常酌加制酸剂，往往起到出奇不意的效果。用制酸剂后胃酸减少，可反馈胃腺分泌更多的酸，加上用益气清肝养胃中药，促进萎缩细胞恢复，有利胃酸分泌，故用制酸剂后胃中并不一定缺酸，相反可促其恢复，这是治本之法。具体方法为选1味制酸中药服用半月左右，然后停用。此法机制类似西医撤用激素，促其自身恢复正常水平，临床运用确有其效。

医案2（脾虚气滞夹胃热，清热理气兼行瘀）

葛某，男，56岁。1993年6月20日初诊。经某医院胃镜检查，诊为慢性萎缩性胃炎，胃窦交界处为萎缩性胃炎伴肠上皮化生，胃窦黏膜为萎缩性胃炎。曾连服中药百余剂，效果不理想。近月来胃脘隐痛，食入不舒，纳谷不馨，嗳气，口干不欲饮，便干。舌质红，苔薄，脉小弦。证属脾虚气滞胃热。拟健脾清胃理气。处方：太子参15g、石斛15g、川连5g、佛手10g、枳壳10g、白术10g、赤白芍（各）10g、木香10g。服药2周，效果不甚明显，原方加桃仁10g，继服1周后症减。其后病情又有反复，仍从前药出入治疗近半年，复查胃镜为慢性浅表性胃炎，病理报告示胃窦后壁、前壁中度慢性浅表性胃炎，萎缩性胃炎已获愈。

（袁叶. 张羹梅治疗萎缩性胃炎经验撷萃. 江苏中医，1996，9.）

【诠解】张老在对慢性萎缩性胃炎的治疗中一般常加1~2味活血行气药，如桃仁、莪术、丹参等。认为萎缩性胃炎其病理多为久病入络，病久必瘀，用一般行气药往往效果不显，酌情加入活血通络之品能提高疗效。其中尤善用桃仁，此药祛瘀润肠，无辛通过度之虑。并注意在药物的配伍上宜以补为主，兼以辛通，散中有收，忌过用开破、辛通，以防耗伤正气。

医案 3（木旺克土湿热蕴，柔肝化湿气机通）

钱某，女，62 岁。1994 年 4 月 20 日初诊。患慢性萎缩性胃炎 12 年。近来常胃部隐痛，有灼热感，纳呆，胀满，神疲乏力，消瘦，烦躁易怒，便溏，有恐癌情绪。舌红、苔薄腻，脉濡细。证属脾胃阴虚，湿热蕴结，肝用有余。治宜清化湿热为先，柔肝养阴辅之。药用：川连 9g、藿根 10g、佛手 10g、太子参 10g、麦谷芽（各）15g、绿萼梅 10g、白芍 10g、甘草 6g、怀山药 15g。服药同时嘱其调养情志。14 剂后胃痛已大减，精神见振，舌质红，苔薄白，脉濡。原方去藿根，川连减为 3g，继续调治。经治 2 个月有余，诸证告失，形体渐丰。随访半年未发。

（袁叶．张羹梅治疗萎缩性胃炎经验撷萃．江苏中医，1996，9.）

【诠解】肝胃同病在慢性萎缩性胃炎中常见，患胃病日久，反复而作，情志或郁或躁，必致肝失疏泄，治疗时除进行必要的情志疏导外，尚可选用佛手、绿萼梅、生麦芽等疏肝理气之品，久服也不伤肝阴。

周世印医案

医案 1（气虚胃滞升降失和，和中除满气机调畅）

孟某某，女，70 岁。以间断脘闷不适 4 年、加重 1 个月为主诉于 2002 年 12 月 21 日就诊。本次症状加重后曾就诊西医，诊断为萎缩性胃炎，给予多酶片、吗丁啉片等药物，初服症状减轻，继服则不效。现症见：胃脘胀满，食后加重，口淡无味，不思饮食，纳呆食少，舌质淡，苔白腻，脉细滑。辨证：老年气虚，胃滞失降。治法：健胃消食，降气除满。方用自拟消食和降散：茯苓、神曲、香附、半夏各 12g，炒苡仁、连翘各 15g，内金、炒麦芽各 10g，砂仁 6g，木香、枳壳、川朴各 9g。加减服用 2 个半月，胃脘胀满消失，食欲明显改善，饮食增加，舌质淡，苔薄白，脉细。继续保和丸调治。

（何国强．周世印治疗老年病胃腹胀满证的经验．四川中医，2004，12.）

【诠解】本病案主证以胃脘胀满，食后加重，口淡无味，不思饮食，纳呆食少，舌质淡，苔白腻，脉细滑为主，辨证为气虚胃滞。药用香附、广木香、佛手、茯苓、苡仁、连翘、枳壳、鸡内金、神曲、麦芽、半夏、杏仁等。用香附、佛手、木香条达生发之性以疏肝理气；茯苓、苡仁渗湿健脾，以助其运；连翘、枳实，清胆热以泄浊；鸡内金、神曲、麦芽消食导滞以行传化之职；半夏、杏仁宣肺降气通肠，以使胃气下降。因此只有肝之疏、脾之运、胆之清利、肺之肃降诸脏腑功能协调，胃之降才能达到通畅、和顺、协调之目的，传化、通降之职才能得以恢复。

医案 2（痰饮内停滞脾胃，温中行水气机调）

赵某某，女，66岁，2002年12月20日初诊。胃脘痞满2年。症见脘腹胀满，痞闷不适，喜温喜按，不思饮水，头昏沉，身体困重，大便稀溏，一日2~3次，舌体胖大，边有齿印，苔白厚腻，脉沉细滑。辨证：脾胃虚弱，水湿内停。治法：温中健脾，化湿利水。方用五苓散合参苓白术散加减：茯苓20g，猪苓、炒白术、大腹皮、白扁豆各15g，泽泻12g，桂枝、枳壳、木香各9g，陈皮10g，砂仁6g。服药10剂，脘腹痞闷，头身困重减轻。上方去桂枝加党参15g，肉桂6g，川朴9g，加减治疗一个半月，诸症悉除。随访3月余未见复发。

（何国强. 周世印治疗老年病胃腹胀满证的经验. 四川中医，2004，12.）

【诠解】胃为水谷之海，无物不受，满而为患，当降不能，壅滞气机，水湿内停，困耗脾阳。症见：胃腹胀满，痞闷不适，食后加重，不思饮水，头昏，身体沉重，大便稀溏，舌体胖大，苔滑腻，脉沉滑或细缓。治宜温阳健脾，理气行水。方选五苓散加味，药用：茯苓、猪苓、泽泻、白术、桂枝、广木香、大腹皮、陈皮、砂仁等。若水注大肠，泄泻不止，桂枝改肉桂，加木瓜、故纸、防风温阳醒脾，固肾止泻；周老强调治水湿之邪，应首重温阳调气，只有气机畅通，脾胃升降才能有序，药加降香、白蔻仁、陈皮、白芷气味微香，宣散行气。此即唐容川《血证论》"气与水本属一家"，"气行水亦行"，"治气即治水"之意。方用五苓散合参苓白术散加减以温阳健脾，理气行水，益气化湿。效果卓著。

刘渡舟医案

（升降失司水气痞，生姜泻心散水痞）

刘某某，女，58岁，患有慢性胃炎20余年，病情时好时坏，经常不能离开治胃药物，饮食稍有不慎，病情就要发作，始终无法根治。近来病情又加重，心下痞满，嗳气频作，呕吐酸苦，小便少而大便稀溏，日行3~4次，肠鸣辘辘，饮食少思，左胁下空痛不舒。望其人体质肥胖，面部虚浮，色青黄不泽。胃脘处按之柔软不痛，胃中有振水声。舌苔水滑，脉滑无力。辨为脾胃之气不和，以致升降失序，中挟水饮，而成水气之痞。尊仲景之法以生姜泻心汤散水消痞，加茯苓健脾利水。生姜 20g、干姜 4g、黄连 6g、黄芩 6g、党参 10g、半夏 15g、炙甘草 10g、大枣 12 枚、茯苓 30g。此方连服 7 剂，痞消胃开大便成形，胁痛肠鸣均轻。后依法调理 3 个月有余，饮食二便均至正常体力如常，复查胃镜，病灶基本消失，病获痊愈。

［张保伟. 刘渡舟教授治疗慢性胃炎的经验. 中医教育，2000，(6)：51-53.］

【诠解】刘老认为药用生姜健胃以散水饮，佐以半夏涤痰以消痞气；干姜温中以祛寒气；人参、甘草、大枣甘温扶虚，补中益气；黄芩、黄连苦寒而降，以治胃气上逆。本方的辨证要点为胁下有水气，临床表现当为胁下疼痛及腹中肠鸣。在使用本方时通常加茯苓以健脾利水。

单兆伟医案

（脾胃气虚胃满撑，益气和胃显奇功）

金某，男，62 岁，2011 年 11 月 15 日初诊。患者诉近 1 个月来胃脘部胀满不适，食后明显，偶有嗳气，无泛酸，大便尚调，夜寐欠安，于 2011 年 11 月 1 日查胃镜示：浅表性胃炎。病理:（胃角）中－重度慢性萎缩性胃炎并部分腺体轻度非典型性增生。刻下：胃脘胀满，食后尤甚，嗳气，无泛酸，大便日行 1 次，苔薄黄，脉细。证属脾胃气虚，治当益气和胃。处方：太子参 10g、黄芪 10g、炒白术 10g、炒薏苡仁 15g、仙鹤草 15g、白花蛇舌草 15g、紫丹参 15g、炙甘草 5g。14 剂，水煎服，每日 1 剂，每剂 2 服。二诊：药后脘胀稍减，嗳气、无泛酸，口干，大便日行 1 次，舌红，苔薄黄，脉细。证属脾胃气虚，前方治疗有效，守方并进，治再益气和胃。前方加麦冬 15g 养阴和胃。14 剂，水煎服，每日 1 剂，每剂 2 服。三诊：药后脘胀如前，食后尤甚，嗳气，无泛酸，口干，大便日行 1 次，夜寐欠佳，舌红，苔薄黄，脉细。证仍属脾胃气虚，治再益气和胃。前方加佛手 5g 理气消胀，百合 15g 养阴和胃。14 剂，水煎服，每日 1 剂，每剂 2 服。四诊：药后脘胀减轻，伴嗳气，无泛酸，口干苦，大便日行 1 次，夜寐欠佳，舌红，苔薄黄，脉细。治以前方出入。前方减黄芪，加炒白芍 15g 缓急止痛。14 剂，水煎服，日 1 剂。五诊：药后脘胀不显，胃痛不著，伴嗳气，无泛酸，口干苦，大便日行 1 次，夜寐欠佳，舌红，苔薄黄，脉细。前方减白芍，加玉竹 15g 养阴和胃。六诊：2012 年 2 月 7 日复查胃镜示：慢性胃炎伴糜烂，十二指肠炎，食管中段隆起。病理:(胃角)中度慢性浅表性胃炎，间质水肿，局部淋巴组织增生。(窦小)中度慢性浅表性胃炎，灶性肠化。Hp(-)。脘胀好转，夜寐转安，目赤，舌红，苔薄黄，大便调，仍属脾胃气虚，萎缩性胃炎已愈，治宜益气和胃巩固疗效。处方:太子参10g、炒白术10g、炒薏苡仁15g、仙鹤草15g、白花蛇舌草15g、紫丹参15g、炙甘草5g、麦冬15g、佛手5g、百合15g、黄芩10g、乌贼骨15g、贝母6g、急性子10g。14剂，水煎服，每日1剂，每剂2服。

（顾诚. 单兆伟运用自拟二参三草汤治疗慢性萎缩性胃炎验案. 长春中医药大学学报，2013，2.）

【诠解】萎缩性胃炎伴腺体非典型性增生是典型的内科疑难病证，二参三草汤是单兆伟教授根据慢性萎缩性胃炎，久病脾胃气虚夹有血瘀的病机特点所拟，治疗慢性萎缩性胃炎的常用方之一。该方中太子参甘、平，清补脾胃之气；白术苦、甘、温，健脾益气，能助脾胃之健运以促生化之源，二药同用，善补中焦脾胃之气，使脾健而阳升，补而不峻，温而不燥；又以黄芪、太子参二药，益气健脾，补气为主，扶正固本。白花蛇舌草味苦而甘，性寒，有清热散瘀，消痈解毒之功，现代药理表明有很好的抗癌之效，可逆转胃黏膜上皮的肠化生，薏苡仁甘淡而凉，具有健脾益胃，补肺清热，祛风胜湿，利水消肿等效。仙鹤草苦、涩、平，除能清热和血外，还能健胃补虚。丹参既可活血通络，又可养血生血；丹参与黄芪、太子参相配，意在气为血之帅，使气充则血行，血行则瘀祛；血为气之母，使"阳得阴助而生化无穷"，甘草缓中，兼以调和诸药。临证看似平淡之剂，出奇治愈疑难重病，要抓住主要矛盾，辨证要准，方不要大，用药要精，量不要重，方证相合即可产生四两拨千斤之效。

孟静岩医案

（脾胃虚弱气机乱，半夏厚朴调清浊）

王某某，男，63岁。2010年10月11日初诊。主诉胃脘胀满3个月余。现病史:近3个月出现胃脘部堵闷胀满，饭后尤甚，乏力，食少纳呆，口干，嗳气频，矢气少，大便日1~2次，质黏稠，舌暗淡，苔白微腻，脉弦细。西医诊断:慢性浅表性胃炎。中医诊断:痞满。证属脾胃虚弱，升降失司；治宜理气健脾，升清降浊。方选半夏厚朴汤加减，处方:半夏10g、厚朴15g、茯苓15g、苏梗10g、百合20g、乌药10g、佛手10g、郁金10g、刺蒺藜15g、天花粉15g、炒谷芽 15g、炒麦芽 15g、桔梗 12g、生甘草 10g。4 剂，日 1 剂，水煎分 2 次口服。2010 年 10 月 14 日二诊：胃脘胀满稍缓，纳食稍增，嗳气减少，仍感四肢倦怠乏力，口中黏腻，大便日 1 次，质稍黏。舌暗淡，苔薄白，脉弦细，此脾胃气机调畅，但中气不足，上方加黄芪 15g，莪术 6g，佩兰 10g，7 剂，日 1 剂。常法煎服。嘱调畅情志，生活饮食，忌食油腻辛辣，勿劳。10 月 21 日三诊：胃脘诸症皆消，偶有倦怠乏力，纳食可，口中稍有黏腻，大便调，舌暗淡，苔薄白。脾气得升，胃气得降，则痞满自除，脾气仍虚，故加白术 15g，黄芪增至 20g，7 剂后，诸症皆除。

（多玥荷．孟静岩教授运用调畅气机法治疗脾胃病经验．四川中医，2011，10.）

【诠解】孟师认为此患者乃中焦气机不利，脾胃升降失司，故以行气除痞，升清降浊，补气健脾为法，则脾气得升、胃气得降，气机调畅，痞满自消。以半夏厚朴汤为主方，调气和中，配百合乌药散理气宁神，黄芪、白术补气健脾，再配郁金、佛手、刺蒺藜、炒谷麦芽等理气和中，"升中寓降，降中求升"，气机得畅，标本兼顾，疗效昭彰。

谢建群医案

（脾虚湿毒胃脘痛，益气解毒护正气）

王某，男，56 岁。初诊日期：2009 年 3 月 29 日。患者中上腹胀满不适 3 个月；胃镜检查：胃窦炎（充血渗出型）；胃镜病理：胃体炎症（++），胃窦炎症（+）。刻下：反复中上腹胀满不适，有牵拉感，平卧后胀气尤甚；口干，胃纳欠佳，尿频，大便尚调；舌淡红、苔白腻，脉濡。治以健脾化湿、清热和中。处方：车前子（包煎）15g，茯苓皮 15g，炒薏苡仁 15g，八月札 15g，半枝莲 15g，石见穿 15g，白蔻仁（后下）6g，夏枯草 30g，海金沙 15g，怀山药 15g，炒扁豆 15g，鸡内金 12g，焦神曲 15g，炒谷芽、炒麦芽各 15g。上方随证加减治疗 6 月余，患者中上腹胀满不适感明显好转，唯食入过饱及情绪不佳时偶发。嘱其节饮食、畅情志以善其后。

（蔡之幸．谢建群辨治脾胃病经验．上海中医药杂志，2010，8.）

【诠解】慢性胃炎属于中医学"胃脘痛""痞证"范畴。谢老师认为本病多属本虚标实之证，脾胃虚弱为其发病之根本，湿热毒邪相兼为患；病位在胃，与肝、脾密切相关；治疗时以疏肝健脾益气为基础，注重清热解毒化湿、活血化瘀，所谓"邪去则正安"，同时还要兼顾胃气。方中车前子、茯苓皮、炒薏苡仁、夏枯草、海金沙清热利湿；怀山药、炒扁豆健脾化湿；八月札疏肝理气；半枝莲、石见穿活血化瘀、抗癌，以防微杜渐；炒谷芽、炒麦芽、焦神曲消食健胃。

李乾构医案

（脾胃虚寒中焦失养，温中健脾理气化瘀）

患者，男，67岁，2010年11月27日初诊。主诉：胃脘胀痛2年加重1个月。患者近2年来胃部饱胀、疼痛反复发作，一直在服西药治疗症状时轻时重。患者1个月前因饮食不慎，胃部饱胀疼痛加重，服西药效果不明显故来院求诊。刻下：胃脘胀痛，餐后加重，时有嗳气无恶心呕吐无反酸烧心，时有口干，伴乏力，纳可，眠差，入睡困难，易醒，大便每日一行，成形。舌质略红苔薄白脉细弦。无其他系统慢性病史，无肝炎、结核等传染病史。2010年6月1日行胃镜检查，诊断为CAG。病理活检提示：胃窦部黏膜腺体萎缩，轻度肠上皮化生。中医诊断：胃痞。辨证：脾胃虚弱，气血郁阻兼夹血瘀证。治法：健脾益胃理气活血。处方：党参10g，丹参10g，莪术15g，白术15g，茯苓10g，炙甘草3g，柴胡10g，郁金10g，酒白芍20，延胡索15g，鸡内金10g，陈皮10g，半夏曲10g，枳壳10g，炒枣仁20，夜交藤30g。7剂水煎服，每日1剂，分2次温服。患者服前方7剂，胃脘胀痛明显减轻，入睡顺利，但夜半仍易醒，纳食渐好，怕食冷物，舌质暗红，苔薄白，脉细滑，前方去柴胡、郁金，加桂枝10g，生黄芪20g，7剂，服法同前。三诊：胃脘胀痛基本消失，多食时仍觉胃部不适，精神体力好转，睡眠较前安稳，不易惊醒，舌脉同前。效不更方，前方加减治疗半年，胃镜提示：CAG；病理活检提示中度炎症。后改服胃复春片和人参健脾丸巩固疗效。

[汪红兵. 李乾构治疗慢性萎缩性胃炎经验. 北京中医药，2013，32（12）]

【诠解】慢性萎缩性胃炎属于中医的"胃脘痛""嘈杂""痞满"等范畴；李老认为胃为多气多血之腑，病则气血必受其阻，胃痛的基本病机为脾胃虚弱，但此类病人往往"虚不受补"，纯补、大补运化不及，反易导致中满，更增其病。故采取补中健运之法，使补而不滞。故治以补气健脾，和胃降逆。病初起病位在气，久病则由气及血，渐则气虚血瘀，胃络痹阻，故脾胃气虚血瘀是其基本的病机，而气虚与血瘀互为因果，最终形成脾虚为主，虚实夹杂的病理状态，李老非常重视正气的养护，尤其是脾胃之气的顾护，才能使其恢复纳运，升降得以恢复，气血得以调和，临床采用四君子汤为主益气健脾，扶正固本，脾胃运化功能才能得以恢复，气血才能生化无穷，同时加用莪术等活血化瘀，现代研究提示莪术既有行气健胃之功，还具有活血化瘀之效，对肠腺化生，异型增生有逆转作用。综上所说，李老临证以顾护脾胃正气为主，祛邪不伤正，行气兼化瘀，故而功效显著。

余加桂医案

（脾胃虚弱兼外感，调和营卫诸症痊）

朱某，女，40岁，近2年来经常感冒，缠绵难愈，动辄汗出，微恶风寒，低烧。神疲乏力，纳差便溏，舌淡体胖少苔，脉浮而缓弱。常服病毒灵、复方新诺明、安乃近等药片。效果不显。邀余治之，症如上述。余认为乃胃气素虚，营卫不充，故外邪留恋不解，当予扶胃固表，安内攘外，仿建中法加味。处方：桂枝10g、炒白芍15g、炙甘草8g、黄芪20g、党参20g、白术10g、生姜3片、大枣3枚、饴糖30g（烊冲）。服药5剂，病愈。

[余加桂. 脾胃病临证举隅. 南京中医学院学报，1993，9（4）]

【诠解】辨别外感表证的虚实，实质上就是辨别患者胃气的强弱。胃为卫气之本，若胃气虚弱，卫外失调，则人体抗病力低下，罹感风邪则易形成表虚证。仲景设桂枝汤，调和营卫，解肌发汗，其中奥妙，乃在姜枣、炙甘草调和胃气，吸以热粥，使谷气内充，方汗出有源，营卫得和，若里虚较甚，宜变桂枝法为建中法，以调营卫。

董德懋医案

（脾胃虚弱化源乏力，中土以治五脏兼调）

李某，女，40岁，干部，1991年4月1日初诊。有冠心病病史3年，近日因劳累后则觉心悸怔忡，胸闷气短，心前区隐隐疼痛，失眠多梦，食纳减少，倦怠乏力，大便溏软。望其面色少华，舌淡嫩、苔白，脉细弱稍涩。治宜健脾益气，佐以养血安神。处方：党参、白术、茯苓、淮山药、黄芪、当归、白芍、川芎、远志、炙甘草各10g，丹参、炒枣仁各12g。7剂，水煎服，每日1剂。4月9日复诊：药后诸症大减，又以原方加佩兰、陈皮各6g，取10剂，水煎服，日1剂。4月20日三诊：症状均消失，为巩固疗效又予归脾丸每日2次，每次

1 丸，调理 20 日痊愈。董老认为脾为后天之本，气血生化之源。此证乃脾气不健，运化失职，气血化源不足，导致心血不足、心脉不畅，心肌失养所致。病虽在心，治宜健脾，脾气健运，气血充旺，心肌得养，病必得愈。正可谓"调脾胃以治五脏也"。

（黄朝富．董德懋老中医治脾胃病经验简介．新中医，1993，2.）

【诠解】东垣有"调脾胃以治五脏"之说。已故张泽生教授亦谓："中土为四运之轴，上输心肺，下益肝肾，外灌四旁，充养营血，脾胃一健，则谷气充旺，可令五脏皆安。"脾胃为后天之本，气血生化之源，灌溉五脏六腑，所以五脏六腑之中皆有脾胃之气。因此，五脏六腑疾病，皆可从脾调治。董老卓见之处唯辨痰水血气。他认为从脾胃调五脏多用于五脏之虚证或本虚标实之证，应根据五脏与脾胃的生理病理联系不同，分别论治。调中治肺，多从痰上着眼，"脾为生痰之源，肺为贮痰之器"。凡见咳喘痰盛，肺失宣降之证，多用二陈汤化裁，以健脾祛痰，应手得效。调中治肾，多注重水湿方面，因脾肾两脏对水液代谢有重要作用，凡肾虚水泛之浮肿、小便不利诸证，多用实脾饮之属培土制水取得疗效。调中养心，多从血分入手，心主血、脾统血，故凡见心血不足之健忘失眠，心悸多梦之证，多用归脾汤与四物汤化裁以健脾养心获得疗效。调中治肝，多从调理气机为导，因肝之疏泄有利于脾之运化，脾之运化更利于肝气调达，故凡见因土壅木郁等引起的慢性肝脏疾病，多从健脾和胃，调理中州治疗，取得很好疗效。可见董老辨证精细，用药考究，对脾胃疾病从理论到临证皆有深高功底。

陈华医案

（脾胃虚弱失运化，半夏泻心调中焦）

程某，女，46岁，胃脘胀痛反复发作6年，加重2周，常因饮食不慎或情绪不畅而诱发。曾间断服用达喜、耐信等西药，停药后症状易复发，为寻中医治疗至陈教授处就诊。患者胃脘胀满疼痛，嗳气返酸，晨起恶心，腹胀纳呆，口苦而干，大便不畅，神疲消瘦，舌暗红，苔黄腻，脉细弱。查胃镜示：慢性浅表性胃炎伴黏膜糜烂。处方：半夏10g、黄芩10g、黄连10g、党参15g、干姜10g、厚朴15g、苏梗15g、茯苓30g、白术10g、乌贼骨10g、瓦楞子10g、三七粉10g、蒲公英20g、炙甘草6g。水煎服，每日1剂，3日后患者胃脘胀痛、恶心反酸减轻，仍嗳气，神疲纳呆，大便不畅，舌暗红，苔腻微黄，脉沉细。上方去蒲公英加砂仁 10g，炒二芽各 15g，调理 2 周后，诸症减轻，继以上方加减治疗 3 个月获愈。随访半年，未再复发。

（谢苗苗. 陈华教授治疗脾胃病经验总结. 实用中西医结合临床，2013，1.）

【诠解】患者病程日久，反复发作，迁延难愈。其病机为脾胃虚弱，运化失常，以至湿浊内生，郁而化热，湿热交阻，气机痞结；久病入络，气滞血瘀。该方以半夏泻心汤为基础方，方中加厚朴、苏梗理气和胃，蒲公英清热化湿，白术、茯苓健脾渗湿，乌贼骨、瓦楞子制酸止痛，三七粉化瘀通络。全方辛开苦降，清热利湿通肠，疏理中焦气机，开达升降枢纽而获效。后期予益气健脾和胃为法调理以巩固后天之本。

朱世楷医案

医案 1（中虚失运清阳不升，补中益气调补中阳）

张某，男，50 岁，胃中有不适感十余年，屡经治疗，但疗效甚微，近嗳气、反酸较多，胃纳可，大便不成形，时有稀便，小便清，夜寐梦多。常感目涩、视物模糊。舌苔薄腻，质淡红。脉细弦，右关部稍弱。胃镜、肠镜示：慢性浅表性胃炎伴胃下垂、十二指肠球炎、慢性结肠炎。证属中虚失运，清阳不升。治以补中益气，健脾益肠。处方：炙升麻 10g、炒党参 10g、炒白术 10g、枳壳 10g、茯苓 10g、陈皮 6g、干姜 5g、黄连 3g、煅乌贼骨 30g、白及 10g、黄柏 10g、辣蓼草 15g、煨石榴皮 30g、煨诃子 10g、枸杞子 10g、木贼 15g、夜交藤 30g、合欢皮 10g、炙甘草 5g。水煎服，7 剂。服后胃中嗳气、反酸等不适感明显减轻，继服 14 剂，复诊述胃中症状进一步减轻，夜寐好转，目涩、视物模糊亦减轻。后以本方为主稍作加减，前后共服药 3 月余。随访 1 年患者饮食、二便均正常。

（袁益民. 朱世楷教授辨治脾胃病经验. 吉林中医药，2012，8.）

【诠解】该病辨证为中气虚弱，清阳不升之象，故以补中益气汤补其中气，配以白及、乌贼骨制酸护膜，佐以黄连、干姜苦辛通降，黄柏、辣蓼草调其寒热，煨石榴皮、煨诃子温肠涩肠。枸杞子、木贼治目涩，夜交藤、合欢皮调睡眠。本例辨证准确，用药精准，药简效宏。

医案 2（中焦虚弱气机滞，六君升降疗虚痞）

薛某，女，45 岁，因胃痛反复发作 6 年余，就诊。胃镜示慢性浅表性胃炎，Hp（+）。4年前行胆囊切除术。刻诊：胃脘隐痛，时有饥饿感，得食稍缓，多食脘胀，伴嘈杂泛酸，胃纳一般，神疲乏力，大便不爽，日1行，舌苔黄腻，质淡红，脉象细弦。证属中虚气滞，拟方建中和胃理气止痛，处方：炒党参10g、炒白术10g、茯苓15g、陈皮5g、法半夏10g、淡干姜5g、黄连3g、海螵蛸30g、白及10g、枳实5g、瓜蒌皮15g、瓜蒌仁15g、夜交藤30g、合欢皮10g、炙甘草5g，7剂，水煎服。二诊时见诸症有所减轻，大便已畅，胃纳可，舌苔黄腻，质淡红。原方去全瓜蒌，加百合10g，7剂。三诊时自述晚餐后腹胀，余无异常。舌苔白腻，质淡红。前方加柏子仁、酸枣仁各10g，焦山楂、焦六神曲各15g，香橼10g，7剂。四诊时临床诸症全部消失，自觉饮食规律，体力精神明显好转。

（袁益民. 朱世楷教授辨治脾胃病经验. 吉林中医药，2012，8.）

【诠解】 该患者久病中虚，胃痛绵绵，得食则缓，显属虚证，中虚气滞则脘痛脘胀，中虚失运则神疲乏力。治当以补虚为本，理气和胃。方用六君子汤加减，配以白及、乌贼骨制酸护膜，佐以黄连、干姜苦辛通降。其中百合一味，医者多谓其入肺经，其实亦可"疗虚痞"。本例治疗补中有通，胃痛乃除。

黄文东医案
（脾胃虚弱痰阻络脉，健脾和胃气机调畅）

孙某某，男，34岁，工人。1975年3月4日初诊。病史：胃痛反复发作已4年余。2年前曾有上消化道出血史。平时饥则胃脘隐痛，得食则减，近来痛无定时，食后觉胀，有灼热感，但又喜温恶寒。舌质胖，舌苔腻，脉弦细。长期服解痉止痛剂，效果不显。辨证：久病多虚，久痛入络。治法：治拟健脾和胃，理气化瘀。处方：党参15g，白术15g，白芍15g，炙甘草7.5g，制香附15g，木香10g，青陈皮各15g，红花7.5g，煅瓦楞50g，6剂。

二诊：3月11日。服药后胃痛及灼热感均减轻，素患头痛，近来头痛隐隐。舌苔腻微黄，脉细弦。仍守原法。原方6剂。

三诊：3月18日。胃痛已瘥，唯口苦，头项隐隐牵痛。苔薄黄腻，脉弦细。胃气渐和则痛减，内热未清故口苦苔黄。再从原方加入清热之品。原方加黄芩15g。7剂。

四诊：3月27日。胃痛未发，胃纳尚好，口苦而黏，颈部牵痛。舌苔黄腻。原方加减。原方去瓦楞，加葛根20g。7剂。

五诊：4月3日。胃痛消失，纳谷甚香，口干黏。苔黄腻，脉弦。再予前方加减。制香附15g，黄芩15g，陈皮15g，川连2.3g，白芍15g，苍术15g，川朴7.5g，藿香15g，佩兰15g，6剂。

六诊：4月10日。最近胃痛又发，有灼热感，痛势较轻，得食则安。舌质红，苔厚腻微黄，脉细弦。气滞作痛，湿热停留胃中。再予理气化湿畅中。制香附15g，木香10g，金铃子15g，延胡索10g，藿香15g，佩兰15g，川朴5g，半制苍术15g，白芍15g，青陈皮各10g，7剂。

七诊：4月19日。胃痛已减，尚有灼热感，口苦。脉弦细，苔黄腻，舌质胖。与胃中湿浊蕴蒸有关，再予前法出入。制香附15g，木香10g，金铃子15g，黄芩15g，延胡索15g，煅瓦楞25g，川朴7.5g，制苍术15g，7剂。

八诊：4月26日。胃痛已止，灼热亦减，胃纳尚好，右侧头痛时作，口苦。胃中湿热未清，肝阳易升。今拟平肝和胃。白蒺藜15g，黑穞豆20g，杭菊花15g，钩藤20g，白芷5g，川芎5g，半金铃子15g，延胡索15g，黄芩15g，6剂。

九诊：5月3日。胃脘疼痛灼热等症，均已消失，胃纳甚香，头痛时作，脉小滑，苔黄腻。再予平肝潜阳，清热化湿。珍珠母50g，白蒺藜15g，黑穞豆20g，杭菊花15g，钩藤20g，白芷5g，川芎5g，半金铃子15g，延胡索15g，黄芩15g，6剂。

十诊：5月10日。胃痛未发，头痛明显改善，已停服西药，咽干。苔黄腻，舌红，脉弦。再予平肝潜阳为主。珍珠母50g，白蒺藜15g，黑穞豆20g，杭菊花15g，北沙参15g，白芷10g，川芎10g，黄芩15g，6剂。

（《黄文东医案》）

【诠解】 本例胃痛已久，痛无定时，有灼热感。由于久病正虚，故用党参、白术以益气；久痛夹瘀，不仅用香附、瓦楞等以理气，并加红花以化瘀；甘草、芍药之甘酸以缓中止痛。服药后胃痛渐减，后因出现口苦、苔黄腻等症，故用黄芩、黄连、苍术、川朴以苦化湿热。患者初诊时即有头痛，由于胃痛甚剧，急于解除胃痛，故将头痛一症隐而未述。俟胃痛渐瘥，矛盾转化，遂将治疗重点，逐步转入平肝潜阳为主。调治2月余，胃痛、头痛等症基本痊愈。1月后随访，停药以来，旧恙未发，饮食睡眠均佳，精神亦振，已能胜任比较紧张的工作。

六、中焦热结

杜顺福医案

（中焦热积腑实证，清热通腑气机通）

吴某，女，28岁。有中上腹胀痛史2年余。症见：胃脘嘈杂伴嗳气，口苦，口臭，恶心，大便干结，3~4天1次，形体消瘦。苔黄腻，舌质红，脉小弦。曾作胃镜检查为慢性浅表性胃炎，胃窦部黏膜有轻度糜烂，Hp阳性。辨证：中焦热积，气滞腑实。治法：清热通腑，疏肝理气。处方：黄连3g、蒲公英30g、连翘10g、制大黄10g、吴茱萸1g、姜半夏10g、木香10g、佛手10g、陈皮6g、炙甘草6g。方中黄连、蒲公英、连翘、大黄清热解毒杀菌，配合半夏、吴茱萸辛开苦降，木香、佛手、陈皮、甘草疏肝理气，健脾和中。服用2周，胃脘胀痛、嘈杂消失，大便通畅，舌苔渐化，偶有嗳气、口苦。守原方去大黄、连翘，加无花果15g、郁金10g，随证调治3个月，复查胃镜，提示慢性浅表性胃炎，黏膜糜烂消失，Hp阴性。苦寒灭菌，清热解毒有良效。

[林茵绿. 杜顺福辨治胃炎经验. 中医文献杂志，2001，（3）：35-36.]

【诠解】幽门螺旋杆菌（Hp）是慢性胃炎的重要病因。从胃炎的临床表现来看，幽门螺旋杆菌感染较重者常有口臭、痞满、便秘、舌苔黄腻等湿热表现，所以杜老临证常用清热解毒，苦降缓泻的中药如蒲公英、无花果、黄连、大黄等治疗有其中医辨证依据。蒲公英治疗慢性胃炎有"补脾和胃"之功；"既有泻火，又不损土"（《本草新编》）。蒲公英还具有较强的杀菌作用，目前已经成为杀灭幽门螺旋杆菌公认的中药，而且无不良反应及耐药性。黄连是苦降的代表药，含小檗碱、黄连碱，对革兰阴性杆菌有抑制作用，能"调胃厚脏"（《别录》）。仲景用以治疗"白下痞""胃中有邪"。大黄对多数革兰阳性菌及某些革兰阴性菌均有抑菌作用，而且不产生耐药性。清热解毒有良好的抑菌作用，但因其有损伤脾胃之弊，杜老非常讲究药物的用量。用蒲公英等甘味之品的量较大，一般在15~30g左右。用黄连的量则较小视湿热轻重，用量一般在3~5g之间，遵"苦味少量健胃，多量伤胃"之古训。

沈凤阁医案

（胃热亢盛腑气不通，清泻胃热腑气自通）

何某某，男，68 岁。1991 年 6 月 12 日初诊：主诉：胃病将近 10 年，时发时止，发作无规律，医院多次检查，均诊为慢性胃炎。2 天前因脘痛、腹胀较剧，赴某某医院急诊，服药片（药名不详）疼痛缓解，约半小时左右又痛剧。诊查：脘部疼痛胀满，按之益甚，发病前数日未暴饮暴食，大便 3 天未行，腹胀，小便黄赤短少，口渴欲凉饮，舌苔黄厚干燥，舌质红，脉数有力。辨证：胃热亢盛，腑气不通。治法：清泄胃热，通降腑气。处方：生石膏 30g（先煎），知母 12g，生甘草 5g，生大黄 8g（后下），川厚朴 4g，炒枳壳 6g，白芍 12g，玄参 15g，2 剂。二诊：1991 年 6 月 14 日。药后大便 5 次，有时解而不畅，腹胀消失，脘部痛胀明显减轻，仍拒按，口干渴，仍喜凉饮；苔薄黄而干，脉数有力。胃热未清，腑气失调。仍宗前法：处方：生石膏 15g（先煎），知母 12g，生甘草 5g，制大黄 8g，炒枳壳 6g，全瓜蒌 12g，淡黄芩 10g，白芍 12g，玄参 12g，3 剂。三诊：1991 年 6 月 17 日。大便通调，每日一行；脘部偶有隐痛，未感胀满，食稀粥胃中仍有不适感，口干，苔薄黄根部略腻，脉数。胃热渐清，胃气失和，胃阴未复。再拟和胃泄热，生津养液。处方：法半夏 10g，川黄连 3g，全瓜蒌 12g，白芍 10g，生甘草 4g，南北沙参各 12g，川石斛 12g，玉竹 12g，炒竹茹 12g，7 剂。循此调理 2 周，恢复如常人。

（《中国现代名中医医案精华》）

【诠解】本例患者脘部胀痛且大便不通，有似食积内停或胰腺炎，而病史和血、尿检查，则予以否定。病人虽无高热，但从见症分析，证属阳明实热且腑气壅滞较甚，故予白虎汤合小承气汤，一以清胃热，一以通腑实，并伍用芍药甘草汤，以缓急止痛，且以制枳、朴之燥。本例脘痛、胃热是其因，腑实乃其兼证，故腑气通降以后而胃热未清，胃阴未复者，用苦泄合甘寒、酸甘之剂，以泄热和胃养阴为治，用小陷汤合益胃汤、芍药甘草汤加减，即为此而设。

七、寒热错杂

汤宗明医案

（寒热错杂成痞证，半夏泻心汤显奇功）

严某，女，59岁。2010年10月8日初诊。患者胃脘疼痛月余，胃镜检查示胃窦糜烂、充血水肿，Hp（+++），曾经克拉霉素、奥美拉唑等治疗3周，症状未减。刻诊：胃脘痞满，隐隐作痛，时有干呕，口苦纳呆，胃脘压痛。舌质淡红、苔薄微黄，脉弦细。证属脾胃失运，寒热夹杂。治拟健脾和胃、消痞除满，半夏泻心汤化裁：半夏、黄连、干姜各9g，甘草、佛手各6g，白芍、白术各12g，鸡内金、党参各15g，炒谷麦芽各20g，大枣5粒。10剂。10月18日二诊：药后胃脘痞满、隐隐作痛明显好转，纳食增加，口苦减，干呕除，干姜易为6g，再进10剂。10月26日三诊：药后诸症均消，复查胃镜正常，遂以六君子汤善其后。

［王孝东．汤宗明巧用经方治疗胃脘痛验案举隅．浙江中医杂志，2012，47（7）：532.］

【诠解】无形的寒热痞证常与有形之痰积、湿浊、食积相结，使痞证更为错综复杂，故以半夏泻心汤为基础方斟酌加减化裁。本案以黄连燥湿清热；半夏、干姜辛散中焦寒湿，三药为伍，辛开苦降、开结散痞；党参、白术、甘草、大枣温补中焦，白芍、佛手调和脾胃，鸡内金、炒谷麦芽消食积，诸药同用而诸恙得解。

庄灿新医案

（寒热错杂虚实齐，半夏泻心两相宜）

林某，男，36岁。因胃脘疼痛3个月，前来就诊，主诉胃脘疼痛，以进食后为甚，伴嗳气，腹胀，胃纳差，口渴不喜饮水，大便硬结，小便黄，舌淡红苔腻微黄脉浮滑。予胃镜检示：慢性浅表性糜烂性胃炎，予法夏泻心汤加减治疗。药用半夏10g、黄连6g、黄芩10g、党参10g、干姜6g、代赭石30g、海螵蛸15g、玄参15g、白及10g、柴胡10g、虎杖30g、厚朴10g、木香10g、生姜6g、大枣8g、甘草6g。3剂疼痛明显缓解，效不更方，后又经药物加起居将息调适近1月症状基本消失，随诊半年未复发。

（黄少妮．庄灿新老中医治疗脾胃病经验浅识．实用中医内科杂志，2007，10.）

【诠解】脾胃病多有虚实夹杂、寒热错杂等相兼之证，故用药配伍中常于寒剂中加一两味热药，热剂中加一两味寒药以固护脾胃，认为半夏泻心汤中半夏、干姜之辛温与黄连、黄芩之苦寒配伍最为精当，寒热并用使寒热平调，故喜用此方于脾胃病日久脾胃虚弱由热邪诱发的病症，疗效颇佳。亦常予吞酸腹痛者戊己丸，也每收良效。临证应用选择临床试验证实有效的药物，如海螵蛸、瓦楞子有制酸止痛的作用；白及有抗溃疡、生新的作用；代赭石能保护胃黏膜等，酌选加入处方之中，每获良效。

马骏医案
（寒热互结胃痞证，半夏泻心合平胃）

杨某，男，61岁，2010年3月5日初诊。胃脘胀痛反复发作10余年。刻下胃脘胀闷痛，饭后2小时明显，灼心，嗳气，口干苦，大便溏，服西药症减，停药再发作，纳眠可，小便调。舌淡暗、苔白，脉沉细，右关弦。胃镜：慢性浅表性胃炎（活动期）；腹部B超未见异常。马老师认为，此患为寒热互结、肝胃不和之"胃痞""胃脘痛"，应用和法，治宜和中醒胃、寒热平调。予半夏泻心汤合平胃散加减治之。处方：（姜）半夏10g、干姜3g、（炒）黄芩10g、（炒）黄连7g、太子参15g、青皮、陈皮各9g、茯苓20g、砂仁、豆蔻各6g、厚朴10g、苍术10g、香附10g、紫苏梗9g、川楝子9g、赤芍、白芍各20g、木香9g、甘草6g。每日1剂，水煎服，服7剂症状明显减轻，再服14剂诸症消失。

（李学军．马骏治疗脾胃病经验．中医杂志，2011，11.）

【诠解】马老临证善用和法，"脾宜升则健，胃宜降则和"，"苦寒降泄除其热，辛温开结散其寒"。此患者属寒热互结、肝胃不和之"胃痞""胃脘痛"。患者心下痞满胀痛反复发作年余，中气必虚，虚实夹杂。口干苦，灼心，大便溏，属寒热错杂，气虚湿留，虚实互见。嗳气，胃脘胀闷，乃肝气犯胃，脾胃不和之象。故予半夏泻心汤合平胃散加味调和脾胃，寒热平调，疏肝和胃，理气祛湿。

邵金阶医案
（脾气虚衰寒热错杂，半夏泻心开痞散结）

王某，女，39岁，2004年11月19日初诊。近2月来，胃脘部窒塞不适，食后尤甚，按之有微痛感。平素食欲不振，无饥饿感。白带多兼黄，舌红苔白厚，脉弦。B超探查：胆囊炎；胃肠钡剂透视提示：胃窦炎。证属脾虚湿困，气机阻滞，寒热夹杂之脘痞证。方拟用半夏泻心汤加味。药用：黄连、黄芩、党参、苍术、枳实、砂仁、神曲、甘草各10g，蒲公英、谷芽、麦芽各20g，干姜5g。药服5剂后，症状明显改善，续服6剂，告愈。后追访，未再复作。

（江潮. 邵金阶治疗胃病的经验. 湖北中医杂志，2011，12.）

【诠解】脘痞是指胃脘部饱胀不舒的症状。可因肝胃气机阻滞，或脾胃气虚而运化失健所致，常见肝、胆、胰、脾的慢性病变中。胃脘痞塞多由寒、热、湿、食、郁怒等因素或脾胃素虚致运化失常，升降失司，气机不利，滞阻中焦而致。邵老师以半夏泻心汤辛开苦降，开痞散结。方中以黄连、黄芩、蒲公英苦寒泄热；半夏、干姜辛开通降；党参、甘草甘温益气；砂仁、枳实行气消痞；苍术健脾燥湿；二芽、神曲健胃醒脾。方中寒热互用以和其阴阳，辛苦并进以顺其升降，补泻兼施以调其虚实。由于药切病机，故收显效。邵老师还强调治疗本病关键在于燮理阴阳，健脾和胃，斡旋气机，升清降浊，恢复脾胃正常的升降功能。

张迪蛟医案

医案1（寒热错杂中焦弱，半夏泻心胃气舒）

患者，男，50岁，2003年6月11日初诊。患者1年前无明显诱因感胃脘部胀闷，嘈杂不舒，呕吐清水，口干，便溏，未经治疗。1周前因饮食不慎，上述症状加剧，来院求张老师诊治。既往有胃痛病史，否认肝炎及传染病史，否认药物及食物过敏史。查体：腹软，剑突下压痛，无反跳痛，舌淡红，苔薄白，右脉细浮弦，左脉弦。诊断：痞满（寒热错杂，中焦气虚）。治以辛开苦降，兼以健脾和中，处方：党参15g、厚朴10g、姜半夏10g、干姜6g、黄连3g、黄芩10g、甘草6g、大枣30g、茯苓15g、炒白术10g。3剂，水煎服，日1剂。二诊：药后胸脘胀满及嘈杂已减，大便仍溏薄，舌苔薄白，治拟前法。处方：黄芩10g、白芍12g、甘草6g、姜半夏10g、干姜10g、党参15g、黄连3g、炒白术10g、炒扁豆30g、茯苓15g、大枣30g。5剂，水煎服，日1剂。三诊：药后脘腹胀满消除，大便溏亦改善，舌淡红，苔薄白。上方续进5剂善后。

［张谈. 张迪蛟治疗脾胃病经验. 山东中医药大学学报，2010，34(4)］

【诠解】本案患者脾胃升降失司，胃气不舒，则胃脘部胀闷，嘈杂不适；清浊不分，则呕吐清水、口干、便溏。呕吐清水、便溏证属寒属虚；胃脘胀闷、口干、舌淡红、苔薄白、脉弦属热属实。病机属寒热错杂，虚实并见。治以辛开苦降、健脾和中，以辛开苦降之主方半夏泻心汤化裁。清热药与补益药相合，寒凉药与温热药相合，发散药与收敛药相合，相反相成，则痞满得除。

医案 2（寒热错杂久腹痛，寒热并用气机通）

患者，男，54 岁，2009 年 6 月 8 日初诊。脐周腹痛渐重已 1 年，腹痛绵绵，得冷则舒，大便欠调，数日一行，干结难下，查血常规及腹部平片未见明显异常，输液后未瘥，查体腹软，无压痛，苔薄腻，脉涩不利，B 超示：腹腔肠系膜未见肿大淋巴结。诊断：腹痛（寒热错杂）。治拟苦辛安蛔，处方：黄柏12g、花椒 10g、黄连 3g、槟榔 20g、当归 12g、广木香 10g、延胡索 12g、川楝子 12g、小茴香 8g、白芍 12g、甘草 6g、炒枳壳 10g。5 剂，水煎服，日 1 剂。二诊：服上药得便数次，腹痛已减，苔薄，脉涩，上方去炒枳壳，加党参 15g，5 剂，病瘥。

[张谈. 张迪蛟治疗脾胃病经验. 山东中医药大学学报，2010，34（4）]

【诠解】本案患者脾胃失和，脾阳失煦，见腹痛绵绵，得冷则舒，热邪内结，则大便干结难下，苔薄腻，病属寒热错杂。用药苦辛并用，黄柏、黄连苦寒清热燥湿，川楝子、小茴香辛热温阳，苦能清热，辛能温热散寒，苦辛并用，腹痛得瘥。

八、肺胃气滞

朱西园医案

（肺胃气滞胃脘痛，宣肺和胃气机通）

张某，女，48 岁，1994 年 9 月 10 日初诊，胃脘疼痛反复发作年余，经西医治疗无效，故前来中医诊治，查体：精神欠佳、乏力、消瘦面容，胃脘胀痛，纳差，食后满，伴有胸闷气短，大便干、舌红、苔薄黄、脉弦滑。中医辨证：肺胃气滞之胃脘痛，治则：宣肺和胃理气止痛。方药：紫菀 10g、桔梗 10g、枳壳 30g、郁金 10g、香橼 15g、草蔻 10g、大黄 3g（后下）。3 剂，水煎 2 次服。二诊：胃脘痛明显好转，仍感口干，纳可，便调舌脉同前，加川楝子 15g。继服6 剂，诸证悉平，2 个月后随访，未见复发。

[耿玉森. 朱西园从肺论治胃脘痛. 河北中医，1995，17（4）：23-24.]

【诠解】胃为多气多血之腑，易被邪气侵犯而致气血失调，胃失和降，如失治误治，日久可由气及血，由经入络，患者久病反复发作，缠绵难愈。胃为水谷之海，以通为用，以降为顺，因此在治疗上用桔梗宣泄上焦，开提肺气，疏通胃肠；紫菀润肺下气，疏通肺经气血；桔梗其性善降，以清肃为用，既能清肺降气而化痰浊，又能降胃逆而止呕；枳壳理气宽胸，对胃肠的兴奋作用，能使胃肠蠕动收缩，节律而有力；郁金破血化瘀，又能利气解郁，脘腹疼痛，胸闷胁痛，最为常用，上药相互配伍，着重疏通气机，调和阴阳，则病自除。综上所述可以看出，从肺论治胃脘痛可以缩短病程，截断病变发展，提高疗效。另外，理气药多为香燥之品，易耗伤阴血，药味不宜过多，剂量不易过大，以防变端。脾胃疾病除给予积极的中医治疗外，还应重视调情志、节饮食、慎起居、戒烟酒等，以预防本病复发。

九、寒凝气滞

章文庚医案

医案1（寒凝气滞胃脘痛，温中散寒气机通）

李某某，女，17岁，学生。为迎考不慎受凉。胃脘疼痛，时泛清水，得温痛减，苔薄脉迟。此系寒凝气滞，气不畅行，治以温中行气和血。处方：良姜6g、香附10g、苏梗10g、陈皮6g、当归10g、粉甘草6g、生姜3片。服药3剂告愈。

（王延根．章文庚辨治胃脘痛举验．江西中医药，1994，1.）

【诠解】本证系胃寒气阻，不通则痛，治当温散，方以良附丸加味。是证乃肝郁而致，方投柴胡疏肝散加减，除药疗外，当进行精神治疗，《素问·汤液醪醴体论》云："精神不进，志意不治，则病不可愈。"心情舒畅，再予药疗，则效如桴鼓。

医案2（饮邪上逆胃失和，苓桂术甘温散和）

卫某某，女，34岁，农民。胃脘闷痛似塞，时泛清涎畏寒，口干不渴，脘中凉感。按之则舒，时心悸，脉小滑。此系饮邪内伏上犯于心，治以温阳化饮为法。处方：桂枝10g、炒白术10g、茯苓20g、炒枳壳15g、太子参15g、炙甘草6g、生姜4片、大枣5枚。进药6剂，脘闷痛似塞渐减，泛涎已除，前方稍出入，再进 6 剂，10 天后，因急躁烦闷致胃痛又发，予柴胡疏肝散 5 剂，恙平。

（王延根. 章文庚辨治胃脘痛举验. 江西中医药，1994，1.）

【诠解】仲景云：病痰饮者当以温药和之。方以苓桂术甘汤加味。重用茯苓等淡渗，逐饮出下窍，桂枝通阳输水走皮毛而解；与茯苓一利一温；术参健脾渗湿，脾旺则饮邪自除，枳壳行气，则气顺饮化，姜草调中建土，以制饮邪。

许向明医案

（肝胃虚寒寒饮逆，吴茱萸汤散阴寒）

许某，女，45 岁。2011 年 3 月 15 日初诊，诉剧烈呕吐伴头痛 3 天。西医诊断：胃炎、血管神经性头痛。予胃复安片 5mg，1 日 3 次，盐酸氟桂利嗪胶囊 10mg，1 日 1 次口服，10% 葡萄糖针 500ml 加氢溴酸山莨菪碱针 10mg 及能量静滴 2 天，症状未缓解。患者素体虚寒，有痛经史，末次月经 3 月 9 日。此次头痛呕吐 3 天，哕声连连，吐清水及苦水。患者前额疼痛，头重，太阳穴时有跳痛，畏寒怕冷，面色青白，四肢不温，心中烦闷。体温：36.5℃，血压：120/70mmHg。颈软无抵抗。两肺呼吸音粗，无啰音。心率 62 次 / 分钟，律齐。腹软，无压痛。理化检查：脑 CT 正常，血生化、血常规值在正常范围，眼科、耳科检查无异常。舌质淡红、苔白滑，脉沉小弦。辨证：肝胃虚寒，寒饮上逆。《金匮要略·呕吐哕下利病脉证治第十七》云"呕而胸满者，茱萸汤主之"，"干呕、吐涎沫头痛者，茱萸汤主之"。予吴茱萸汤：吴茱萸 9g，生姜、党参各 30g，红枣 20g，半夏 10g。1 剂，水煎分服。第 2 天复诊，头痛减轻，呕吐已止。前方加细辛 3g 再进，服毕诸症消除，香砂六君丸善后。

（许向明. 运用经方治验二则. 浙江中医杂志，2012，2.）

【诠解】该案例患者素体虚寒，主症头痛呕吐，哕声连连，吐清水及苦水，前额疼痛，头重，太阳穴时有跳痛，是为肝寒头痛。吴茱萸辛苦大热，入肝、胃、脾、肾经，下三阴之逆气，善疏肝暖胃，消散阴寒，和中止呕。重用生姜，加强温中止呕，降逆和胃，且有发散风寒之效，生姜配半夏加强止呕、化饮。党参补气健脾，大枣甘缓和中、温中有补。复诊微有头痛，故加细辛温经散寒。本案患者服吴茱萸汤 2 剂，头痛、呕吐迅速缓解。因方证相附，故效如桴鼓。

第三节 胆汁反流性胃炎

一、食积伤胃

洪小平医案

（食积化热伤胃阴，益胃五花滋其阴）

孙某某，女，37岁，本为壮实之体，患子宫肌瘤行子宫全切术，术后饮食失于调养，连进数餐不消化食物后，出现胃脘部饱胀不适，不思进食，并出现恶心呕吐、干呕涎水、头昏乏力等症，迭经数医治疗，均认为大手术后气血大伤，正气大亏，以补益元气为主治疗，服药后舌质转红，恶心伴泛酸水，胃脘嘈杂易饥，日进食达10余次，夜间烦躁少寐，须进食点心1~2次，电子胃镜检查提示：浅表性胃炎，经西医治疗罔效。观患者形体尚壮实，面色红润，舌质红、苔黄，脉弦，系食积化热伤胃，予清胃泻火，以旋覆代赭汤加减：旋覆花15g、煅代赭石15g、黄连5g、黄芩10g、焦山栀15g、制大黄10g、淡吴茱萸15g、海螵蛸15g、象贝母10g、炒枳壳10g、炒竹茹10g、蒲公英15g。加减共服10剂后，诸症减轻，以为药已中病，宗上法再进10剂，以求治病除根。但服药后，患者除胃脘仍有嘈杂外，口干明显，干呕无酸水，易饥多食，但食后不化，大便夹杂着未消化食物，舌红、苔薄黄、舌面有多处破裂，痛苦不堪，夜间多梦少寐，腹胀。窃思患者大手术后伤阴耗血，又兼多食炙煿辛热之品，阴虚则生热，热甚更伤阴，阴虚与热邪循环往复，相辅为患。患者胃阴不足为本，胃火炽热为标，在适当使用清胃泻火之品，胃火得到清泄，故症状减轻，但在过用苦寒药后，燥药伤阴，反出现口干，干呕无酸水，舌面皲裂，夜少寐等象，故在用药上宜用柔润之品，以养胃阴，佐以花类芳香之品以行气除胀，避免香燥理气药耗伤胃阴，予益胃汤合五花汤加减：北沙参15g、麦冬10g、制玉竹10g、川石斛15g、炒竹茹6g、生地10g、代代花6g、佛手片6g、川朴花6g、绿萼梅6g、柏子仁10g、浮小麦15g。服药兼以饮食调理，进食稀饭、面条等易消化食物，并保持心情舒畅。1个月后，病体痊愈，食量恢复正常。

[洪小平. 谈谈对"阳明燥土，得阴自安"的认识. 江西中医药，2009，10.]

【诠解】叶天士所言"阳明燥土，得阴自安"，胃为多血之府，胃气壮不易受邪，若为邪侵，则易从阳化热，形成燥热病证。该病案系食积化热耗伤胃阴，不可用辛开苦降，或用苦寒下夺以损胃气，而已甘平或甘凉濡润以养胃阴，则津液来复。则胃气通降自若，胃阴濡润，胃津充养，则纳腐正常，通降无碍。益胃汤滋养胃阴，故而得以濡润，五花汤甘平濡润，气机自调，故脾升胃降，气机调畅，所以脾阳应温，胃阴宜养，治脾药与治胃药应有机组合，则胃病向愈。

二、肝脾失调

杨从鑫医案

（木旺克土痰热盛，疏肝健脾痰热清）

李某，女，52岁，务农。2011年5月12日初诊因脘腹胀痛，胸闷不适，隐隐作痛就诊，刻下：胃脘部嘈杂、有灼热感，嗳气泛酸，口苦口干，纳差乏力，大便稀溏，多梦，舌质淡红、苔黄、舌中腻苔，脉弦滑。胃镜检查结果：胆汁反流性胃炎。杨老认为此证为木克脾土，脾失健运，胃失和降，夹杂痰热，内扰心神。治当疏肝健脾，和胃化痰。方用四逆散合左金丸、金铃子散及二陈汤加减化裁。药物组成：柴胡12g、生白芍20g、枳实10g、吴茱萸6g、延胡索15g、川楝子6g、姜半夏10g、茯苓30g、青陈皮各20g、公英30g、甘草6g、大枣5枚。7剂，水煎服、每日1剂。5月19日二诊：诉脘腹疼痛明显减轻，无灼热感，仍有嗳气泛酸，口苦口干，程度较前减轻。舌质红苔薄黄，脉弦滑。证属脾气虚滞，余热未清。治以理气健脾，化湿清热。上方合四君子汤加砂仁6g，淡竹茹15g。7剂，水煎服、每日1剂。5月26日三诊，服药后诸证大减，口微有干苦，改四君子汤合黄连温胆汤化裁以理气健脾，清热利胆。组方如下：生晒参15g、炒白术12g、茯苓30g、陈皮15g、制半夏15g、黄连10g、枳实10g、竹茹15g、蒲公英30g、甘草5g。5剂，水煎服、每日1剂。6月1日四诊，诸证俱平。继服左金丸巩固。左金丸由黄连30g，吴茱萸50g或25g，上药为末，水丸或蒸饼为丸，白汤下50丸。

（马奎军. 杨从鑫治疗脾胃病经验. 中医药临床杂志，2012，8.）

【诠解】左金丸治疗肝火犯胃型胃脘痛，杨老认为其辨证要点为胸胁胀痛，嘈杂吞酸，呕吐口苦，脘痞嗳气，舌红苔黄脉弦数，本方以黄连泻心火，其方意为"实则泻其子"，肝火犯胃，黄连泻心火即可以清肺金，肺金不燥热，即行使肃降之权，《内经》认为"肝升于左，肺降于右"，所以从泻心火抓住了三个环节，泻其子又清其母，肺气清即可以制肝火，但黄连为苦寒之品，所以用吴茱萸反佐，又可降逆止呕，温胃暖肝，可更好的疏肝、降逆。综上所述：杨老在长期的医疗实践中形成了独特的治疗脾胃病特色，疗效卓著，值得我辈后学在临床实践中运用学习。

张压西医案

（肝郁脾虚嘈杂痛，疏肝理脾痛自清）

李某，男，52 岁，2010 年 6 月初诊。1995 年前起经常胃脘部嘈杂隐痛，食后胃脘胀痛，腹部胀气，时有嗳气及右胁胀痛，偶有口苦，无口干，大便不成形，量少，日行 1 次。胃镜提示为胆汁反流性胃炎，予以吗丁啉以及雷尼替丁治疗，症状稍有改善，停服则症状如故。诊时胃脘隐隐作痛，食后腹胀，嗳气，午餐后明显，伴乏力，舌淡苔薄白，脉细弦。中医诊断：胃痞，肝郁脾虚型。治拟益气疏肝为法。药用：黄芪 10g、党参 10g、白术 10g、升麻 6g，当归 10g、赤芍 10g、陈皮 10g、柴胡 8g、枳实 10g，黄芩 10g、蒲公英 15g、鸡内金 10g、炒谷芽 10g、炒麦芽 10g、熟大黄 3g、生甘草 6g，7 剂，文火水煎温服。复诊时诉，服药后胃脘部隐痛嘈杂明显减轻，腹胀嗳气好转，大便成形。继行前方治疗，3 个月后患者自觉不适症状基本消除。

（于慧杰．张压西运用补中益气汤加味治疗消化系统疾病医案举隅．辽宁中医杂志，2011，11.）

【诠解】方中党参、黄芪、白术、当归补气益血健脾，陈皮理气，柴胡合升麻升少阳之清气，蒲公英清热解毒，黄芩清泄胆热，枳实化滞散痞行气，鸡内金、炒谷芽、炒麦芽健脾消食，熟大黄通因通用泻下积滞，生甘草调和诸药。全方补中益气，升降并调，辛苦并用，提上通下，疏通气机，使脾胃升降之职得复，诸症得以消除。本方对肝郁脾虚型疗效最为满意，临床胆汁反流性胃炎亦以此型多见。

三、脾胃湿热

劳绍贤医案

（脾胃湿热邪气盛，清热祛湿症自平）

患者，男，43岁，2001年4月3日初诊。主因"上腹胀满伴口苦3月余"就诊。患者自觉脘腹胀满，晨起口苦明显，饮食一般，大便不爽，舌淡红，苔黄腻，脉濡数。胃镜见：胃窦、胃体可见黄色胆汁附着，注水不易冲去，黏膜充血水肿明显，Hp（++）。提示：胆汁反流性胃炎。诊断为胆汁反流性胃炎（脾胃湿热型）。治以清热祛湿，兼以理气解毒。药用自拟"清浊安中汤"为基础方加味：白蔻仁10g、藿香15g、佩兰15g、茵陈蒿30g、滑石30g、黄芩15g、薏苡仁30g、法半夏12g、厚朴15g、乌药15g、佛手12g、郁金15g、柴胡10g、枳壳12g、蒲公英30g、白花蛇舌草30g、栀子9g、生甘草5g。每日1剂。用药1周，上述症状明显减轻，大便通畅。来复诊，守原方，去枳壳、佛手，续治疗2周，症状消失。

（常东. 劳绍贤诊治脾胃病学术思想探析. 中国中医药信息杂志，2006，8.）

【诠解】劳老师在长期医疗实践中注意总结，他发现广东地区地处南方，气候炎热、潮湿多雨，且岭南人喜食海鲜之品，其体质多属"阳热质"。除此之外，幽门螺杆菌（Hp）感染、口服某些药物亦可引起脾胃湿热证，因此，该地区脾胃湿热证型明显高于其他地方。在清热化湿过程当中，劳老师尤重祛湿理气。一则湿性黏腻停滞，易滞留体内，胶着不化，使病势缠绵不解；二则湿热交混，遂成蒙蔽，湿开则热透，湿去则热除；三则湿性重浊黏滞，易闭阻阳气，阻滞气机运行，湿郁可以化热。可见，湿热的形成与胃腑失于通降有关。劳老师据此自拟处方"清浊安中汤"，该方由白蔻仁、藿香、佩兰、茵陈蒿、黄芩、薏苡仁、法半夏、厚朴、乌药、佛手、郁金组成。其中白蔻仁辛散温通、行脾肺气滞，化上中二焦之湿；藿香、佩兰芳香清透，解表里之湿；黄芩、茵陈蒿苦寒，清热以祛湿；薏苡仁甘淡，脾健而渗湿；法半夏辛温燥湿；厚朴、乌药运转脾胃气机，佛手、郁金疏肝解郁，四药合用行气以化湿。劳老师将芳香化湿、淡渗利湿和苦温燥湿融为一体，数药合用，均不离祛湿之宗，行气为先。诸药合用，共奏祛湿清热、行气健脾之功。若湿热阻滞肠道，腑气不通，酌加槟榔、木香、枳壳；若热邪偏甚，常佐以蒲公英、白花蛇舌草、栀子等清热之品。以清浊安中汤奏祛湿清热、行气健脾之功。因患者胆汁反流明显，故选用疏肝利胆药郁金、柴胡，同时选用清热利湿药滑石配合原方中佩兰、茵陈蒿、黄芩等改善黏膜炎症；加蒲公英、白花蛇舌草、栀子等清除 Hp 感染；加枳壳抑制幽门开放逆蠕动增多。

顾庆华医案

（湿热蕴中失和降，黄连温胆湿热清）

患者王某，女，48 岁，患者有慢性胃病十余年，先后 3 次查胃镜结合病理示慢性萎缩性胃炎合并肠上皮化生。2010 年 2 月前来就诊，就诊时患者胃脘部疼痛，伴有泛酸、烧心、嘈杂、口苦，大便偏烂，夜寐差，舌质暗红，苔黄腻。辨证湿热蕴中，胃失和降。治以清化湿热为主。首以黄连温胆汤治疗，药用枳壳 6g、竹茹 6g、法半夏 10g、茯苓 15g、陈皮 5g、黄连 3g、吴茱萸 3g、佛手 6g、炒白术 10g、煨木香 10g、炒山楂 15g、建曲 10g、郁金 10g、煅瓦楞 15g、炙乌贼骨 15g、藤梨根 20g。上方 7 剂后复诊，诸症减轻，大便成形，舌红减轻，苔仍黄腻，继以连苏饮加减，苏叶 10g、白蔻 5g（后下）、法半夏 10g、茯苓 15g、陈皮 5g、黄连 3g、吴茱萸 3g、佛手 6g、郁金 10g、炒山楂 15g、建曲 10g、佩兰 10g、石菖蒲 10g、藤梨根 20g。服此方 7 剂后，患者偶有嗳气、泛酸，睡眠改善，舌淡红，苔薄黄微腻，上方稍思加减，继服 1 个月，患者无不适主诉，舌苔恢复正常，为巩固疗效，防病复发，以原方继服，但变原来 1 日 1 剂药为 2 日 1 剂，再服 2 个月后复查胃镜示浅表性胃炎，随访至今，未有胃脘部不适。

（黄栋 . 顾庆华辨证论治慢性萎缩性胃炎 . 中国民族民间医药，2011，20.）

【诠解】慢性萎缩性胃炎属于中医学"胃脘痛""痞证""嘈杂"等病范畴。顾老师认为本病虽病位在胃脘，但与脾失健运关系最为密切，为本虚标实，虚实夹杂之病。患者表现为胃脘部疼痛、烧心、泛酸、嘈杂、口干口苦，舌质红，苔黄腻，脉弦数。治法清热化湿，和中助运。方用连朴饮加减；若湿热重而口黏者，加佩兰、冬瓜仁，大贝等以加强清热化湿之功；百合等滋阴而不腻之品；失眠者加郁金，石菖蒲芳香化浊，以期胃和而卧安；疼痛明显者加炙乌贼骨，煅瓦楞，制酸止痛。以使效果卓著。

华岫云医案

（痰火嘈杂兼湿热，清胃温肝两相宜）

王某，男，53岁。非饥饿性胃脘嘈杂2年余，常伴恶心、吞酸、心烦、眩晕、少寐等症，西医诊断为胃窦炎。近交炎夏，嘈杂加重，于1990年7月来院就诊。胃脘按之则痛，症属实证，辨为痰火型，法宜清胃佐以降痰，拟用清胃散合温胆汤化裁：生地、炒丹皮、法半夏、广陈皮、朱茯苓、炒枳实、竹茹、炒神曲各10g，黄连、升麻、生甘草各6g，吴茱萸3g。服药5剂，吞酸除，诸症缓解，再诊以上方去吴茱萸，续服5剂乃瘥。

[雍履平，华岫云治嘈三法验. 吉林中医药，1993，（2）]

【诠解】本证乃脾不和胃，胃不运湿，湿浊留滞，久必化痰生火，遂成痰火之嘈杂。药用清胃散中之黄连、生地、丹皮、升麻以清胃火、凉血热，不用当归，避其温润恋湿之嫌；以温胆汤中之半夏、陈皮、茯神、甘草、枳实、竹茹燥湿化痰，清热除烦，不用大枣，因有甘腻滞热之弊；加吴茱萸既可开郁散结，下气降逆，又可配黄连泻肝火，复诊因吞酸减故去之；神曲消食下气，起到釜底抽薪的作用。药症合拍，故先后二诊而病除。然上方不可久服，一旦症状缓解，即当改弦易辙，视其胃阴胃阳熟虚熟弱而随证用药。

四、胆胃郁热

朱西杰医案

医案1（胆气犯胃浊气逆，清胆和胃降逆气）

孙某，男，52岁，2007年5月15日初诊。主诉：胃脘部疼痛3年。右肩背胀闷不适，伴口干口苦，泛酸，恶心欲吐，食欲不振，头晕，头痛，胸闷气短，咽干，腰酸，大便稍干，小便黄赤不利，睡眠尚可，多梦。舌红、苔黄腻，脉细数。检查：心肺（–），上腹部无压痛。胃镜：胆汁反流性胃炎。中医辨证：胆热犯胃，浊气上逆。治以清热利胆，和胃降逆。药用：柴胡12g、黄芩10g、白芍15g、半夏10g、郁李仁12g、莱菔子10g、生姜8g、枳壳10g、厚朴10g、半枝莲30g、蒲公英15g、（焦）槟榔10g、秦皮10g、橘核15g、川楝子6g、黄连3g、吴茱萸6g。5月21日二诊：患者自诉上述诸症减轻，口已不苦，胃中已无明显不适。继服 6 剂，诸症基本消失。

[徐丽华. 朱西杰治疗胆汁反流性胃炎经验. 中医杂志，2011，52（12）]

【诠解】胆汁随胃气上逆而呕苦，《张氏医通》云："邪在胆经，木善上承于胃，吐则逆而胆汁上溢所以呕苦也。"朱老认为，早期治疗，大柴胡汤当作为首选之方，柴胡利胆，半夏、生姜降逆和胃止呕，枳实行气下气，大黄通腑泄浊。若胆囊或胆管有结石者加金钱草、鸡内金以祛瘀软坚散结。由于患者已经年过五旬，考虑大黄药性太猛而易伤正，故用郁李仁润肠通腑，诸药共用，共奏清利胆热，和胃降逆之效，使胆汁回归于肠道，消化能力自然增强，胃气能降，反流消失。

医案 2（肝胃不和胃脘痛，疏肝和胃逆气清）

樊某，女，47 岁，2006 年 6 月 2 日初诊。主诉：胃脘部胀满疼痛 2 个月。患者素来脾气暴躁易怒，生气后胃痛加重，伴有口苦口干，咽中窒，食欲不振，两胁胀痛，心慌，胸闷，气短，白带量多，患者自 2001 年行胆囊切除术后大便稀溏，小便不利，睡眠基本正常。舌红苔黄腻，脉弦细。检查：心肺（-），上腹部无压痛。胃镜：慢性浅表性胃炎伴胆汁反流（中度）。中医辨证：肝气犯胃，肝胃不和。治以疏肝调肝，解毒排毒，和胃降逆。药用：白芍 20g、柴胡 15g、黄芩 9g、龙胆草 6g、乌梅（焦）12g、五味子、半夏、石菖蒲、旋覆花、代赭石、枳实、大黄各 10g、川牛膝 15g、甘草 6g。患者服药至 10 剂，诸症明显减轻。继服 4 剂，诸症基本消失。改汤为散，用蜥蜴、山药、白及、珍珠粉、枳实、厚朴等制成散剂，每次 3g，每日 3 次，服用半年痊愈。

[徐丽华. 朱西杰治疗胆汁反流性胃炎经验. 中医杂志，2011，52（12）]

【诠解】反流性胃炎的患者有脾气暴躁、情绪不畅、易怒的特点，尤其女性居多，与肝失条达有关。所以治疗必须从调肝入手，应用酸性药物，如白芍、（焦）乌梅、五味子等品。本例以四逆散为主加乌梅（焦）、五味子酸收疏肝、平肝，白芍柔肝，既可增强肝的疏泄功能，使木能克土，发挥肝与脾胃的正常生理功能；柴胡疏肝利胆；半夏、石菖蒲降逆和胃；黄芩、龙胆草清泄肝胆湿热；旋覆花、代赭石一升一降，调理中（焦）气机；枳实辅助柴胡、白芍以行肝气。诸药合用，柔肝、疏肝、调肝，和胃降逆，故诸症可除。

王灿晖医案

（肝胃郁热痞满证，疏肝泄热和胃功）

徐某某，男，50 岁，2011 年 3 月 19 日初诊。主诉：胃脘痞塞灼热伴嗳气

1年余，于2011年9月29日在江苏省如东第三人民医院查胃镜示：胆汁反流性胃炎，病理:（食管下端）黏膜慢性炎症伴局部腺上皮肠化。久经中西医治疗，效果不显，遂就诊于王老，刻下：胃脘痞塞觉堵，有灼热感，嗳气明显，口苦泛酸，纳呆，大便偏干，数日一行，心烦不寐，性情急躁，舌红苔薄，脉弦数。辨证：肝胃郁热，胆胃不和，治法：辛开苦降，疏肝泄热，和胃降逆。拟方：苏叶10g、吴茱萸4g、黄连5g、焦白术10g、姜半夏10g、川朴花10g、炒枳壳10g、佛手10g、旋覆花（包）10g、代赭石30g、焦山栀10g、蛇舌草25g、仙鹤草20g、瓦楞子30g、炒白芍10g，18剂。二诊：药后胃脘痞塞较前稍有改善，但仍感灼热，口苦，时有恶心，上方去仙鹤草，炒白芍，瓦楞子，加姜竹茹10g，砂仁5g，18剂。三诊：胃脘痞塞、灼热等症状已经消失，偶感嗳气，口苦，眠差，上方去苏叶，加太子参、刀豆壳10g，此方调理1月诸证皆消。

[张振利. 王灿晖教授治疗胆汁反流性胃炎经验. 辽宁中医药大学学报，2012，14（4）]

【诠解】就本案而言，患者平素情绪急躁，日久伤肝，肝气郁结化火，挟胆汁横逆犯胃，以致胃脘痞塞灼热不适；肝失疏泄，气机不畅以致嗳气；胆火上逆故见口苦，火热扰心则心烦不寐；热盛伤津故见大便偏干，舌红苔薄，脉弦数乃肝胃郁热之征。本案属实，其性属热，病在气分。病机为肝胃郁热，治当清泄肝胃之郁热，降逆和胃而消痞。故方中黄连、吴茱萸清泄肝胃之郁热，臣以焦山栀、蛇舌草清热更强；热郁胃脘，气机不畅，故用苏叶、川朴花、炒枳壳，佛手、炒白芍理气行滞以解热郁；旋覆花质轻性降，代赭石体重质沉，二者相伍尤善降逆，可除胆汁之反流；瓦楞子制酸，仙鹤草具有清热敛溃护膜之效，可减轻黏膜炎症，加速胃黏膜修复。焦白术甘苦而温，姜半夏和胃降逆。纵观全方，苦寒与辛温同配，既可通降，又可宣通，达到热邪去，郁滞除，逆气平。二诊时患者痞满等症减轻，但时有恶心，故去仙鹤草、炒白芍等药加姜竹茹、砂仁以行气降逆止呕。三诊时，患者诸症悉消，予太子参健脾益胃，刀豆壳和胃降逆，以资巩固疗效。纵观全方治痞之法不离古义，除规律药物治疗外，还应重视饮食、情志、劳倦等方面的综合调摄，以巩固疗效。本案例有肝胃不和，均以胃失和降，气机逆上为主要病机，在此基础上随证化裁，据证加减，是治疗本病的基本思路。也就是辨病同辨证相结合，治疗总以调畅气机，和胃降逆为大法，再须审证求因，辨证论治，做到谨守病机，知常达变。王教授依此大法制定的基本方为：苏叶10g、吴茱萸4g、黄连5g、焦白术10g、云茯苓12g、姜半夏10g、川朴花10g、炒枳壳10g、旋覆花（包）10g、代赭石30g。

方中苏叶辛温，善通肺胃之气，盖肺主一身之气，脾胃为气机升降之枢纽，同半夏、川朴花、茯苓合用有半夏厚朴汤之义，具有行气解郁、开痞散结作用，再加上炒枳壳，调畅气机作用更强；黄连、吴茱萸相伍，苦辛合用，肝胃同调，见于左金丸，具有苦寒泻火、开郁散结作用，善除胁痛脘痞，嘈杂泛酸等证；旋覆花、代赭石相伍，同半夏合用有重镇降逆之作用，尤善除心下痞硬，噫气不除等证；焦白术、云茯苓健运脾胃，固守中焦，或增或减，灵活变化，增则常加太子参，减则常去茯苓，此为神韵之笔，尤不可少；纵观全局，用药精炼，妙化诸方，有升有降，以降为主，既寓苦辛通降，调畅气机之理，又含扶正祛邪、顾护脾胃之意，王教授谓本方亦可酌加刀豆壳12g、沉香4g、降香6g加强降逆之力，以抗胆汁反流之势。无论本病临床表现是何主症，或痞满，或胃痛，或呕吐，或吞酸嗳气等，均可化裁施用。若痰饮上逆而见恶心呕吐加姜竹茹10g，橘皮10g降逆止呕；胆火上炎而见口苦明显加焦山栀10g，黄芩10g以清胆泄热；脾胃气滞而见胃脘胀痛明显加砂仁5g，青皮10g，佛手10g，延胡索10g以行气止痛；泛酸加瓦楞子30g制酸；食欲不振，加鸡内金10g或焦山楂10g以健胃消食；湿热内蕴而见苔腻加蔻仁8~10g，砂仁5g，藿香10g等化湿之品；伴Hp感染可加蒲公英25~30g，八月札10g以杀Hp；伴糜烂加蛇舌草20g，仙鹤草20g清热解毒，收敛止血；若病理检查示萎缩性胃炎伴胆汁反流则在健脾养胃、活血通络的基础上，加强和胃降逆之力；若肝气郁滞而见性情急躁，脉弦等明显者可酌加炒柴胡8g，炒白芍12g，广郁金10g，制香附10g等以疏肝解郁；若脾胃虚弱而见胃脘隐痛，纳少便溏等，可合四君子汤或参苓白术散以健脾益胃。

赵文霞医案

（肝胃郁热胃火盛，泻热调中火自清）

卓某，男，45岁，2005年1月15日来诊。嗜酒20年，2个月来吞酸嘈杂，胸脘闷胀，两胁胀痛，心烦易怒，嗳气频多，口苦口干喜饮，纳呆，便秘，舌红苔黄，脉弦数。胃镜检查：红斑性胃炎，十二指肠球部溃疡，胆汁反流性胃炎。中医诊断：吐酸。西医诊断：①胆汁反流性胃炎；②十二指肠球部溃疡。中医辨证：肝胃郁热。治法：平肝清胃，泻火调中。处方：丹皮15g、栀子10g、黄连10g、夏枯草15g、柿蒂20g、刀豆子30g、郁金15g、乌贼骨15g、煅瓦楞30g、连翘10g、生白术15g、九香虫15g、刺猬皮15g、白及10g、炒白芍 10g。嘱戒酒，畅情志，进清淡、易消化饮食。7 剂后吞酸、嗳气减轻，仍口干，纳呆，便秘。上方加生地 15g，沙参 15g，炒白芍加量至 15g。15 剂后诸证改善。守上方出入调理 2 个月，症状基本消失。半年后复查胃镜：慢性浅表性胃炎；上述症状未再反复。

（刘晓彦．赵文霞教授从肝辨治脾胃病经验．四川中医，2006，3.）

【诠解】适用于肝胃郁热所致胃火炽盛，多表现为胃脘灼痛，痛势急迫，泛酸嘈杂，口苦、口干或口酸，或烦躁易怒，或齿痛，或口舌溃烂，舌红苔黄，脉弦或弦数。绝大多数的胃溃疡属于该种证型。治宜疏肝泄热，和胃止痛。赵师以化肝煎合清胃散加减。用药以炒栀子、丹皮、黄连、黄芩、连翘等清肝泄热为主，佐以疏肝理气之品，如陈皮、佛手、白芍等。烧心、泛酸嘈杂者加左金丸，以清肝散郁、泻肝止酸；嗳气者加柿蒂、刀豆子理气降逆；胃镜提示有胃或十二指肠溃疡者，可加用三七粉、白芷、白及等化瘀止血、消肿生肌。现代药理研究也表明这些药物有促使溃疡愈合的作用。该型应注意用苦寒之品不可过量、过多，以防苦寒败胃伤及脾阳。

张压西医案

（肝胆郁热痰浊扰，和胃利胆痰火清）

徐某，男，39 岁，干部，2000 年 6 月 6 日初诊。患者有慢性胆囊炎病史 3 年余，常感胃脘部嘈杂，胀痛不适，口黏口苦，嗳气，呕吐酸苦水，食少纳呆，大便不爽。查胃镜示：胃窦区黏膜充血水肿，幽门口周围有大量黄色泡沫。诊断：慢性重度浅表性胃炎伴胆汁反流。服消炎利胆片、快胃片、雷尼替丁胶囊等药未见明显疗效。刻诊：胃脘胀闷疼痛，阵发性嘈杂烧灼，泛吐黄酸苦水，嗳气频频，小便略黄，大便黏滞不爽。舌苔黄腻，脉弦滑。证属肝胆郁热，痰浊内扰，胃失和降。治拟清热化痰，和胃利胆法。处方：浙贝母 15g、连翘 10g、蒲公英 15g、郁金 20g、半夏 10g、炒枳实 10g、炒白术 10g、砂仁 10g（后下）、茯苓 20g、甘草 3g。4 剂后胃脘胀闷疼痛明显减轻，嗳气、口黏口苦好转，大便畅爽，苔薄腻，脉弦。仍仿前法加减共服 30 剂，诸症消失而进食增加，胃镜复查示：轻度浅表性胃炎，未见胆汁反流入胃现象。随访 1 年未见复发。

（于慧杰．张压西运用补中益气汤加味治疗消化系统疾病医案举隅．辽宁中医杂志，2011，11.）

【诠解】患者胃脘部胀闷疼痛嗳气频频，为肝气郁结之征兆，肝气郁久必有化热之象，故患者有阵发性嘈杂烧灼，肝胆互为表里，肝之余气化生疏泄胆汁，气郁则胆汁得不到疏泄，故患者出现吞酸吐苦，患者素有慢性胆囊炎病史，势必影响中焦脾胃，导致湿热中阻，下注大肠，则大便黏滞不爽，因而循证求因，当清热化痰，和胃利胆，以半夏、浙贝、蒲公英、连翘清化有形之痰邪，以郁金、枳实之辈理肝之抑郁之气，再加白术、砂仁、茯苓，健运中焦，杜生痰之源。

李玉奇医案

医案 1（肝气犯胃气上逆，益气和胃蠲胃汤）

李某，女，38 岁，农民。1995 年 9 月 30 日就诊，主诉上腹疼痛反复发作 2 年余，加重月余。曾在其他医院诊为"慢性胃炎，慢性胆囊炎"，曾多次服中西药物，效果不理想。近 1 个月来疼痛加剧，痛在饭前，呕逆在饭后，呕吐黄绿色苦水，冷热食物均感不适，杨梅舌，苔薄黄微腻，脉沉弦。胃镜检查见胃腔内储留液中量，呈黄绿色，胃窦部黏膜充血水肿，黏膜表面覆盖着被胆汁污染的黄色分泌物，幽门口可见大量胆汁内流。胆囊 B 超示：慢性胆囊炎。给以蠲胃汤治疗。6 剂诸症均减轻，服 30 剂后，患者诸症皆失。胃镜复查：胃内液澄清，胃窦部黏膜呈橘红色，幽门口无胆汁反流。

（王晓戎．国医大师李玉奇治疗脾胃病临证用药经验探析．辽宁中医杂志，2011，7.）

【诠解】胆汁反流性胃炎、反流性食道炎多属于中医学胃脘痛的范畴，中医学认为系气滞或肝气犯胃所致。李老认为反流性胃炎不是因为气滞或肝气犯胃所致，而是因为中气虚，脾不能为胃行其津液，胃内压力低，胆汁等物质反流上来，损坏了胃黏膜，故出现口苦脘痛、喜温等证。故必须大补元气，健中和胃，药宜碱宜温，忌酸、忌凉。用大剂量参、芪、山药大补元气健脾，砂仁、白蔻化湿温中，理气止痛；葛根、柴胡升清阳；茴香、炮姜散寒止痛；柴胡、苦参、川楝、橘核疏肝利胆，行气止痛；黄连清热和胃为佐诸药配伍，共取益气温胃、利胆化郁。用上方对反流性胃炎、反流性食道炎非常效验。

医案 2（胆胃不和郁滞化热，重用黄芪大补中气）

张某，女，45 岁，1995 年 9 月 30 日就诊。上腹痛反复发作 2 年余，加重月余。曾在他院诊为"慢性胃炎、慢性胆囊炎"。服中西药物尚佳。近月来疼痛连绵，剧则恶心、呕吐黄绿色苦水，痛在饭前，呕逆在饭后，冷热食物均感不适。舌红、舌乳头增生如杨梅，苔薄黄，脉沉弦。胃镜检查：胃内黄绿色潴留液中等量，胃窦部黏膜充血水肿，黏膜表面覆盖着被胆汁污染的黄色分泌物，幽门口见大量胆汁内流；胆囊 B 超示："慢性胆囊炎"。予蠲胃饮治之。药用：黄芪 40g、山药 20g、党参 15g、苦参 15g、柴胡 15g、橘核 15g、川楝子 15g、砂仁 15g、葛根 10g、炮姜 10g、白蔻 10g、黄连 5g、小茴香 5g。上方共取 30 剂，每剂水煎 3 次，混匀后分 3 次服完，每天早晚各 1 次。45 天后，诸症皆失。胃镜复查，胃内液澄清，胃窦部黏膜呈橘红色，幽门口无胆汁反流。

（王晓戎．国医大师李玉奇治疗脾胃病临证用药经验探析．辽宁中医杂志，2011，7．）

【诠解】 考《素问·至真要大论》篇曰："诸呕吐酸，暴注下迫，皆属于热。"故一般多认为呕吐因热而成，且与肝郁化火关系密切，亦有寒热虚实错杂并见者。慢性胃炎一般分为五型：脾胃虚弱型（含虚寒）、肝胃不和型、脾胃湿热型、胃络瘀血型以及胃阴不足型。均主以通降理气，疏胆和胃辅以相应之药。而李老师却突破常规，提出中气大虚，胃失和降为本病病机的卓识。强调仿补中益气汤之意配合疏肝理气止痛、化湿和胃降浊的施治大法。方中重用黄芪 40g，伍党参、山药、葛根、柴胡大补脾气升阳；黄连、苦参清热和胃降逆；蔻、砂仁化湿温中，行气止痛；茴香、炮姜散寒止痛；柴胡、橘核、川楝子疏理肝气、行气止痛。诸药配伍，寒温并用，升降同施，健脾、和胃、疏肝、行气兼顾，体现以"和为贵"思想，终获全效。

郑中坚医案

（肝胃不和胆汁反流，柴胡疏肝去烦利胆）

刘某，男，61 岁，工人。2007 年 5 月 8 日初诊。患者有胃痛病史近 3 年，1 周前因心情抑郁，饮酒频多，渐感胃脘部灼热样胀痛，有时攻撑两胁及背，泛吐酸水，口干口苦，尿黄便结，舌红苔黄，脉弦滑。胃镜检查诊为胆汁反流性胃炎，Hp（-）。证属肝郁气滞，肝胃不和。治拟疏肝解郁、理气和胃。药用柴胡、白芍、枳壳、甘草、香附、川楝子、清半夏各 10g，川芎、黄连、玫瑰花各 6g，延胡索 15g，煅瓦楞子 30g。3 剂。5 月 11 日二诊：胃脘部胀痛稍见好转，灼热感、攻撑痛、泛酸口苦如前，伴有胸闷烦躁、夜寐不安。遂加瓜蒌实、白及、合欢皮各 15g，连翘心 10g。再投 10 剂后脘痛灼热、泛酸口苦、胸闷心烦均已改善，夜寐转安，大便转调，而纳转差，苔白脉滑。故原方去瓜蒌实、黄连、煅瓦楞子、白及，加白术、茯苓、山药各12g，薏苡仁30g。续投10剂后纳增如前。因患者拒绝胃镜复查，故嘱上方续服10天以巩固疗效。随访半年未再复发。

（郑逢民．郑中坚运用柴胡疏肝散治疗脾胃病经验．浙江中医杂志，2009，4．）

【诠解】郑老师认为虽男女老少皆可得胆汁反流性胃炎，但嗜好烟酒、饮食不洁者尤其多见，情志不舒、情绪波动为其常见诱因，肝脾失调、肝胃不和为其基本病机，故疏肝解郁、健脾和胃为其基本治法。方拟柴胡疏肝散合金铃子散加味。药用柴胡、白芍、枳壳、甘草、香附、郁金、川芎、延胡索、川楝子、清半夏、白术、山药、薏苡仁、煅瓦楞子。烧灼感明显加白及、蒲公英；痛甚加佛手、玫瑰花；呕恶加草豆蔻、竹茹、陈皮；嗳气加沉香、降香。临床当辨明肝脾两脏失调之原因，如因肝强而横逆犯胃，治疗应以疏肝为主；如先因脾虚而肝木乘虚而克，治疗应考虑培土为主，脾土实即不易为肝木所克。

沈舒文医案

（胆胃郁热胃失和降，泻心柴胡利胆和胃）

张某，男，48岁，教师，2010年11月8日初诊。诉间歇性右上腹部疼痛2年，加重伴胃脘不适1周。近1周胃脘多为持续性灼痛，餐后痛甚，伴右胁胀满不适，嗳气呃逆，纳差食少，口干口苦，舌红苔黄，脉弦细。查体：右上腹压痛（+），墨菲征（+）。B超示：慢性胆囊炎。胃镜报告：胆汁反流性胃炎。诊断：胆胃综合征，辨证肝胆郁热犯胃，胃失和降。治宜疏泄肝胆、和胃降逆。方药：太子参12g、柴胡10g、香附10g、栀子10g、金钱草30g、半夏10g、黄芩10g、黄连6g、刺猬皮15g、佛手12g、川楝子10g、竹茹10g、大黄10g（后下）、炙甘草3g。服完6剂后，疼痛明显减轻。原方加减继服1个月后，临床症状消失，B超检查胆囊壁毛糙，胃镜报告浅表性胃炎。

（方春芝．沈舒文教授运用半夏泻心汤治胃肠病经验．四川中医，2011，7．）

【诠解】胆胃综合征，是胆囊疾病和胃疾病互相影响引起的一组临床症候群。症见胃脘腹部痞满不适，右季肋部及上腹部隐痛，常向后背及右肩胛部放射，恶心厌油腻，口干口苦，舌红苔黄腻，脉弦。沈老认为本证病机为肝胆气机郁滞、木郁土壅、胃失和降，病发于胆胃同病。他常选用半夏泻心汤合柴胡汤类方疏肝利胆，和胃降逆，胆胃同治，全面兼顾，临床效果良好。

五、脾胃虚弱

朱西杰医案

（中气不足胃脘痛，温中散寒化瘀清）

鲍某，女，36 岁，2006 年 8 月 9 日初诊。主诉：胃脘部疼痛延及后背 7 年余。伴有口干口苦，泛酸，呃逆，饥则加重，纳呆，不欲食，自觉头昏，胸闷，气短，四肢乏力甚，月经量少，大便稀，小便正常，睡眠较差，舌淡红、苔薄黄，脉沉细。检查：心肺（－），上腹部无压痛。胃镜：糜烂性萎缩性胃窦炎伴胆汁反流。中医辨证：中气不足，气滞血瘀。治以健脾益气，活血化瘀。药用：党参 15g、白术 10g、干姜 10g、甘草 6g、黄芪 20g、当归 10g、半枝莲 30g、乌药、半夏、石菖蒲、（焦）槟榔、赭石、枳实、厚朴各 10g。以该方加减 10 余剂，疼痛渐减，改汤为散，用蜥蜴、山药、珍珠粉、茯苓、白术、半枝莲等制成散剂，每次 3g，每日 3 次，服用半年，诸症消失，随访至 2010 年 10 月未见发作。

（徐丽华．朱西杰治疗胆汁反流性胃炎经．2011，52（12））

【诠解】本例用理中汤加味，方中党参、白术、干姜、甘草健脾益气、温中降逆；黄芪补中益气，补气生血；当归补血活血；半夏降逆和中；黄连、吴茱萸以清火降逆制酸；枳壳行气止痛。诸药合用，健脾益气以提高自身免疫功能；活血化瘀以改善局部循环，增加组织营养，有利于修复因胆汁反流而损伤的胃黏膜。因此，若胆汁反流伴有腹满胀闷者，用秦皮、莱菔子提高肠道动力，促进肠道蠕动以保持肠道通畅，干姜可促进胃的蠕动，有利于将胃内反流的十二指肠液排出，并能防止反流。

严光俊医案

（脾虚胃气壅滞证，和胃止痛降胃气）

邹某，女，52 岁，2009 年 8 月 14 日初诊。2 年前，因情绪、饮食不慎，渐致胃脘胀满，时隐痛，呃逆，口苦，恶心，纳差，大便溏，排出不畅，舌红、苔黄腻、脉弦滑。胃镜检查诊断为慢性萎缩性胃炎。每因情绪不遂，病情反复。前医认为，本病乃湿热阻滞脾胃所致，拟清热利湿、和胃止痛法，或健脾和胃法治疗，疗效不显，就诊于我科。严师从脾胃虚弱、胃气壅滞立法，以通降胃气为治。方用苏梗 15g、陈皮 12g、枳壳 12g、白芍 15g、甘草 6g、香附 15g、川芎 9g、当归 12g、郁金 12g、金不换 10g、旋覆花 20g、代赭石 15g。3 剂胃脘胀满减轻，口苦好转。继进 7 剂，口苦、呃逆等症明显缓解后，再以上方增损，巩固治疗月余告愈。

（王雪梅．严光俊治疗慢性萎缩性胃炎经验．湖北中医杂志，2010，6．）

【诠解】"六腑以通为顺"。在辨证论治的过程中，常常抓住现代脾胃病的生理病理特点，主张治疗本病以"通"为法。"通"即调畅气血、疏其壅塞、消其郁滞，在审证求因的基础上，严师针对慢性萎缩性胃炎，气（气机郁滞或肝气郁结）、寒（中焦虚寒或脾胃阳虚）、湿（湿热中阻或寒湿困脾）三个方面，结合脾胃通降为顺特点，提出辛降、温降、苦降三治。辛降法，用于病在脾气郁滞，阳不升者，宜调升降之机，常用行气通降汤加减，方由苏梗、香附、陈皮、枳壳、大腹皮、茯苓、白术等组成，具有疏肝理气、和胃止痛之效；温降法，用于寒邪客于胃，阳气郁滞，经脉阻滞导致的胃痞病，治疗主要选用温通的药物，常用温中通降汤加减。方以黄芪、吴茱萸、赤白芍、甘草、白术、桂枝、生姜等组成，具有温中散寒、通府散结作用；苦降法主要用于痞证兼夹湿邪者，治疗常用清热通降汤加减，方由黄芩、黄连、半夏、炒苍术、泽泻、陈皮、白术等组成，具有苦寒燥湿、行气降痞的作用；治疗时，更应在通降法的基础，化痰养阴、温清消等数法联用、肝脾同调，可达到满意疗效。

六、寒热错杂

熊继柏医案

（寒热错杂疑难证，藿朴黄连温胆成）

文某某，女，23 岁。因经常干呕 5 年，于 2000 年 10 月 8 日求诊。诉近 5 年来经常干呕，进食生冷食物则呕吐，近 2 个月每日均反胃，进生冷或辛辣食物均呕吐，伴胃脘胀痛，不思饮食，口中微苦，舌红，苔薄黄，脉滑而弦。曾在西医院做纤维胃镜检查，诊断为"胆汁反流性胃炎"。拟四逆散加藿朴黄连温胆汤：柴胡、白芍、藿香、苏梗、陈皮、竹茹各 10g，厚朴、茯苓、枳实各 15g，法夏 20g，甘草 6g，黄连 3g。7 剂，水煎服，2000 年 11 月 7 日二诊：药后即未出现呕吐，胃脘胀痛亦大减，唯晨起干呕吐酸，大便偏溏，苔薄黄，脉细滑。再拟苏连藿朴温胆汤加减：苏叶、藿香、陈皮、法夏各 10g，煅瓦楞子、厚朴、茯苓、枳实各 15g，竹茹 20g，黄连 4g，甘草 6 克。再进 7 剂，药后干呕吐酸均显减，改用香砂六君子汤 7 剂以善后。随访年余，呕吐一直未发。

（杨维华. 熊继柏教授从寒热错杂辨治脾胃病经验. 湖南中医药导报，2003，6.）

【诠解】此例患者病初进生冷食物则呕吐，渐至进生冷辛辣食物均出现呕吐，表明初为寒郁中脘，渐渐郁而化热，成为寒热夹杂之证，胃脘胀痛，不思饮食，口苦，苔薄黄，脉滑，为痰湿郁热之象，故以苏叶、藿香、陈皮、法夏、厚朴、茯苓、枳实等温化痰饮，佐以竹茹、黄连清化痰热，煅瓦楞子制酸，藿香、法夏、竹茹止呕，甘草调和诸药，如此辛温之中稍佐以苦寒，既燥湿降逆，又清化痰热，因而效如桴鼓。

七、脾胃阴虚

华岫云医案
（脾胃阴虚嘈杂证，益胃芍甘两相宜）

张某，女，42 岁。胃脘嘈杂反复发作 3 年，不吐酸水不嗳气，每于饥饿时，胃如盐腌，又似吞椒，得食则止，或食柑橘、苹果之类症状缓解，西医诊断为浅表性胃炎。近来嘈杂日渐加重，发作频繁，故于 1979 年 8 月来院门诊，舌红苔薄黄，脉弦细。辨证为脾阴虚胃燥嘈杂。法用甘凉稍佐微酸，以益胃汤合芍药甘草汤化裁：北沙参、麦冬、生地、玉竹、白芍、白扁豆皮、制香附各 10g，粉甘草 6g，冰糖 20g（去渣后纳煮一二沸）。上方先后服 10 剂，嘈杂大减，唯鸡鸣时胃脘仍有嘈感，遂易参苓白术散加减，连服 10 剂告愈。

［雍履平. 华岫云治嘈三法验证. 吉林中医药，1993，（2）］

【诠解】通常饮入于胃，游溢精气，上输于脾，脾气散精，上归于肺；脾与胃以膜相连，脾为胃行其津液，故脾属阴，主乎血，胃属阳，主乎气。胃易燥，全赖脾阴以和之，脾易湿，必赖胃阳以运之，一阴一阳，互为表里。合冲和之德而为后天生化之源。若脾阴虚，不但无阴以和胃，而且不能使胃蓄吸津液以自润，从而形成胃燥之嘈杂，今以益胃汤合芍药甘草汤加扁豆衣、香附，取沙参、麦冬、生地、玉竹、冰糖滋液而益胃阴，芍药配合甘草既可酸甘化阴润燥以去火，又可柔肝养营血，正合华氏甘凉稍佐微酸之意。扁豆用皮者，以其补脾气、胃气无壅滞之弊；香附长于疏肝理气而不耗气，其味辛苦性平而佐诸甘凉濡润药而不腻。然本方究系凉润之品，不可久用，恐伤中阳，故易参苓白术散侧重健脾滋脾而取效于末尾。若嘈杂伴胸痞胸闷者，当去白芍，加香附，以其补虚除湿，行滞调气，脾胃两和，嘈杂自愈。

甘凉濡润佐微酸法：华氏认为，嘈有虚实真伪，统分真伪两大门，伪嘈纯属病理性，非治不愈；真嘈有属病理性有属生理性，故有需治有不需治。不需治者如年岁壮盛，脾胃生发之气与肾阳充旺，食易消，多食易饥而嘈，得食即止，此非病也，名之真嘈，或谓实嘈，不必服药；热病之后，胃气虽渐复，津液尚未充，但以饮食调之，可以自愈，此亦名之真嘈，但属病理性的津亏虚馆，也不需服药。所需治者，是因脾阴虚，胃家饮食游溢之精气全输于脾，不能稍留津液以自润，则胃过于燥而有火，故欲得食以自资，稍迟则嘈杂愈甚，得食则嘈暂止，若失治可延成便闭、三消、噎膈之症，此名真嘈。由于脾阴虚而致胃燥，故治宜补脾阴，养营血兼补胃阴，法用甘凉濡润或稍伍微酸之义。

第四节　消化性溃疡（口腔溃疡）

一、胃阴不足

沈英森医案

医案1（阴虚火旺口腔溃疡，滋阴清火兼以利咽）

郑某，男，47岁，2010年3月23日就诊。病史：自诉口舌生疮1个月余，反复发作。曾服冰硼散、维生素、头孢等治疗，效不佳。症见：口腔、舌头布满白斑微点，其疮面周围色淡红，同时牙龈肿痛，干咳，咽红，舌红、苔白，脉细数。西医诊断：口腔溃疡。中医诊断：口疮，证属胃阴不足，虚火上炎。治以养阴生津，清热去火兼以利咽。处方：知母、麦冬、玄参、竹叶、浙贝母、黄柏各10g，生石膏、北沙参、连翘各15g，桔梗5g。4剂，每天1剂，水煎服。并嘱其禁烟酒、辛辣油腻、熬夜；清淡饮食，多食水果。复诊：口舌斑点减少，牙龈肿痛减轻，干咳、咽红消失。守上方去桔梗、浙贝母，加山药15g，薏苡仁10g。7剂，如法继服。其后于6月4日因他病前来就诊，告知服7剂口疮服药毕后无复发。

医案 2（胃阴亏虚溃疡现，清火圣方口疮灵）

魏某，男，4 岁，2010 年 6 月 1 日就诊。病史：口腔溃疡反复发作。症见：口腔溃烂，周围色淡红，反复发作，口干不渴，咽腔红肿不甚，纳差，舌红、苔少，脉细数。西医诊断：口腔溃疡。中医诊断：口疮，证属胃阴亏虚。治以养阴清热，消食益胃。处方：生石膏、知母、生地黄、麦冬、桔梗、浙贝母、鸡内金各 5g，谷芽、麦芽各 10g。4 剂，每天 1 剂，水煎，分多次服。并嘱其母对患儿要禁食辛辣煎炸之品。复诊：口腔溃烂明显好转，咽腔红肿消失，饮食亦有所好转。守上方去桔梗、浙贝母，加茯苓 5g，山药10g。续服 5 剂告愈。

［葛茂功．沈英森教授治疗难治性口疮经验简介．新中医，2011，43（5）］

【诠解】沈老认为本病病位在口腔和舌，与心、脾相关，而其本在胃。《内经》云："诸痛痒疮，皆属于心"，亦说明心和舌病理方面的关系。而脾主肌肉，开窍于口，足太阴脾经连舌本、散舌下。《圣济总录》指出："口舌生疮者，心脾经郁热所致也。盖口属脾，舌属心，心者火，脾者土，心火积热，传之脾土，二脏具蓄热毒，不得发越，冲攻上焦，故令口舌之间生疮肿痛。"所以说口疮的发生与心脾关系密切。舌为血脉丰富之器，有赖于气血的濡养和津液的滋润，而胃为水谷之海，气血生化之源，所以，口腔的正常须依赖胃气功能的正常发挥。而且足阳明胃经环口夹唇入上齿中。本病宜分虚实两端。把口渴与不渴作为分辨实火虚火的辨证要点，即口渴者多属实火，口不渴者多属虚火。临床上由于难治性口疮日久不愈，多为虚实夹杂之证，即胃火过剩，胃阴相对不足。因此，治疗当虚实兼顾，滋阴清热并举。沈老根据多年临床经验，创制了治疗口疮的经验效方——口炎灵（方由生石膏、知母、玄参、生地黄、麦冬、赤芍组成），临床辨证运用，治疗口疮每致佳效。本方中生石膏辛甘大寒，《神农本草经》云："口干舌焦"，清阳明有余之火而不损其阴，故为君药；知母苦寒质润，滋清兼备，不仅可助石膏清胃热，还可发挥益胃阴的作用，为臣药；玄参、生地黄、麦冬、赤芍润胃的同时尚可发挥清热之功，故为佐使。诸药配合，共奏清热泻火，养阴生津之功。正如张景岳所言："口疮口苦，凡三焦内热等证，宜甘露饮"，其亦指出口疮的治疗在清热的同时亦需滋阴。临床多用滋阴清热之品治之，滋阴又恐损伤脾胃，而脾胃又恰是引起口疮的根本之所在，故临床治疗之时多加有健脾益胃之药。临床上亦需根据不同的症状，在本方的基础上，随症加减，方可取得较佳的疗效。如咽喉不利，疼痛者加桔梗、牛蒡子、浙贝母以行气利咽，清热止痛；大便不畅者加枳实、火麻仁、大黄以泻下导滞，润肠通便；口舌疼痛比较重者加延胡索、白芍行气养阴，缓急止痛；纳呆，腹胀者加鸡内金、谷芽、柿蒂、砂仁以醒脾健胃，消食降逆；舌尖红肿、小便灼痛者加竹叶、黄连、灯心草以清心泻火，利尿止痛；有外感发热证候者加薄荷、钩藤以宣利肺气，清热解表；失眠多梦者加酸枣仁、生龙骨、生牡蛎以重镇降逆，养心安神。本病的治疗除在药物治疗的基础上，患者亦需注意饮食方面的情况。饮食宜以清淡而稀饮为主。宜多食汁多味甘类水果，如雪梨、苹果、桃子等，但榴莲、芒果应注意少食或不食。忌辛辣刺激食物，如榨菜、辣酱等能助热生湿；忌油煎、炙烤食物，如油煎大排、烤羊肉、炸糖糕、油饼等，这些食物不利于口腔溃疡愈合。

二、湿浊内蕴

许彭龄医案

（湿浊内蕴口腔溃疡，清胃化浊虚实兼治）

袁某，女，21岁，2010年2月16日初诊：主诉口腔溃疡反复发作2个月余。现病史：患者无明显诱因出现口腔溃疡，左颊初起，后波及上下唇内、舌等处，最大面积2mm×2mm，烧灼疼痛，周围红肿，反复发作。偶有胃部胀满，无明显疼痛，大便黏腻排出不畅，口中异味，舌红、苔黄腻、脉沉滑。既往有浅表性胃炎史2年，辨证属脾胃湿热，治以清胃健脾化湿浊：公英30g，藿香15g，半夏12g，桔梗15g，枳实15g，厚朴9g，莱菔子20g，胡黄连6g，甘草12g，7剂水煎服，每日2次。2011年2月23日复诊：药后口腔溃疡未见新发，左颊部溃疡好转，烧灼样疼痛减轻，胃胀未作，大便排出通畅，每日2~3次，质稀，舌红、苔腻渐退、脉沉滑。处方：藿香18g，黄柏12g，薏米20g，胡连3g，六一散20g，公英30g，连翘18g，干姜12g，甘草12g，7剂水煎服，每日2次。2011年3月2日三诊：药后口腔溃疡未见新发，左颊部溃疡愈，上下唇及舌部溃疡均有不同程度的好转，大便排出通畅，每日1~2次较前成形，舌红、苔白微腻、脉沉滑。处方：藿香15g，半夏12g，黄连3g，甘草12g，五倍子5g，干姜9g，茯苓12g，14剂后痊愈，随访半年未复发。

[李冬梅，刘寨华，李同达. 许彭龄从脾胃论治复发性口腔溃疡经验. 中国中医基础医学杂志，2012，18（7）：747，749]

【诠解】许老认为，湿热熏蒸所致的口腔溃疡应从脾胃入手，涤荡中焦湿热，使之从大便排出则口腔溃疡自愈。方中以公英为君，既能清胃热、解毒，又能消肿散结，且不伤中土。《本草新编》有云："蒲公英亦泻胃火之药，但其气甚平，既能泻火，又不损土，可以长服久服而无碍。凡系阳明之火起者，俱可大剂服之，火退而胃气自生。"藿香、半夏同为臣药，取其藿香芳香调中，行胃气化湿浊；半夏入脾胃兼入肺，能行水湿、降逆气，尤善祛脾胃湿痰，两药配伍共奏祛湿热化秽浊之效。佐以枳实、厚朴、莱菔子共同清利中焦，行气导滞使湿浊从大便排出。取桔梗引药上行直达病所，且兼具排脓宣肺化湿之功。二诊加强化湿健脾之力，同时佐以干姜配甘草，辛甘化阳，佐治苦寒之性。三诊后湿热之邪渐退，溃疡明显好转，给予茯苓健脾化湿，辅以五倍子收湿敛疮，连服 14 日而愈。口腔溃疡初起多为上焦实火，或夹湿，或伴中焦虚寒，或上盛下虚之虚实夹杂，病因病机复杂多变。许老多从清泻胃火理脾入手，常用公英、厚朴清胃泻脾，并酌以胡黄连、黄连、藿香涤荡胃肠湿热，或酌以莱菔子降胃气除胀满，同时应用茯苓、半夏兼顾健脾理脾，故而效果卓著。

三、心脾热盛

李乾构医案

（伏火本虚多溃疡，补脾泻火是良方）

患者，男，38 岁。口舌生疮 2 个月，服中西药未愈。舌尖和下口唇内各有 1 个 0.1~0.2cm 溃疡，四周红肿，中间基底凹陷，表面覆盖黄苔。灼热、疼痛难忍，不能进食，口苦口臭，烦躁易怒，大便 5 日未行，小便黄，尿有灼热感，舌红苔黄，脉弦滑。辨证：心脾火盛，循经上炎，腐肉生疮。治法：清热泻火，消疮止痛。处方：大黄 10g，黄芩 15g，黄连 5g，生石膏 30g，生栀子 10g，赤芍 15g，白芍 15g，生甘草 5g，延胡索 15g，玄参 30g，莲子心 3g，全车前 20g。每日 1 剂，水煎 2 次，共 400ml，分 4 次温服。并予西黄清醒丸和六神丸交替口含服。服上方 1 剂，大便通，口疮疼痛减轻。服 7 剂复诊，口疮疼痛不明显，饮食如常，急怒现象减半。检查溃疡缩小，表面为白苔，舌苔薄白，脉细滑。照上方去芩、连、大黄、生石膏，加黄芪、当归、白及、甘草。再服 7 剂，以补益气血，敛疮生肌。并嘱每天吃绿叶蔬菜 500g 和新鲜水果 250~500g，保持大便通畅。痊愈半年未复发。

[陈明. 李乾构教授从"火"论治口疮的经验. 中国中西医结合消化杂志 2004, 12（1）]

【诠解】《灵枢·脉度》说："心气通于舌，脾气通于口。"《圣济总门录·口齿门》曰："口疮者，由心脾有热，气冲上焦，熏发口舌，故作疮也。"《证治准绳》云："心属君火，是五脏六腑之火主，故诸经之热，皆应于心。心脉布舌上，若心火炎上，熏蒸于口，则口舌生疮。脾脉布舌下，若脾热生痰，热涎相搏，从相火上延，亦生疮者，尤多。"可见口为脾之窍，诸经多汇于口，五味入口藏于脾胃，为之运化津液，以养五脏，五脏之气偏胜，则诸疾皆生，故口疮乃脾气偏盛，心火上炎，心脾火盛所致。口疮多发于口颊、唇及舌部，每因过食煎炸辛辣食物而发。初起溃疡点较多，呈圆或椭圆，如黄豆大小，边缘红晕鲜明，中央凹陷呈黄白色，疼痛较甚。兼有口腔灼热感，头痛，口干口渴，烦躁纳呆，小便短赤，大便秘结，舌质红，苔黄，脉滑数。此因心脾火盛，腐肉生疮。治宜清热泻火，消疮止痛。药用泻心汤合泻黄散加减：莲子心、生石膏、炒栀子、黄芩、黄连、大黄、野菊花、公英、丹皮、赤芍、甘草、生黄芪。李教授认为，口疮为本虚标实，正虚邪盛之病，治疗要分清主次，标本同治。早期和溃疡期实火为多，治宜祛邪为主；修复期和巩固期虚火为多，宜扶正为主，辅以去邪。纯补纯攻，往往难获全效。在辨证论治基础上多加用生黄芪、生甘草可促进口疮愈合。

四、阴寒内盛

俞海峰医案

（阴寒阳虚溃疡复发，引火归源顽症痊愈）

王某，男，48岁，2009年10月2日初诊。患者患口腔溃疡30余年，疼痛影响进食。曾用中西药治疗，病情未获改善。症见：口腔黏膜、舌尖部有多处溃疡面，从米粒到黄豆大小不等。舌淡苔白，脉细微。证属阴寒偏盛，阳虚上浮。治宜温补肾阳，引火归源。方用四逆汤加味：制附子60g、干姜60g、炙甘草60g、肉桂10g、煅牡蛎20g、黄芪15g、桃仁10g、红花10g。服药3剂后患者疮面基本愈合，为巩固疗效再进9剂，多年口腔溃疡得以痊愈。

[俞海峰. 四逆汤临床应用. 西部中医药，2011，24（10）]

【诠解】口腔溃疡属中医"口疮"范畴，长期服用清热泻火、滋阴清热之品，则致患者阳气大伤，阴寒内盛，故疮面年久不愈。用大剂量附子、干姜温阳补肾；肉桂、牡蛎引火归源；久病多虚多瘀，故加黄芪补气血；桃仁、红花活血化瘀而获意外疗效。

五、脾虚夹湿

蒋筱医案

（阴虚加湿溃疡现，健脾除湿口疮痊）

患者，女，40岁，2007年11月25日初诊。诉纳差，大便稀溏3年，时或下腹隐痛，伴口疮反复发作，使用漱口水漱口，反复服用清热泻火药，疗效不显，痛苦不堪。察其舌质淡红，苔白腻，脉细略弦。辨证为脾虚挟湿证，投予健脾汤加减。党参15g、白术15g、茯苓15g、厚朴6g、白豆蔻9g、延胡索6g、香附6g、麦芽10g、神曲10g、扁豆15g、薏苡仁15g、山药15g、重楼15g、甘草6g。服药7剂，大便次数减为每日1~2次，稍能成形，口疮未新发。继投上方7剂，大便基本成形，每日1~2次，纳谷渐香，舌质淡红，舌苔薄白，脉细，口疮消失。上方加减继服月余，口疮未再复发。临床观察上述方药加减治疗口疮属脾胃虚弱证型者多获得满意疗效。

[蒋筱. 口疮治验. 山东中医杂志，2009，28（1）]

【诠解】口疮有虚实之分。《内经》有云："诸痛痒疮，皆属于火。"口疮发作，究其病因不离火。口疮新发，病程短者，多为实火，反复发作，日久难愈者多为虚火。虚火有肾阴不足，不能上济于心，心火上浮发为口疮，亦有脾胃气虚，虚火内生而发口疮者。概脾胃为后天之本，若脾胃之气无损，则土实水满，相火藏于命门真水之中，不为害。若脾胃气虚，水湿下流，闭塞下焦，相火妄动，阴火上冲，可致口疮反复发作难愈。即谓"中气虚寒，得冷则泻，而又火升齿衄，此为土薄火升，清凉药无效，当温补中气，俾土厚，则火自敛"。对于此类口疮患者，忌投苦寒败胃之品，以免更伤脾胃，使元气愈衰，阴火愈炽。治宜健脾补中，使脾胃之气充沛而阴火自除。口疮虽有虚实之分，但前来就诊患者多以反复胃脘胀闷不适，食不消化为主诉，伴大便稀溏，日行数次，口疮反复发作，并常伴有牙龈出血。此应为脾胃虚弱，脾虚无力运化水湿，脾虚挟湿，致口疮反复发作，脾不统血，致齿龈出血。治以健脾祛湿，方用健运脾胃之剂，如此，口疮渐消，发作次数减少，齿龈出血得止。

岳妍医案

（脾虚阴火上乘口疮复发，东垣名方升阳甘温除热）

李某，女，61岁。2012年12月21日初诊，患者口舌生疮3个月，自服清热解毒中药和西药无效，故来我院脾胃科寻求中医药诊治。现患者口舌生疮 3 处，其中舌下一疮疡最大，直径约 1cm；纳差，自诉口内有发热感，口干、口苦；无关节疼痛；大便 1 次/日，量少，质黏，排出不畅；舌暗红有齿痕，苔白厚腻，脉沉细。证属脾胃虚弱，阴火上乘，治以补脾胃，泻阴火。方选金元四大家之一李东垣名方补脾胃泻阴火升阳汤加减，处方：柴胡 6g、炙甘草 10g、生黄芪 20g、苍术 10g、羌活 10g、升麻 5g、黄芩 10g、黄连 10g、生石膏 30g、玄参 15g、生地黄 15g、麦冬 15g、蒲公英 30g、连翘 15g、夏枯草 15g、白芷 10g、天花粉 15g、细辛 3g。4 剂，水煎服，1 剂/日，分早晚 2 次服用，嘱忌食生冷油腻辛辣食物，注意劳逸适度。

12 月 25 日二诊：自诉诸症均有所好转，但口舌生疮疗效不显著，且仍有口干口苦、口中发热感，纳差，大便 2~3 次/日，质黏，排便不畅；舌暗红，苔白厚腻，脉沉细。效果不显著，故对上方进行调整，并加用外敷治疗，内外合治。内服方药用上方去苍术、连翘，加知母 6g，柴胡 14g，龙胆 10g，生牡蛎 30g。7 剂，煎服法及宜忌同前。外敷药用吴茱萸 12g，嘱病人用醋调匀，分 4 次每晚贴敷足心。

2013 年 1 月 2 日三诊：患者自诉病情大为好转，口腔溃疡基本消失，纳可，眠安，大便 2~3 次/日，质黏，排出不畅；舌暗红，苔薄白腻，脉沉。外敷方药及用法不变，内服方药用前方去夏枯草、天花粉，加连翘 15g，天冬 10g，生大黄 10g。7 剂，煎服法及宜忌同前。后随访得知患者此次治疗后痊愈，口疮未再复发。

[邱洪蕾. 口疮治验举隅. 长春中医药大学学报，2013，29（4）]

【诠解】此例患者有大便质黏、纳差等脾胃不和症状，之前服用清热解毒药及西药未有改善，故不应单纯清热解毒泻火。《脾胃论》载"饮食损胃、劳倦伤脾、脾胃虚则火邪乘之而生大热，当先于心分补脾之源，盖土生于火，兼于脾胃泻火之亢盛"。据此，辨为脾胃不和、阴火上乘证，治则以补脾胃为本，泻阴火为标，方用补脾胃泻阴火升阳汤加减。该方出自《脾胃论·脾胃盛衰论》，是李东垣甘温除热法的代表方之一。该方由黄芪、苍术、人参、炙甘草、柴胡、羌活、升麻、黄芩、黄连、石膏组成，是李杲为长夏时节脾胃亏虚，阴火上乘而拟之主方。本病例初诊方中黄芪、苍术健脾燥湿，柴胡、升麻升举清阳，玄参、麦冬、生地黄、天花粉滋阴生津、润燥降火，生石膏、羌活、黄芩、黄连清热燥湿泻火，蒲公英、连翘、夏枯草、白芷清热解毒、消肿排脓，细辛辛温发散郁火，取《本草纲目》"口疮、喉痹、齿诸病用之者，取其能散浮热，亦火郁则发之"之义也。全方共奏补脾胃、泻阴火之功。

初诊：虽诸症均有所好转，但口疮疗效不明显，疑为辛燥之品太过，故次诊去苍术、连翘，加知母、柴胡、龙骨、牡蛎以滋阴降火。因为应用补脾胃泻阴火升阳汤时，"如见肾火旺及督、任、冲三脉盛，则用黄柏、知母"（《脾胃论》）。柴胡、龙骨、牡蛎三味药组成的柴胡牡蛎汤主治肝胆郁热。因脾虚则木易乘之，故脾虚致阴火时，当防治肝胆生热。明其相传，则截断其病势，实乃上工之良策。此外，二诊所施外治法，功不可没。《本草纲目》载吴茱萸"性虽热，而能引热下行"，且其性偏燥烈、气味俱厚，不论皮肤吸收还是对穴位、经络的刺激作用都比较明显，适宜外治。"咽喉口舌生疮者，以茱萸末醋调，贴两足心，移夜便愈"。涌泉乃肾经首穴，位于足心，为人体最低处。吴茱萸外敷涌泉穴，则能引火归源，实为良法。三诊：病情大为好转，口腔溃疡基本消失，故去夏枯草、天花粉清热解毒之品以防伤胃；大便质黏，排出不畅，故加生大黄、天冬、连翘以滋阴清热泻下。口疮是临床常见疾病，明代薛己《口齿类要》描述其症状"口唇生疮，口内无皮状，口舌糜烂，唇舌生疮，口臭牙龈赤烂，口苦而辣，口苦胁胀每怒口苦发热，每怒则口苦兼辣，头痛，胁胀，乳内刺痛"。本例患者单纯清热泻火无效，又见其有脾胃不和，故从脾胃论治，兼泻阴火。阴火是李杲提出的概念，用于解释因脾胃虚损所致的热象，其发生的机制主要是脾气虚弱，同时可兼夹各种证候。治疗阴火应补脾胃之虚以增加脾胃的能量，并加以宣通气机之药，令升降有序，使脾胃"动"起来，故用补脾胃泻阴火升阳汤以温补脾胃、清泻阴火。但本例初诊单纯用补脾胃泻阴火升阳汤加减，疗效并不明显；二诊在方中加柴胡牡蛎汤来清降肝胆郁火，并且加上外治法以引火归源，引降肾经虚火，疗效倍增。可见患者脾胃不和兼有肝肾阴虚，阴不制阳，阴虚火旺，上扰于口，形成口疮。故对于此类兼有脾胃不和症状的口疮患者，在补脾胃、泻阴火的同时，也要降肝胆以及肾经之火。

刘亮医案

医案1（脾胃虚寒湿阻中焦，温中健脾化郁止痛）

患者，男，50岁。2010年7月初诊，主诉口腔溃疡反复发作半年余。因饮食不适而加重，视其口腔黏膜溃疡处色淡红，上覆盖灰白色渗出物，充血水肿不明显，患处微痛，视其形体消瘦，精神疲倦，肢冷畏寒，面色㿠白，食欲不振，便溏溲清，舌质淡苔白水滑，脉沉细无力。证属脾胃虚寒，湿阻中焦，郁久化热，上蒸清窍。治以温中健脾，散寒止痛。方用理中汤加味。方药为党参15g，白术30g，干姜10g，茯苓12g，炙甘草10g，炒薏苡仁30g，扁豆10g，炮附子12g，黄连6g，红枣5枚，生姜10g。水煎服。患者服7剂后，口腔溃疡愈合不痛，继以上方去黄连服之月余，诸症皆失，未见复发。

[刘亮.复发性口腔溃疡应用经方辨治心得体会.中国中医急症，2013, 22（12）]

【诠解】理中汤为党参、干姜、白术、炙甘草组成，《伤寒论》第386条云"霍乱，头痛，发热，身疼痛，热多欲饮水者，五苓散主之，寒多不欲饮水者，理中丸主之"，"理中者，理中焦也"。是知理中丸多为素体气虚，劳倦过度，或恣食生冷，伤及脾胃，中焦虚寒，运化无力，湿阻中焦，郁而化热，以致阴火上冲，故口腔溃疡疼痛而作矣。本证的辨证要点为口腔黏膜溃疡淡白，或淡红，上面覆盖灰白色渗出物，充血水肿不明显，但隐隐作痛，且形体一派中焦虚寒之象。舌质淡苔薄白，脉沉迟或细而无力，故治疗温中散寒，健脾止痛。方中党参甘温补中、健脾益气，白术健脾燥湿，二者相伍脾健则运化有序，湿气以除，胃和则升降有职，阴火以降。干姜温中散寒，甘草温中益气，诸药合用，正所谓"参草甘以和阴，姜术辛以和阳，辛甘相辅以处中，上交于阳，下交于阴，阴阳和顺，则百病愈矣"（《伤寒真诚奇话》）。笔者临床体会，服用此方若其效不显，可少加黄连以做反佐，既可制辛温之燥热，又可直折浮游之阴火，是方又名连理汤。验之临床，其效颇佳。另外对于此类患者加入鸡内金一味，既可帮助其消化之职，又鸡内金为治口糜之良药也。

医案2（肾阳虚阴火上逆，补肾阳引火归源）

患者，男，65岁。2010年10月初诊，主诉口腔溃疡反复发作已2年余，近日复发加重，询其口腔隐隐作痛，视其局部有3处溃疡，但其局部不红不肿，疮面颜色较淡，无附着物。患者自诉肢冷畏寒，腰膝酸软，夜尿3~4次，经常腹泻，平素易于感冒，舌质淡体胖大，苔薄白，脉沉细。证属肾阳虚弱，虚火上炎，治以温补肾阳，敛水止疡，方以金匮肾气丸加减。方药为熟地黄30g，山茱萸肉15g，山药30g，牡丹皮10g，茯苓10g，泽泻12g，肉桂10g，制附子18g（先煎），磁石30g，补骨脂10g，细辛10g，牛膝12g。7剂，每日1剂，水煎服。服3剂后诸证均减轻，以上方加减服半月而愈，后告以常服金匮肾气丸以善后。

[刘亮.复发性口腔溃疡应用经方辨治心得体会.中国中医急症，2013, 22（12）]

【诠解】金匮肾气丸由熟地黄、山茱萸、山药、牡丹皮、茯苓、泽泻、肉桂、制附子组成。《金匮要略·血痹虚劳病脉证并治第六》第15条云："虚劳腹痛，少腹拘急，小便不利者，八味肾气丸主之。"虚劳者，体虚而劳损，本患者年过六旬，虚寒之体，未有调理，或误服寒凉药物，肾阳受损，阳虚无根之火，浮越于上，则成复发性口疮。本证辨证要点是疮面虽有溃疡，而局部周围无有形性反应，充血水肿覆盖物不明显，疮面颜色较淡，口腔隐隐作痛，恣食生冷之品，或炙煿之品而加重，但必有一系列阳虚之见证，如肢冷畏寒，腰膝酸软，溲清便溏，舌质淡胖大，脉沉细等。对此治疗需温补肾阳，引火归源，方中熟地黄、山茱萸相伍滋肾水，益真阴，达"壮水之主，以制阳光"之功。山药、茯苓相配，则健脾补中，利湿祛邪。泽泻、牡丹皮相用，则既可泄热，又可利湿。尤妙在附子、肉桂相伍，温补肾阳，祛寒止痛，而获"益火之源，以消阴翳"之用。诸药相合，有阳中求阴、阴中求阳之意，补中有泻，泻中有补，阴平阳秘而口腔自愈矣。由此可知，复发性口腔溃疡从肾论治，从虚着手，实仲景开后世治疗虚寒性疾病之先河，不唯口腔溃疡，他病亦如此，"治病求本"此之谓也。

孙雯医案

（脾虚湿阻蕴内热，健脾清热除内湿）

梁某，男，35岁。口腔溃疡反复发作2年余，此伏彼起，灼热疼痛，伴口气臭秽，听力减退，容易疲倦，纳差，大便稀溏。舌质淡红，苔白腻，脉滑。按舌、脉、症表现，辨证为脾胃虚弱，运化失常，湿浊内蕴化热，蒸灼口腔，而发为"口疮"。治以健脾化浊，兼以清热燥湿。处方：党参15g，茯苓15g，白术15g，甘草5g，法半夏10g，陈皮10g，炒黄柏10g，莲子15g，山药20g，苍术15g，升麻10g，石菖蒲10g。服上方5剂后，患者口腔溃疡减少，口臭好转，纳食增加，继予10剂，口腔溃疡愈合。1个月后口腔溃疡再发，继予上方调理而愈。

[孙雯. 四君子汤临床应用. 光明中医，2012，27（1）]

【诠解】口疮是口腔黏膜受邪热熏灼，或失于气血荣养所致，本病例为青年男性，平素饮食不节，损伤脾胃，失于健运，湿浊内生，化热熏灼口腔黏膜，导致口疮发生，治以四君子汤加味健脾化湿，升清除浊，清热燥湿，标本同治，而收显效。

第五节　消化性溃疡（胃溃疡）

一、脾虚肝郁

张芳馥医案

（脾虚肝郁瘀阻胃络，柴胡疏肝祛瘀止痛）

张某，68 岁，离休干部，1996 年 3 月 2 日因胃脘疼痛于某县医院钡餐检查为胃溃疡，因治疗无明显效果转至某医学院附属医院就诊，经胃镜检查确诊为胃小弯部巨大溃疡，因溃疡面较大，建议手术治疗。患者及家属因其年龄较大，畏惧手术，遂转求中医治疗。初诊时症见胃脘疼痛剧烈，有烧灼感，常在进食后发生，持续数小时后缓解，有明显的进食—疼痛—缓解特征，面色萎黄，形体消瘦，倦怠乏力，时易恼怒，纳差，泛酸，腹胀，便溏，时有黑便，舌紫暗，苔白厚，脉细涩。辨属脾虚肝郁、瘀阻胃络，治以健脾疏肝、祛瘀止痛。予小柴胡汤加减：柴胡 10g、法半夏 10g、党参 15g、黄芩 10g、厚朴 15g、白术 20g、蚤休 20g、炒蒲黄 30g（包煎）、五灵脂 30g、甘草 10g，先服 5 剂，药后疼痛减轻。因患者年老行动不便，遂以散剂内服，予药如下：党参 150g、黄芪 150g、白术 80g、怀山药 150g、茯苓 100g、炒蒲黄 100g、五灵脂 100g、木香 50g、厚朴 50g、蚤休 200g、鸡内金 80g、建神曲 100g、山楂 100g、甘草 40g，上药为末，吞服，每日 3 次，每次 10g。并嘱饮食宜清淡稀软，少食多餐，服药期间如有病情变化则及时来诊。2 个月后复诊，述胃痛明显减轻，饮食增加，泛酸、腹胀、便溏等症均有所改善，黑便基本消失。继守前法前方，再服半年后临床症状均消失，钡餐检查正常。随访至今未复发。

［张彪．张芳馥治疗消化性溃疡经验．中医急症，2007，16（5）］

【诠解】消化性溃疡病位在胃，与肝、脾关系极为密切，多由饮食不节、情志失调引起，病机多为肝胃不和，肝气横逆，脾胃失调，病久者亦常见血瘀征象。其辨证有虚实之分，虚则脾胃虚弱，实则胃络瘀痹，总属本虚标实之证。治疗必须顾护脾胃，调和肝脾。如有血瘀者当配伍活血化瘀之品，胃阴受损者当加滋阴之品。中药汤剂能及时根据患者病情变化辨证运用，散剂能针对基本病机长期坚持治疗，因此治疗本病常以汤药与内服散剂配合，且消化性溃疡属本虚标实之证，选方用药应平正和缓，以免使正气伤戕。张老常用方药如下：党参、黄芪、白术、淮山药、茯苓、炒蒲黄、五灵脂、木香、厚朴、蚤休、甘草。方中党参甘平，健脾运而不燥，滋胃阴而不腻，并具抗溃疡之功；黄芪甘温，擅于充虚塞空，既能补脾，又能生津；淮山药甘而不温，为补虚佳品，兼滋脾胃之阴；白术味苦而甘，能健脾化湿，益气和中；茯苓味甘，渗湿健脾，能止胃酸；木香辛苦而温，能行气止痛，健脾消食；厚朴芳香化湿，有抗溃疡之功；蒲黄味甘性平，功能止血化瘀，炒用可补血止血；五灵脂咸甘性温，能化瘀止痛；蚤休能行胃气；甘草调和诸药，缓急止痛。且方中黄芪配山药，一补脾阳，一补脾阴，阴阳相合，相得益彰；白术配茯苓，一健一渗，共奏健脾除湿之功；蒲黄炒用，可助补脾之功，摄血归源，与五灵脂同用，可增强活血散瘀止痛的功效。诸药相合，以调补脾胃、甘润调养为主，兼以调肝和胃，活血止痛，收剑制酸。临证用之，每获良效。

孔嗣伯医案

（中焦湿盛壅阻致溃疡，健脾祛湿解毒是良方）

患者，男，61岁，有胃溃疡，胃大部切除病史，现胃脘不适，无明显反酸，有烧心感，偶有嗳气，纳可，无口干渴，二便尚调，频转矢气，眠可。舌红边齿痕苔薄白，脉弦滑。组方：石斛15g、三棱10g、莪术10g、石决明30g、生牡蛎15g、竹茹10g、炒枳壳10g、神曲10g、焦山楂10g、丹参10g、大腹皮10g、海螵蛸10g、炒橘核10g、陈皮6g、琥珀3g、玉竹10g、花粉10g、沉香粉1.5g。患者服药7剂后，诸症皆减，于原方略为调整，继服20剂，后改为中成药，间断服用，半年后因外感就诊，未述胃部不适。

[马小丽. 孔嗣伯诊疗脾胃病经验. 中国中西医结合消化杂志, 2008, 16（4）]

【诠解】临床治疗脾胃病应以通为补，健运脾胃，而不是一味呆补。根据脾胃生理特点，脾喜燥恶湿，胃喜润恶燥，因此临床治疗既不可过用温燥伤脾，也不可太过滋腻碍胃，强调燥湿相和，脾胃协调。临床常用清半夏、木香、茯苓、厚朴、焦云曲、炒橘核等芳香醒脾，行气消痞，消积散结之品，常用石斛、玉竹等益养胃阴，以达到辛散而不耗气，滋阴而不碍胃。如此则四君子、补中益气等汤药大有裨益。

蔡淦医案

（脾虚肝郁湿热盛，健脾疏肝祛湿成）

张某，女，50岁，2008年11月14日初诊。患者中脘胀闷反复发作3年，加重1年。刻诊：中脘胀闷，时有隐痛，伴有两胁作胀，嗳气频作，大便溏结不调，纳少口中黏腻，时有口干；面色萎黄；舌体胖大，舌红、苔薄黄腻，脉小弦。2008年10月30日胃镜检查提示：慢性浅表萎缩性胃炎伴糜烂；病理检查：胃窦炎症（＋＋），活动性（＋），肠化（＋），Hp（＋）。辨证：脾虚肝郁，湿热内蕴；治则：健脾疏肝，清热化湿。处方：太子参10g、白术10g、茯苓15g、甘草6g、陈皮6g、半夏10g、木香6g、砂仁（后下）、蔻仁（后下）各3g、川黄连3g、连翘12g、延胡索15g、郁金10g、煅瓦楞子60g、海螵蛸30g、苍术10g、黄芩10g、莪术15g、炒谷芽、炒麦芽各30g。7剂。每日1剂，水煎，早晚分服。二诊（11月21日）：胁胀、嗳气均除，大便通畅；中脘时有胀痛，口干、口腻，纳谷不馨；舌红、苔黄腻而干脉小弦。前方加草果10g苍术改为15g，以加强清热化湿。三诊（12月5日）：中脘胀痛减轻，口干、口腻已除；纳谷不馨，舌、脉同前。上方去莪术、草果，加枳壳15g。四诊（12月19日）：中脘略胀，余症皆除。2009年2月10日胃镜检查示：慢性浅表萎缩性胃炎，无糜烂；病理检查：胃窦炎症（＋＋），活动性（＋），肠化（－），萎缩（－），Hp（－）。

［刘晓谷.蔡淦辨治慢性萎缩性胃炎经验.上海中医药杂志，2009，43（7）］

【诠解】本案属疾病初期，患者肝失疏泄，逆犯脾胃，胃失通降，不通则痛；脾失升清，运化失健，湿浊中阻，郁久化热，诸症丛生。药用太子参、白术、茯苓、生甘草健脾；半夏、陈皮、苍术燥湿化痰；木香、砂仁、蔻仁理气畅中；煅瓦楞子、海螵蛸制酸止痛；谷芽、麦芽健脾开胃；郁金、延胡索调理气血，并加强理气之功；陈皮、苍术、木香、砂仁、蔻仁配伍黄连、连翘、黄芩清热燥湿，寒温并用，清热化湿，固护脾土。全方配伍特点：健脾益气的同时佐以疏肝理气，调补兼施，补而不滞。

高金亮医案

（脾虚肝郁胃角溃疡，芪柴汤加减制酸敛疮）

患者，女，45岁，2002年9月23日初诊，因胃脘隐痛3月余，近来加重。3个月前因饮食不慎，出现胃脘部隐痛，此后频繁发作，每于食后及夜间加重，伴嗳气、泛酸、纳呆食少、口苦、大便稀溏，舌淡红苔薄黄腻，脉弦细滑。1
个月前经胃镜检查，镜下于胃角切迹正中见一约 2.3cm×4.0cm 巨大溃疡，溃疡
表面附以黄厚苔，周围黏膜充血水肿明显，病理报告提示：慢性炎症幽门螺旋
杆菌（Hp）（+）。辨证为脾虚肝郁，以芪柴汤为主方加减。生黄芪、桂枝、白
芍、生甘草、柴胡、枳壳、黄芩、太子参、白芷、川黄连、青蒿、白及、贝母。
水煎服，1 剂 / 日。2 周后再复诊，患者述胃脘隐痛及泛酸均明显减轻，纳食增
加，继服上方加减，此后复诊均以此为基本方加减，后共服20余剂，诸症消失，
2002 年 10 月 30 日复行胃镜检查，镜下见胃角切迹处溃疡面完全愈合，周围黏
膜充血水肿消失。白色瘢痕呈星状放射，Hp（-）。随访半年未复发。

［高望．高金亮教授验案 5 则．天津中医药，2010，27（3）］

【诠解】 四诊合参，本病当归属中医学"胃脘痛"范畴。证属本虚标实、寒
热错杂。其中脾胃气虚为本，肝气郁滞为标，且以邪实为主。患者饮食不节，
损伤脾胃。脾胃运化失司，阻滞气机，肝郁不疏，湿浊聚而不化，郁久化热。
湿热蕴结，所以不通则痛。脾胃升降失常，湿热浊邪上泛，故泛酸、口苦、嗳
气。正如《素问·至真要大论》所云"诸呕吐酸皆属于热"。初病在气，久病及
血，久痛入络。胃络瘀滞，终致内溃成疡。苔黄腻、脉弦滑为湿热中阻之征。
舌淡脉细为脾胃气虚之象。治疗则以健脾益气、疏肝解郁、制酸疗疮，使升降
复常，阴阳平复。故选用了黄芪建中汤、四逆散、小柴胡汤、贝甘散加减组成，
方中重用人参、黄芪、苍术健脾益气；苍术为运脾要药；参多选太子参，健脾
益气且其不温不燥；健脾益气的目的为扶助正气，促进胃黏膜的屏障作用。柴
胡、枳壳为疏肝运转气机之要药，可消除病因。白芷、白及、贝母可制酸止痛，
收敛生机，提高黏膜愈合质量。青蒿、川黄连，清热化湿。诸药合用，共奏清
利中焦湿热、调畅中焦气血、祛邪扶正、标本兼治之功。

黄秉良医案

（肝郁脾虚湿夹瘀，健脾疏肝诸症愈）

王某，男，52 岁，胃脘胀痛反复发作 7 年余，纳谷不香，口中黏腻，胃镜
示胃小弯溃疡，伴黏膜充血水肿糜烂，及胆汁反流，舌苔白腻，两侧有黏液白
线，舌质淡红，脉细弦。证系肝郁脾虚，湿热内蕴夹瘀。拟疏肝健脾和胃，清
热利湿化瘀。药用：党参、焦白术、茯苓、生麦芽、泽泻、龙葵、茯苓各 15g，
半夏、紫苏梗、赤芍、陈皮各 9g，生甘草 6g。14 剂后症情减轻。上方去赤芍、

泽泻，麦芽，加当归9g。经服14剂而安，进而以香砂六君子丸间断服用，1年后胃镜复查，示溃疡缩小，自身感觉良好。

[史正芳. 黄秉良治疗消化性溃疡的经验. 安徽中医学院学报，1990，9（3）]

【诠解】消化性溃疡属中医胃脘痛。脾喜燥，宜升则健；胃喜润，以通为用，以降为顺。而脾胃互为表里，其升降之枢机全赖于肝之疏泄条达，故胃脘痛虽催难于胃，其病机却不能不涉及肝脾。黄老宗吴鞠通"中焦如衡，非平不安"之意，其主张虚实同治，寒温相适，升降并调，营阴兼顾，组方遣药精于配伍，以达衡平。常用黄芪建中汤、四君子汤、旋覆代赭石汤、左金丸、柴胡疏肝散等化裁为用。补脾安中恒取黄芪、白术、党参、山药，更喜用黄芪，因其补而灵动兼通，升补肝脾之气为长，且有促进溃疡愈合作用，配紫苏梗，理气除满，补而不滞，造寒温取桂枝辛以散之，抑肝木之盛，理肝木之郁，使之条达。方药动静结合，兼顾肝脾，温凉通补，补而不滞，温而不燥。

章庆云医案
（肝气犯胃和降失司，清肝泄热气机调）

傅某某，男，44岁，门诊号6367。初诊：1976年8月24日。病史：饮食后嗳气泛酸4个月左右，口苦耳鸣，夜寐梦扰，下肢酸软乏力，苔白薄腻，脉细。血压：182/114mmHg。钡剂摄片：十二指肠球部溃疡，胃窦炎伴胃小弯溃疡形成。证属：肝气内扰，胃气不和，和降失司。治法：清肝理气，和胃降逆。方药：川黄连2.4g，吴茱萸4.5g，杭白芍9g，竹茹6g，姜半夏6g，陈皮6g，降香1.8g，神曲9g，枸杞根15g，丹参9g，钩藤9g，珍珠母30g。二诊；1976年9月9日。服上药以后，嗳气泛酸基本消失，神疲乏力，夜不安寐依然，苔薄腻，脉细。肝胃已和，再以原法加减。方药：川黄连1.2g，吴茱萸2.4g，白术芍（各）9g，竹茹9g，陈皮9g，制香附9g，预知子（八月札）9g，降香2.4g，丹参9g，首乌藤30g，桑寄生30g，龟甲15g。

（《老中医临床经验选编之章庆云医案》）

【诠解】本案患者肝气郁滞，横逆犯胃，日久而致肝胃郁热，胃气不和，失于通降而上逆，故见饮食后嗳气泛酸、口苦；"气有余便是火"，气火耗伤气血，心神失养则夜寐梦扰，乙癸同源，肝火旺则肾阴亏，故耳鸣，下肢酸软乏力，苔白薄腻，脉细，亦为气火伤阴之征。方以川黄连、吴茱萸清泄肝胃郁热，降逆和中；竹茹、半夏、陈皮、降香、神曲理气和胃降逆。更以杭白芍、枸杞子根养阴柔肝以制其火；丹参滋阴养血，宁心安神，从而达到阴血得养，气火得抑之目的；钩藤、珍珠母清热平肝，镇痉安神为佐药。肝与胃有木土乘克之关系，肝木有余之气得清，胃腑得安，则泛酸嗳气诸症自除。

二、脾胃虚弱

陈慈煦医案

（脾胃虚弱兼瘀滞，健脾活血兼理气）

张某某，女，37岁。胃脘针刺样痛1周，喜温喜按，腹部有振水声，食较少，经事不调，舌暗红少苔，质润，脉细弦而涩。血压74/50mmHg，精神倦怠，少气懒言。西医诊断为：①胃溃疡；②低血压症。陈老辨为脾胃虚弱，气滞血瘀。拟方补脾健胃、理气活血：潞党参15g、炒白术12g、云茯苓12g、陈皮3g、法夏9g、广木香9g、炒白芍12g、丹参9g、延胡索9g、炒谷麦芽各12g、炙甘草3g、红枣3枚。另每日用新加乌贝散9g，分3次吞服，3剂后疼痛缓解。原方加黄芪15g、当归9g，又服3剂，血压恢复正常，诸症告愈。

[杨毅，陈慈煦治疗脾胃病遣方用药的经验. 贵阳中医学院学报，2012，34（5）]

【诠解】本案以胃脘针刺样疼痛为主诉，陈老整体辨证后认为：刺痛因瘀血而发，而此瘀血乃因脾胃气虚所致，即"气滞则血瘀"。中医认为"邪之所凑，其气必虚"，在胃溃疡发展转归过程中，正气强弱是关键，本虚标实，治疗应标本兼顾，才能取得较好临床疗效。治疗应以补脾健胃为主，理气活血为辅，即所谓"气行则血行"，若不补气而专行血，必致伤血耗气而加重病情。本方以异功散加木香、大枣、炙甘草重在健脾理气，陈皮配伍白术，陈皮攻善行气，宽中除胀，"气行则痞胀消，气通则痛可止"（《本草纲目》），白术补气健脾，益胃和中，乃"扶植脾胃，消食除痞之要药"。诸药相伍，消补兼施，攻守并行，而达健脾开结，消痞除满之功，所谓"大气一转，其气乃散"。以炒谷麦芽、法夏健胃化痰，白芍、延胡索缓急，仅用丹参一味活血止痛而又不伤正。后加黄芪、当归以增强补益气血之力。因药证相符，化裁神妙，故前后仅服药6剂而收功。是方重在补脾健胃，因"脾胃为气血生化之源"，故脾气健则气血充，血压自能复常，这证实了重视脾胃的重要性。此案治法体现了陈老"治病求本、重视脾胃纳运"的思想。

龚英顺医案

（中虚脏寒致痞满，温阳化气理中汤）

龚某，男，50岁，住棠浦澄溪村，2010年4月就诊，自述脘腹痞胀半月余，伴反复呕吐，吐物清稀，近日食入即吐。视其体质尚壮，究其原因，因居处乡村，周围盛产野生金银花，平时采撷甚多，听说金银花为清凉解毒之良药，以为常服可防病强身，3年来连续泡金银花代茶饮。不知金银花乃寒凉之品，久服必败胃寒中，结果适得其反，因而导致中焦虚寒以致痞满，来诊时作胃镜检查为多发性溃疡，于是用大剂量理中汤加味，处方：干姜40g、炒白术25g、党参30g、炙甘草10g、桂枝15g、公丁香8g。水煎口服，每日1剂，3剂后症状大减，后以此方加减调治半月余而愈。我们曾用此法治愈过多例久饮浓绿茶所致的胃病，疗效颇佳，理出一辙。

［龚英顺．经方扶阳治验5则．江西中医药，2011，42（8）］

【诠解】本病患者仍因久服寒凉之品，损伤脾胃而成中焦寒证，脾失健运，中焦气机不利而生痞满。正如《兰室秘藏·中满腹胀》曰："或多食寒凉，及脾胃久虚之人，胃中寒则胀满，或脏寒生满病。"故治疗以理中散寒，燮理阴阳以复其升降，方中干姜、桂枝、公丁香温中散寒，炒白术健脾燥湿，党参、炙甘草健脾益气。脾阳健运，寒湿得去，中焦气升降调畅而疾病得愈。

王安康医案

（脾虚湿困溃疡生，温胆健脾功效成）

患者，男，36岁。患胃脘痛5年多，多次经X线及胃镜检查确诊为胃球部溃疡，曾服乐得胃、甲氰咪胍等西药。一般服药后症状可控制，但停药或饮食不节后又复发。本次胃脘痛发作1周，腹胀，食欲不振，大便干结，检查见舌质暗、苔厚腻、微黄，脉弦。辨证为脾虚湿困，湿热中阻，气机阻滞。治以健脾燥湿，清热利湿，理气止痛。方以温胆汤加味，处方为陈皮、枳实、竹茹、鸡内金、青皮、厚朴、熟大黄、苍术、乌贼骨各10g，姜半夏、黄连各6g，茯苓20g，延胡索15g。服上方5剂后，大便次数增多，胃脘疼痛减轻，但反酸明显，上方去熟大黄，乌贼骨用量改为15g，延胡索10g。续服6剂后，主要症状消失，嘱其以香砂六君子丸善后调理。

［杨康．王安康活用温胆汤治疗脾胃病．中国中西医结合脾胃杂志，1998，6（4）］

【诠解】该病属中医"胃脘痛"之列，病机表现较为复杂，临床以气滞、血瘀、郁热、阴虚和虚寒等证型为多见。王教授认为，消化性溃疡病程一般较长，病机复杂，表现为寒热挟杂，虚实夹杂。治疗上应该虚实兼顾，寒药、热药互用。选用温胆汤加味治疗本病，主要是根据对处方中药物性味和归经分析，以及对所谓"胆寒""温胆"的实质认识而选定的。认为温胆实质上是温运脾胃，恢复脾胃的功能；胆寒实质是指脾胃气（阳）虚，温胆汤的主要效用是健脾燥湿，兼以清利痰热或湿热余邪。湿热偏盛者，以温胆汤加黄连、黄芩等清热燥湿药；气滞而痞满偏盛者，以温胆汤加莱菔子、木香、厚朴等理气消满之品；而对胃酸过多者，常用乌贼骨、瓦楞子制酸；胃脘疼痛严重者，常加活血止痛之品，如延胡索等。

陈宝贵医案

（湿邪中阻胃脘痛，二陈祛湿诸症平）

王某，男，59岁，2007年10月13日初诊。患者1年前无明显诱因出现胃脘部烧灼不适感，至当地医院就诊后予服用奥美拉唑等药物后缓解，后胃脘部烧灼不适间断发作，未系统治疗。1月前生气后上述症状加重，自服奥美拉唑等药（具体药物用量不详）治疗症状无明显好转，遂来我院就诊。既往高血压病史10余年，自服利血平控制，血压控制在130/80mmHg左右。否认冠心病、糖尿病病史，否认肝炎结核等传染病病史。胃镜：慢性浅表性胃炎伴胃底糜烂，幽门功能不全。刻下胃脘部烧灼不适，无胸闷憋气，无心前区疼痛及肩背放射痛，纳差，眠可，二便调。舌红，苔黄腻，脉弦滑。证属湿邪中阻，脾胃失和。治以健脾化湿，理气和胃。方选二陈汤加味治疗。药用：陈皮10g、半夏10g、茯苓15g、厚朴10g、枳壳10g、佛手10g、香橼10g、砂仁10g、荷叶10g、焦三仙各10g、川连10g、甘草10g。服药7剂后，患者胃脘不适明显缓解，纳可。继续上方加减治疗3周，诸症消失。1年后随访，无复发。

（陈祥芳. 陈宝贵教授治疗脾胃病辨证及用药特点. 内蒙古中医药，2013，2.）

【诠解】陈老临床遣方用药，一直注重"谨守病机，各司其属"。依病机不同采用"治胃八法"治疗胃脘痛。肝气郁结者以柴胡疏肝散疏肝和胃；胃阴亏虚者以益胃汤合芍药甘草汤加减养阴益胃；脾阳虚弱者方选黄芪建中汤合四君子汤加减健脾温胃；食滞胃肠者方选保和丸加减化滞开胃；郁热犯胃者方选化肝煎合左金丸加减泄热清胃；湿邪困阻者方选二陈汤加味祛湿健胃；明辨病机，巧施经方，随症加减，是治疗胃病的关键。胃病者，性多思虑，临床胃病患者往往伴有肝气不舒，甚则失眠、抑郁，故陈老认为情志不畅是胃病的重要病因，不仅"胃不和则卧不安"，也有"卧不和则胃不安"，尤其注意调节患者的情志调节，让患者心情舒畅，改变心境，如心理疏导效不佳者，则辅以相关抗抑郁药或抗焦虑药，患者精神症状减轻的同时，胃病症状常常也相应减轻。调畅情志后病情都得已好转或治愈。调理气机：脾主升清，胃主降浊，清升浊降则脾胃功能正常。胃病患者常诉胃脘胀满、嗳气、呃逆、排气不畅，此是脾失升清，胃失降浊，气机不畅所致。所以，重用理气药调理气机是治疗胃炎的关键。若肝郁气滞者，选疏肝理气药，常用柴胡，砂仁；若痰阻气滞者，则用化痰理气药，常用陈皮，竹茹等。则效果自好。

许彭龄医案

（脾胃虚弱寒热错杂，贵在泻心虚实兼顾）

患者，男，54岁，2003年2月14日初诊。患者反复胃脘痛4年余，曾服乐得胃、胃舒平、雷尼替丁等药物效果不显。2002年于某医院行胃镜检查示：贲门炎、食道炎Ⅱ、十二指肠溃疡，浅表性胃炎（炎性活动期）。刻下症：中上腹胀痛痞满，压痛明显，反酸、胃脘部烧灼感，大便黏滞，每日3~4次。舌质淡红，苔黄根部腻，脉沉弱。有吸烟史多年。辨证为脾胃虚弱，寒热错杂证，予生姜30g，半夏12g，吴茱萸9g，胡连6g，川朴12g，枳壳12g，内金9g，甘松3g，诃子6g，3剂，水煎服。药后患者胃脘舒，大便可，每日1次，自觉腹胀满。上方去诃子，加白蔻9g、云苓30g以健脾消胀，知母15g以调寒热。7剂，水煎服。药后诸症基本消失，宗前法加减巩固治疗1个月，2003年4月复查胃镜：十二指肠球炎，浅表性胃炎。

[王晓丽. 许彭龄辨治消化性溃疡的经验. 北京中医，2004，23（4）]

【诠解】许老认为，顽固性溃疡病患者最主要因素在寒、湿二因，正如《景岳全书》云："寒在上者，为吞酸、为膈呃、为饮食不化、为嗳腐胀哕。"因寒能伤阳，湿能阻阳，寒凝则气滞，气滞则疼痛，而湿邪易化热，日久寒热互结，致中焦气滞，痞满不适。寒热错杂一是表现为上热下寒，患者既有口干口苦，反酸舌红，又可见大便溏薄，甚至完谷不化，小便清长；二是上寒下热，既可见口吐涎唾，胃脘冷痛喜温，又见大便黏腻不爽甚至秘结，小便短赤。寒与热同时并见，除了鉴别上下表里脏腑外，还要分清寒热孰多孰少和标本先后，是用药的准绳。消化性溃疡多病情重、病程长、反复发作、寒热错杂、虚实互见，治疗时寒热并用、补泻兼施、辛开苦降、调中消痞、温中健脾、醒脾理气等诸法合用，方能取效。许老常在仲景泻心汤的基础上加减治疗。其基本组方为半夏、黄连（或胡连）、枳实、厚朴、吴茱萸、干（生）姜、生黄芪。半夏是许老治胃病必用之品。首先是因半夏为足阳明胃经药，行水气、降逆气，水湿去则脾健而痰液自清，逆气降则胃和而痞满呕吐自止。其次，据《本经》载，半夏可用于"肠鸣下气"可用以治"肠病"，李时珍谓半夏辛温能散，滑能润，故行湿而通大便，利窍而泻小便。第三是配伍作用，与黄连相配可治胃热呕吐，与生姜相伍可清胃寒呕吐。诸药合用，效果显著。

吴生元医案

（脾虚湿滞化生微，健脾化浊刚与柔）

张某，女，28岁，于2012年1月7日初诊。患者患食道炎、胃溃疡5年，胃痛反复发作，不发作时，则胃脘痞闷，多嗳气，有时反胃泛酸，食不甘味，饮食稍不慎即恶心呕吐，口干不欲饮，面色无华，便溏，眼睛发胀，睡不安稳，月经周期延后，且痛经，白带多，舌淡苔白厚腻，脉弦缓。证属：脾虚湿滞。治宜健脾醒胃，芳香化浊，用香砂六君子汤加海螵蛸、煅瓦楞、延胡索各15g，川楝子6g，生姜30g。服完7剂后，胃已不痛，脘闷嗳气大减，胃纳转佳，大便基本成形。上方去延胡索，川楝子，加佩兰10g，薏苡仁30g，7剂，水煎服，2日1剂，每日2次，早晚分服。半月后复诊，诸症痊愈，吴老以加味香砂六君汤原方，加海螵蛸、煅瓦楞、白及，嘱其再服7剂，并建议服完后，再作胃镜检查，后托病友转告，胃镜复查胃溃疡已愈。

［罗世伟. 吴生元教授辨治慢性胃病经验4法介绍. 云南中医中药杂志，2012, 33（09）: 1-2.］

【诠解】脾属脏，胃属腑，以膜相连，互为表里。中医认为，脾运胃纳，化生精微；脾升胃降，斡旋气机；脾主湿，胃主燥，阴阳表里，刚柔相济，共主消化吸收，为"水谷之海，气血生化之源"，为后天之本。所以，吴老认为，西医的消化性疾病，不管病变部位是在脾胃，还是在肠道，其病变重心都应着眼于脾胃，不管是外感还是内伤，最终导致的还是脾虚不运，胃纳呆滞，以致水谷难化，腐浊停留胃肠而表现脾胃运化失常所致的各种消化道疾病，临床常表现为神倦乏力，面色萎黄，脘闷不适，嗳气，食欲不振，大便稀溏，舌淡苔厚腻，脉沉缓。因此，吴老治疗脾胃疾病，首重脾气的健运，脾气健，则运化如常，脾气健，则胃纳有序，脾气健，则脾胃疾病除。吴老首选方为加味香砂六君汤，处方：党参、炒麦芽各30g，茯苓、白术、砂仁、法夏、鸡内金、焦楂、肉桂各15g，陈皮、木香、菖蒲、甘草各10g，公丁香8g。加减：①有消化道溃疡者加海螵蛸、煅瓦楞各15g；②脾虚寒者加炮姜（干姜）、荜茇各10g；③恶心欲吐者加竹茹10g，黄连6g；④湿浊重者加藿香、佩兰各10g，苍术、薏苡仁各15g。水煎服，2日1剂，每日2次。

三、痰瘀内阻

闵亮医案

（痰热瘀血阻胃腑，清热化痰祛瘀好）

吴某，男，42岁。2003年5月14日诊。胃痛病史10年余，胃镜检查为胃小弯溃疡，Hp阳性，有出血病史。曾予制酸药，抗生素治疗，Hp转阴，症状有所缓解。但胃痛仍然时有发作，胃脘胀满刺痛，夜卧易发，拒按，口苦黏腻，泛吐黏痰酸水，大便不畅，舌红，苔黄腻，脉弦滑。证属痰热、瘀血阻滞胃腑，损伤胃络，治宜清热化痰，活血祛瘀，药用：黄连5g，姜半夏、陈皮、茯苓各10g，制胆星5g，竹茹、枳壳、丹参、莪术、赤芍、制大黄各10g，制乳香、制没药各5g，煅瓦楞30g，黄芩、蒲公英各10g，甘草5g。水煎服，每日1剂。服14剂后胃痛大减，其后原方加减治疗2月余，胃痛基本未再发作。嘱其饮食及生活起居调理，以善其后。

（闵亮．脾胃病痰瘀同治举隅．辽宁中医学院学报，2004，5.）

【诠解】溃疡病多因胃痛日久不愈、痰瘀互生，郁而化热，灼伤胃络所致，Hp感染更有助热之嫌。方中黄连温胆汤善于理气化痰，清胆和胃；大黄清热通便，更可活血化瘀止痛；乳香、没药活血止痛生肌；煅瓦楞不但止酸，更能化痰散瘀，软坚止痛；黄芩、蒲公英苦寒能消退炎症，抵御Hp感染。

程运文医案

（痰热瘀血阻胃络，清化热痰兼通瘀）

李某，男，29岁，1984年10月17日初诊。胃痛、泛酸2年，经当地卫生院治疗，仍经常发作。胃脘胀痛与刺痛并作，夜卧痛甚，固定不移，拒按，胸胁满闷，口苦黏腻，呕吐黏稠痰涎，泛吐酸水，大便不畅显柏油色，小便黄赤，头昏胀痛，心烦少寐，舌质红，舌底静脉曲张，苔中黄厚腻，脉弦滑。曾有呕血史。大便隐血试验阳性。经 X 线摄片诊断为"胃溃疡（幽门部）"。证属热痰与瘀血互结，阻滞胃腑，损伤胃络。治拟清化热痰，活血祛瘀：黄芩、竹茹、枳壳、姜半夏、胆星、陈皮、茯苓、丹皮、赤芍、丹参、制大黄各 10g，黄连 3g。5 剂后胃痛大减，诸症缓解。上方去大黄、黄连，加太子参、白米各 10g，又服 10 剂，胃痛止，诸症消失。大便隐血试验阴性。再用四君子汤合清气化痰丸做丸，早晚各服 10g，调治半年，1985 年 5 月 10 日，X 片复查，胃幽门造影消失，随访 2 年，胃痛未发。

[程运文. 从痰瘀辨治胃溃疡. 吉林中医药，1991，（1）：13-14.]

【诠解】本病的发生与发展与痰密切相关。痰乃津液凝聚和水谷精微不能正常输布的病理产物，若嗜食辛辣、肥甘、酗酒，或饮食不洁，或过食生冷，皆可损伤脾胃，津液、水谷精微不能正常运行，凝聚成痰，停积不去，胃受其害。又"五脏皆可生痰"，随气升降，侵犯于胃，留而不去，致胃之浊阴不降，脾之清阳不升，气血运行障碍，而成瘀血。痰瘀互结，阻滞胃腑，损伤胃络，胃溃疡之疾由此作矣。临证所见，痰浊滞留，瘀血内停，痰浊难以消融。其治疗当化痰、活血并重，使痰化瘀速散，血活痰速化。痰化瘀消，气血畅行，独阴降而清阳升，升降自如，胃溃疡方愈。

四、肝胃不和

梅国强医案

（肝胃不和络脉滞，柴胡桂枝和少阳）

朱某，女，43 岁，有胃溃疡史，颈、腰椎病史。刻下胃脘胀痛，头项强痛，头晕，腰痛，睡眠不安，大便无规律，苔薄白，舌质正常，脉弦。"胃脘胀痛，睡眠不安"与原文的"心下支结，肢节烦疼"相应，又见经气不利所致的头项强痛、腰痛，苔薄白、舌质正常说明无湿热之邪，不可用柴胡温胆汤、柴胡陷胸汤，而用柴胡桂枝汤加减，治以和解少阳、通络和胃。处方如下：柴胡 10g、黄芩 10g、法半夏 10g、桂枝 10g、白芍 10g、黄连 10g、吴茱萸 6g、延胡索 15g、郁金 10g、姜黄 10g、炒川楝 10g、当归 10g、川芎 10g、刘寄奴 20g、徐长卿 20g、老鹳草 15g。该患者服药半月后，胃脘胀痛、头项强痛、头晕均消失，睡眠好转，大便 1 日 1 行，苔薄白，舌质正常，脉弦。于是改成膏剂以求进一步巩固治疗。

[高黎. 梅国强教授运用柴胡类方治疗脾胃病撷菁. 北京中医药大学学报（中医临床版），2011，6.]

【诠解】柴胡桂枝汤出自《伤寒论》第 146 条："伤寒六七日，发热微恶寒，肢节烦疼，微呕，心下支结，外证未去者，柴胡桂枝汤去之。"按张仲景原意，此方为少阳兼太阳表证之主方。梅老师认为临床运用柴胡桂枝汤不必强调有无太阳表证，而以肢节烦疼、微呕、心下支结为典型表现，又伴见少阳、太阳之经气不利引起的头项强痛或肢体酸麻等者用之最妙。辨证时可酌加当归、川芎活血通络，刘寄奴、徐长卿、老鹳草通经止痛。

仝小林医案
（肝火犯胃溃疡久，大柴胡汤调肝胃）

患者，男，55 岁。诊断胃溃疡 10 年余，常因情志、饮食不慎则发作胃脘疼痛。近日因气恼，又复发作。刻下症见：胃脘痛，呕吐酸苦，不能进食，食则痛甚，大便干结难下，已 4 日未解。舌红苔黄腻而干，脉弦数。西医诊断：胃溃疡。中医诊断：胃脘痛；肝火炽盛，横逆犯胃。处方：柴胡 12g，黄芩 9g，白芍 12g，半夏 9g，酒大黄 9g，枳实 9g，黄连 6g，白及 15g，生姜 3 片。水煎服，每日 1 剂，小口频服。患者连服 3 剂，大便畅行 2 次 / 日，胃脘痛大减，呕止可纳流食。仍体倦乏力，时口酸苦。予大柴胡汤合黄芪建中汤，增强补虚之功。处方：柴胡 12g，黄芩 6g，白芍 15g，半夏 6g，酒大黄 3g，枳实 6g，白及 15g，黄芪 30g，桂枝 15g，生姜 3 片，大枣 5 枚。水煎服，每日 1 剂，连服 28 剂。随访患者诸症缓急，体健如常。

（周强. 仝小林教授运用大柴胡汤验案解析. 现代中西医结合杂志，2013，13.）

【诠解】"胃脘痛、呕吐"为主症，但胃脘痛的原因有多种，临床当溯本求源。其证为本：肝火横逆犯胃；其病为源：胃溃疡。气恼为发病诱因，胃脘痛责之于肝木乘土也。夫肝为刚脏，性喜条达而主疏泄。若忧思恼怒，则气郁而伤肝，肝木失于疏泄，横逆犯胃，致气机阻滞，而发胃脘痛。正如《沈氏尊生书》所说："胃病，邪干胃脘病也，……唯肝气相乘为尤甚，以木性暴，且正克也。"火自肝灼胃，则呕吐酸苦；火结气郁，则腑气不通而大便不下，故治本之法当用大柴胡汤疏肝和胃。肝郁气滞，胃失和降，不通则痛。《医学心悟·吞酸》说："凡是吞酸，尽属肝木曲直作酸也……又有饮食太过。胃脘填塞，脾气不运而酸者，是怫郁之极，湿热蒸变，如酒缸太热则酸也，然总是木郁所致。"故胃痛吞酸，总以治肝为本。故选大柴胡汤和解、通下。柴胡、黄芩疏肝、清肝，患者虽需苦寒以祛热，但因脾胃已伤，不慎重剂，故黄芩、黄连均予小剂。黄连、生姜辛开苦降行气止呕，且黄连有抗幽门螺杆菌之效。半夏、生姜（小半夏汤）止呕，白及护胃，现代药理学发现其有修复和保护胃黏膜的作用，其效同铝剂。二诊其呕止而乏力，故转为黄芪建中汤补虚之法，以强脾胃之功。

吴少怀医案
（肝气犯胃气滞证，疏肝泄热健脾胃）

毕某某，女，24岁，干部，1965年4月25日初诊。病史：久病胃痛，晨起尤甚，嘈杂烧心，胃呆纳少，腰酸腿软，月经错后，甚则数月不行，今将潮过，二便调。钡餐透视为胃溃疡。检查：舌苔薄白，脉沉弦。辨证：肝气犯胃，气滞火郁，久则脾虚血少，冲任失养。治则：先疏肝泄热，健脾和胃。拟荔香二陈汤加味。方药：炒荔枝核9g，木香4.5g，清夏9g，青陈皮各3g，茯苓9g，炒山药9g，白芍9g，生甘草4.5g，炒山栀4.5g，吴茱萸（炒）、黄连3g。水煎服。4月29日二诊：服药4剂，胃痛止，嘈杂除，纳食转好，肝胃已和，再调气养血，配丸药常服。丸药：炒荔枝核24g，木香21g，清夏24g，陈皮21g，炒山药24g，当归24g，杭芍24g，丹参24g，茯苓24g，延胡索18g，炒川楝子18g，炒山栀15g。共为细末，炼蜜为丸，如梧桐子大，早晚各服20丸。服药后，胃痛未犯，一切均好。

（《吴少怀医案》）

【诠解】气滞火郁之胃脘痛，症见胃痛急迫，泛酸嘈杂，心烦易怒，口干口苦，舌红苔黄，脉多弦数。多由肝郁化火，犯胃上逆所致。一般治疗均以疏肝泄热为主。要慎用香燥，可用化肝煎之类或佐以左金丸。若热已伤阴，则非滋肾养肝不可。若脾虚血少，肝郁未达，则须养血疏肝。吴老师对本病认为，气有余，便是火，急则治标，辛通疏郁，苦降泻火，先折其势，然后再从本缓治。故临症常以荔香散合左金丸加味取效。如本例肝气犯胃，气滞火郁，久则脾虚血少，冲任失养，月经不潮。吴老师先用荔香散、左金丸合二陈汤加炒山栀、山药、白芍疏肝理气，苦泄降胃，药后痛止，继以原方加当归，丹参，延胡索、川楝子疏肝理脾，调气养血，制成丸药久服而安。由此可见，气滞火郁相因为病，临床很难截然分开，吴老师能审症求因，随机应变，用药中和，配伍得宜，疏肝行气不伤气阴，散郁泻火不损脾胃，可谓立法用药周详全面。

第六节　十二指肠溃疡

一、脾胃虚弱

华岫云医案

（脾胃虚弱溃疡现，温化痰饮溃疡痊）

石某，女，48岁。患胃脘嘈杂5年余，常感胃脘似酸非酸，似辣非辣。难以名状，西医诊断为十二指肠球部溃疡，叠进中西药治疗愈而旋发。近感心悸、纳呆，脘部隐痛，于1991年5月来我院门诊治疗。察面色少华，舌淡苔白，脉缓滑。手足欠温，脘嘈隐痛，纳少乏力，便溏溺清。诊为胃阳衰微之嘈杂，辨证为阳虚水饮不运，仿温化痰饮治法，首拟苓桂术甘汤加味：川桂枝、茯苓、益智仁、枳实、橘皮各10g、炙甘草、木香（后下）各6g、生姜汁10滴（兑服）。药服10剂，脘嘈脘痛减轻，但纳差乏力依然。并增吐酸、嗳气之症，易投香砂六君子汤加味：潞党参、焦白术、白茯苓、广陈皮、法半夏、神曲各10g、炙甘草、砂仁（后下）、木香（后下）各6g、煅瓦楞子（先煎）、煅代赭石（先煎）各20g、冬瓜仁30g。服上方10剂，症见口干心烦，脘部喜按，时而隐痛，脉软弱，苔白舌淡且有裂纹，但不渴饮。显为饮邪已化，阳虚寒生，属中焦虚寒，浮火上炎，气不化湿布津之象。遂改用小建中汤加味：川桂枝、炙黄芪、炙甘草、炒白芍各10g、生龙骨（先煎）、生牡蛎（先煎）各20g、白及15g、大枣5枚、生姜5片、饴糖（炖化和服）30g。先后加减连服20剂，病愈未复发。

［雍履平. 华岫云治嘈三法验证. 吉林中医药，1993,（2）］

【诠解】华氏认为，病理性胃阳衰弱之伪嘈，属虚实夹杂之证，乃由火化不足，以致积饮内聚，水气泛滥似有凌心之状，凄凄戚戚，似酸非酸，似辣非辣，治宜温通，仿痰饮治法。本证始因胃乏津液滋润，日久累及胃阳虚损。由于胃阳虚，不能运行水湿，积饮内聚，渐成胃阳衰弱之嘈杂。今见胃脘隐痛，实乃嘈杂之发展。因"嘈乃痛之渐，痛乃谵之极"，嘈即痛之微也。首用等桂术甘汤温化痰饮，因有水气凌心之状，心悸、纳呆明显，故加益智仁温脾暖中，香、枳、橘、姜和胃通降。药后纳呆乏力未除，又增吐酸、嗳气，故易以香砂六君健脾醒脾养胃，加神曲、冬瓜皮和胃渗湿，瓦楞、赭石制酸除逆。但赭石久用易致胃气下隐，瓦楞久用必耗胃液，本可加乌梅敛肝生津，激发胃气，布津泄浊，然症现口干心烦，脘部喜按，并时有隐痛，且脉呈软弱，舌有裂纹，显然饮浊已化，胃阳仍虚，寒自内生。即为中焦虚寒之证，当改用小建中汤温中补虚，并加黄芪益气，龙牡、白及收敛固摄以奏全功。

连建伟医案

（中焦虚寒便血证，黄土汤方守中阳）

　　樊某，男，38岁，杭州人。2010年12月3日初诊：十二指肠球部溃疡，10天前出现便血，迄今潜血仍有（++），脉沉，舌苔腻，畏寒，心悸，拟仲景黄土汤法。药用：赤石脂（包）10g，制附子6g，炒白术12g，炙甘草6g，生地炭15g，黄芩炭6g，阿胶珠10g，太子参20g，当归炭6g，仙鹤草20g，大枣20g。7剂。2010年12月10日二诊：便血基本已止，畏寒心悸亦退，然倦怠乏力，脉沉无力，舌苔薄腻，再守效方出入。上方太子参改为25g。14剂。2010年12月24日三诊：便血已止，然大便仍溏，畏寒，脉沉，舌苔薄质红，再守方主之。守上方加炮姜炭5g。14剂。2011年1月7日四诊：便血已止，大便已成形，脉沉，舌苔薄质偏红，再用局方治之。药用：太子参25g，炒白术10g，茯苓15g，炙甘草6g，陈皮6g，山药20g，炒扁豆12g，炒薏苡仁20g，砂仁（杵，后入）6g，桔梗3g，芡实12g，大枣20g，仙鹤草20g。14剂。

（连建伟. 经方医案存真. 辽宁中医药大学学报，2011，8.）

　　【诠解】患者脉沉、苔腻、畏寒，主脾胃有寒湿；心悸，主气血虚损，故用仲景黄土汤治之。黄土汤中君药灶心黄土药房不备，可用赤石脂代替。在黄土汤原方基础上加太子参配当归炭以补气止血，仙鹤草配大枣以益气止血。7剂药后便血基本已止，畏寒心悸亦好转，然倦怠乏力，脉沉无力，舌苔薄腻，守方再进，加大太子参剂量。三诊便血已止，但大便仍然溏薄，畏寒，脉沉，舌苔薄质红，守方加炮姜炭，合附子、炙甘草以温阳气，寓四逆汤意，且炮姜合大枣可温补气血。四诊时患者舌质偏红是阳气来复之象，故不需温阳止血，改用参苓白术散善后调理。

高辉远医案

（脾胃虚弱饥饿痛，理中温阳气机通）

徐某，男，21岁，驻京某部干部。因发作性上腹部疼痛1年，加重1个月，于1989年2月中旬不明原因出现上腹部阵发性疼痛，与进食有关，饥饿或夜间加重，饮食后疼痛缓解，无明显恶心、呕吐、泛酸，曾在本院门诊常规量服用胃舒平等西药效果不佳。纤维镜诊为：十二指肠球部溃疡、慢性浅表性胃炎。查患者上腹局限性压痛，舌红，苔薄黄，脉沉弦细。便潜血阴性，拟理中汤加味治疗；处方：党参10g、白术10g、炮姜6g、炙草5g、延胡10g、乌贼骨15g、山药10g、花粉20g、建曲20g、白及8g。3剂水煎服日1剂。服药后上腹部疼痛基本消失，饥饿或夜间偶有轻微不适，舌红。苔黄腻，脉弦。原方6剂续服。前日午夜偶感上腹部微痛不适，舌红，苔薄黄，脉弦细。原方加吴茱萸5g，川连6g，6剂继服。药后上腹部仍偶有无规律疼痛，与进食无关，偶有泛酸，口不干，舌偏红，苔薄黄，脉细。拟上方去吴茱萸、川连、山药、花粉、白及，加茯苓10g，陈皮10g，续服6剂；患者诸证消失痊愈出院。

（胡纯．高辉远治疗脾胃病验案举隅．实用中医药杂志，1995，2．）

【诠解】本病案抓住患者饥饿或夜间疼痛加重，饮食后缓解的虚寒理中汤证的灵活辨治，中焦得以温通。此例除具理中汤证外，尚有舌红、苔薄黄、苔黄腻等象交替出现，此因郁久化热伤脾，致脾不健运，湿热不得疏导，故在理中汤中加入延胡、山药、花粉、建曲等以消滞燥湿行气。后6剂汤方中减花粉、山药等药加茯苓、陈皮则更以健脾理气标本相兼而治。

龚去非医案

（脾胃气虚不摄血，补脾益气气血和）

冯某，男，35岁。反复胃脘疼痛5年余。近因工作劳累，情志所伤而发。诊见面色苍白，脘腹疼痛，得温痛减，食欲不振，食后腹胀，嗳气频作，柏油样便2天，苔白滑，脉细数无力。大便隐血（带）。胃镜检查，诊断为"十二指肠壶腹溃疡，慢性浅表性胃炎"。龚老认为证属脾胃气虚，气不摄血。治当益气摄血，健脾助运。方用红参20g、白芍20g、黄芪30g、乌贼骨50g、山楂30g、白术25g、茯苓15g、陈皮10g、甘草10g。煎汤频饮，同时吞服云南白药。3剂后，大便隐血转阴，诸症减轻，但尚感身倦乏力，红参易党参，药已中病，守上方加减，同时吞服乌贝散，调治 3 个月余，诸症悉除，精神转佳。复查胃镜，未见异常。

（骆常义. 龚去非主任医师调治脾胃病经验介绍. 中国农村医学，1996，12.）

【诠解】龚老认为，脾胃气虚证临床颇多见，其特点是病久且虚。症见脘腹隐痛，时作时止，空腹尤甚，喜温喜按，得食腹胀，嗳气不畅，食欲不振，倦怠乏力，面色萎黄，舌质淡红，或有齿印，或喜甜食，或便溏稀，脉细弱等一派脾胃气虚运化无力之象。脾气亏虚而不散精气，则血行无力，久病入络成瘀。故用益气活血，扶脾助运之法。临床实践和现代药理研究都能足以证实，使用甘温益气的药物，能恢复脾胃生化气血运化水谷之功能，能增强细胞活性，增强免疫功能，改善胃肠运动，促进药物吸收，改善全身情况。龚老常用党参、黄芪、白术、茯苓、山药、甘草等甘温益气，健脾为主药。佐以陈皮、半夏、木香、山楂、白芍、虎杖等消积和胃化瘀之品为辅药。常用方有四君子汤、五味异功散、香砂六君子汤、芍药甘草汤等时方和经方。不但能收到补脾而不积滞，消积和胃而不伤正之功，而且也与"脾健则升，胃降则和"的理论十分合拍。

陈晓会医案

（脾虚寒凝瘀阻络，温中化瘀散寒邪）

李某，男，56 岁，洮南人，2002 年 8 月就诊。自述：心口疼 1 年余，时好时犯，近期加重 1 个月余。缘于 1 年前因劳累过度，饥食生凉，加之饮酒过量，致使胃脘疼痛，喜暖喜按，胀满嗳腐，泛呕嘈杂，食少纳呆，大便时溏，神疲乏力，手足欠温。诊见：体弱消瘦，按之脘满、隐痛，面暗无泽，舌淡苔少，脉弦细乏力。胃镜诊为：胃、十二指肠球部溃疡。印诊：胃痛（胃、十二指肠球部溃疡）；证属寒凝瘀阻；机制为劳伤机体，食伤脾胃，运化失常，营血亏虚，寒邪瘀阻，损伤胃膜而致痛痛；治以温阳益气，健脾和胃，散瘀疗痛。方药：补中方加苍术 25g、木香 5g、神曲 10g、茯苓 15g、延胡索 20g、焦山楂 25g，5 剂。1 日 1 剂，常规水煎，日分 3 次，空腹温服。忌烟、酒、醋、鲶鱼、辛辣生冷、黏腻之品。二诊：痛减食增，但仍便稀，乏力，舌淡苔白薄，脉弦细。按上方加量黄芪至 60g，焦山楂至 50g，另加山药 25g，肉蔻 10g。10 剂，制用同上。三诊：上症基愈，尚有乏力，面白舌淡，脉弦缓。按上方 10 剂后，诸症消，胃镜检查正常。

（陈晓会. 补中益气汤加减治验四则. 今日科苑，2012，16.）

【诠解】本案为饮食劳倦，内伤脾胃，运化失职，营血生化不足，脉络瘀阻，胃膜损伤。经曰：寒凝血滞，久病入络。治取益气升阳之补中益气汤，重用黄芪，因《本经》曰：黄芪，疗痈生肌，排脓、止痛，重用以益气疗疮。黄芪确有补气升阳，托毒生肌作用。并选用焦山楂、木香配当归，活血散瘀，通络疗疮；再加苍术、神曲、茯苓配白术、橘皮除湿宽中，健脾和胃，更促其病愈。二诊加山药、肉蔻，意在加强温中补肾而培土，使其脾胃调和，正气充足而快愈其病。

黄瑾明医案

（气虚发热胃痛现，升提中阳有良效）

患者，男，36岁。2011年8月26日初诊。主诉：胃痛伴解黑便3日，发热1日。自诉近月余烟酒不离，3日出现胃脘隐痛，并伴有解柏油样黑便，每日1次，量少，未觉异常。2日后加重，当日排3次黑便，每次量约为150g，并有低热，伴头昏乏力，心悸气短，测体温38.5~39.2℃。既往有"十二指肠球部溃疡"史。症见胃痛，解柏油样便，发热，头昏乏力，心悸气短，纳少懒言，舌淡苔薄白，脉沉细，诊断为内伤发热，证属气虚发热，治疗以补中益气汤加减以益气养血，甘温除热。主要药物组成有生黄芪60g、白术30g、红参10g（另包）、当归15g、桔梗10g、炒枳壳25g、炒麦芽15g、莱菔子15g、神曲10g、陈皮6g、柴胡10g、升麻6g、炙甘草10g，7剂，水煎服，每日1剂。服7剂后患者即热退，恐其温燥太过，续以上方减柴胡至6g，红参10g换成党参30g，加红枣10g，再投14剂以巩固疗效，患者发热症状消失。嘱咐患者注意调理饮食，远离烟酒，顾护脾胃，患者2个月后十二指肠球部溃疡大为减轻，复查血常规正常。半年后随访患者无复发。

（冯秋瑜. 黄瑾明教授治疗脾胃病经验. 中国实验方剂学杂志，2012，20.）

【诠解】内伤发热机体脾胃素虚，健运失职，又因饮食不慎，或熬夜劳累，火热之邪犯脾胃，脾胃有热，从而出现胃痛，胸腹有热感，纳差口苦等以中虚里热为主要表现的症状。但是脾胃素虚，不能纯用攻伐，所以要在先补益脾胃的基础下，再用清热药以泄脾胃之热。治疗须用李杲创制的"甘温除热"法，宜补中益气、缓急止痛，该病案用补中益气汤加减治疗方中重用黄芪甘温补气，升阳固表，为君药；白术、红参、炙甘草补气健脾为臣，与黄芪合用，可以加强补中益气的功效；当归养血和血，加强生气补气之功，陈皮、炒枳壳行气和胃，补而不滞，共为佐；桔梗、升麻、柴胡引清气上行，升阳举陷，协助君药以提升下陷之中气；炒麦芽、莱菔子、神曲醒脾开胃为佐使；炙甘草调和诸药，为使药。以上药物配合使用，可以起到补中益气、甘温除热，缓急止痛的效果。

张泽生医案

（脾胃虚弱泄泻证，甘温建中疗效增）

曹某，男，35岁，初诊：1974年5月10日。十二指肠球部溃疡，反复出血，手术治疗后，头昏眩晕，神疲乏力，饮食减少，食后即腹痛腹泻，腹鸣辘辘，肛门作坠，便次频多。查大便无异常，诊断为倾倒综合征。舌淡苔白，脉濡缓。处方：太子参15g、炒白术9g、煨木香5g、法半夏9g、淡吴茱萸2g、炙甘草3g、炒白芍9g、宣木瓜9g、石榴皮9g、乌梅炭5g。二诊：5月14日，药后大便转为早晨1次，仍溏薄，少腹隐痛，站立时疼痛尤甚，肛门作坠，舌苔薄黄，脉沉细。处方：太子参12g、炒白术9g、炒白芍9g、青升麻3g、炮姜炭3g、煨木香5g、乌梅炭5g、淡吴茱萸2.5g。三诊：5月29日腹泻已止，大便每日1次，无黏液，但久立或行走之后，少腹仍作胀，时有隐痛，舌质红，苔白，脉细。处方：潞党参15g、炙黄芪15g、土炒白术9g、青升麻3g、炮姜炭3g、禹余粮15g、炒当归9g、炒白芍9g、炙甘草3g。四诊：6月12日，大便已成形，每日1次，腹痛减轻，但久立仍感少腹作胀，饮食不香，舌淡红，脉细弦。处方：潞党参5g、煨木香5g、淡吴萸1.5g、广陈皮6g。煎汤送服健脾丸5g，每日2次。

（张晓东．张泽生治疗脾胃病用药经验．江西中医药，2011，7.）

【诠解】本案泄泻从其主症来看，属中医脾虚泄泻无疑。张老谨守病机，以甘温建中为基本大法贯穿治疗始终，药用太子参、潞党参、炙黄芪、炒白术、炙甘草等加减进退。因土虚则木侮，故又配伍吴茱萸之辛合白芍、木瓜、石榴皮之酸，疏畅肝气，泄木安土，而白芍、木瓜、石榴皮之属亦能酸敛涩肠以止泻；脾虚失运，升清无权，患者痛泻之余则见肛门坠胀，故又加入升麻鼓舞清阳之气上升。如此，经参用甘温、酸敛、升提诸法，患者大便由溏薄渐转成形，病情向愈。

王自立医案

（脾虚湿盛胃痞证，平胃加术经脉通）

刘某，男，63岁，2012年7月20日首诊，自诉慢性萎缩性胃炎，胃十二直肠溃疡病史30余年，胃脘不适间断发作，泛酸，打嗝，既往有嗜酒史，2012年7月6日我院胃镜示：胃角见一0.3cm×0.3cm溃疡，胃窦黏膜充血，后壁见两处片状溃疡大小约0.6cm×1.0cm，幽门变形，球部前壁见一憩室形成，嵴上见一约0.2cm×0.2cm溃疡。病理诊断：慢性萎缩性胃炎Ⅰ级，部分腺体伴有中度上皮内瘤变，活动期。纳可，寐安，小便正常，大便稀，1日1次，自诉食寒凉之品后腹泻次数增多，舌质淡，苔白腻。曾多方诊治，服过西药（具体不详）效果不明显，遂求治于我师，因其惧怕西药的不良反应，服中药期间，停用西药治疗。四诊合参，老师辨为胃痞，脾虚湿盛证。治以平胃散加减。方药：苍术15g、厚朴15g、陈皮10g、半夏10g、香附15g、砂仁10g、白豆蔻10g、细辛5g、甘草15g、仙鹤草30g。7剂，1日1剂，水煎分服。2012年7月27日二诊：自诉打嗝，泛酸减轻，大便不成形，次数增多，一日2次，苔同前。老师加大燥湿运脾之力，将苍术加至30g，细辛加至15g，加薏苡仁30g。继服7剂。2012年8月3日三诊：自诉胃部症状明显缓解，大便次数也减少，苔同前。老师在上方基础上加桂枝10g以温通经脉。继服7剂。2012年8月10日四诊：余症状不变，苔退，舌质淡，舌根略腻。老师加干姜15g、厚朴加至15g以温中行气，继服7剂。2012年8月17日五诊：大便仍稀，复查胃镜示：慢性浅表性胃炎，病理示：慢性浅表性胃炎Ⅲ级，舌淡红，苔薄白，上次病理显示的部分腺体伴有中度上皮内瘤变已消失，老师在上方基础上加强补火、通阳化湿之力，将干姜加至20g，加附片10g(先煎)，山药30g，扁豆15g。服14剂后症状消失，随诊未复发。

（李初谊．王自立运用祛湿法治疗脾胃病验案．四川中医，2013，6.）

【诠解】本案辨为湿困脾胃证，方用平胃散加减，该方药少功专，原出自周应所著《简要济众方》，后收录于《太平惠民和剂局方》，本方燥湿健脾、理气和胃，为湿困脾胃证的代表方剂。方中苍术为君，厚朴为臣，二药相合燥湿运脾，使湿去而脾运有权，气机得顺，脾升胃降功能恢复，佐以香附、砂仁理气宽中，陈皮辛香行气，苦温燥湿、理气健脾，白豆蔻芳香化湿，佐以少量细辛温阳化气，仙鹤草收涩止血、补虚健脾，仙鹤草又名脱力草，性平，补肺、脾、肝，主要取其补虚健脾之功，甘草为使药，甘缓和中、调和药性，四药相合，正合"辛以通阳，苦以清降""苦与辛合，能降能通"之旨，共同达到运脾祛湿、化湿和中之功。脾喜燥恶湿，运化水液，故湿邪侵犯人体，最先困脾，正如《内经》所言："诸湿肿满，皆属于脾。"因此脾气健旺，才能"水津四布，五经并行"脾既可以生湿，湿又可以困脾，王老师对脾生湿，湿困脾的病证，一般是运脾与祛湿同治，所谓"治湿不治脾，非其治也"，王老师认为："补脾不如健脾，健脾不如运脾。"因此在治疗此类病证时，除以白术、茯苓、麦芽等健运脾胃外，更以藿香、佩兰、白豆蔻、砂仁等芳香宣透之品宣畅肺气以清水之上源，上源得清，下源得通，湿邪自除。另外还注重燥脾以运湿，即采用味苦性温之品如苍术、厚朴、草豆蔻、草果以达到燥脾土、健脾运的目的。此相合于《素问·至真要大论》"湿淫所胜，平以苦热，佐以酸辛，以苦燥之，以淡泻之，湿上甚而热，治以苦温，佐以甘辛，以汗为故而止"之理。

李影医案

（脾胃虚弱胃脘痛，温补脾胃散寒痛）

彭某某，男，30岁，工人。1986年9月10日初诊。主诉：胃脘部疼痛反复发作6年。加重2天。病史：缘于6年前因受寒凉后出现胃脘部疼痛，服用药物疼痛缓解。此后每因受凉或精神不舒时而发作，发作时胃脘部持续性剧烈疼痛，向脊背发散，伴有恶心、嗳气、泛酸、纳呆等症状，大便时干时稀，多在饭后3小时左右发病。疼痛时可用碱性药物或食热饭而减轻。经某医院X线钡餐透视：十二指肠球部不能充盈，有明显龛影，诊断为十二指肠球部溃疡。此次因过食寒凉，胃痛又作，而来就诊。检查：神清语明，面黄体瘦，屈膝抱腹，辗转哭喊，汗流浃背，痛苦异常。心肺无异常，肝脾未触及，胃脘喜按。舌质暗，苔薄白，脉弦细。诊断：胃脘痛（十二指肠球部溃疡）。治疗：温补脾胃，散寒止痛。取穴：第3、5、9胸椎旁压痛点。操作：取准压痛点，用1.5寸毫针，直刺进针1.2寸，徐徐提插刮针手法，持续行针10分钟，疼痛即减轻，30分钟后疼痛消失。又间歇行针30分钟以巩固疗效。次日复诊：疼痛消失，唯感胃部胀满，纳差。以上压痛点交替针刺，又针4次，诸症基本消失。以后每次发作均用此法治疗而止痛，先后发作7次，历时2年，共针刺百余次，疼痛未再发作。1989年6月初做钡餐透视，十二指肠球部溃疡已愈合。

（《现代中国针灸名家医案》）

【诠解】李氏认为，用针灸治疗胃脘痛，应注意以下几点：①手法宜强，一般用持续行针的手法，行针至症状减轻或消失为止；②当针刺止痛后，应留针30~60分钟，若起针过早，病情易复发；③有脱水或胃出血者，应进行输液及抢救；④针后应控制饮食，可用流质或半流质饭食。且勿过饥、过饱；⑤针刺脊柱压痛点可治疗各种胃病，有其他兼证者，可配用其他经穴。

二、肝胃不和

夏度衡医案

（肝胃郁热胃脘痛，肝胃百合治溃疡）

王某某，男，50岁，湖南长沙人，工人。因上腹部疼痛反复发作5年余，于2010年5月15日来我院就诊。诉疼痛呈周期性、节律性，伴脘腹痞满、嗳气泛酸、口苦而干、大便秘结、舌质红苔黄、脉弦。于当地医院行胃镜检查提示：胃、十二指肠球部复合性溃疡。曾多次服用抗生素、制酸药等治疗，有一定疗效，但每次停药后，稍有不慎则复发。中医四诊合参，辨证为肝胃郁热型，方用肝胃百合汤化裁，予以柴胡10g、郁金10g、乌药10g、黄芩10g、川楝子10g、丹参10g、蒲公英15g、火麻仁20g、百合15g、甘草6g，水煎服。经服药7日后，上腹部疼痛明显减轻，随症加减服药1个月后，症状消失，胃镜复查正常。随访1年，未有复发。

（周赛男．名老中医夏度衡之肝胃百合汤临床应用举隅．湖南中医药大学学报，2012，6.）

【诠解】夏度衡教授行医五十余载，尤以从肝论治脾胃病而著称。夏老认为脾胃居于中焦，通连上下，为脏腑气机升降出入之枢纽，肝主疏泄，关系到五脏六腑气机之疏畅条达，调整脏腑功能，又尤重视调理肝脾。脾胃相为表里，同居中焦，共奏受纳运化之功；脾气主升，胃气主降，通连上下，为气机升降之枢纽。肝主疏泄，关系到五脏六腑气机之疏畅条达。正如唐容川《血证论》所说："木之性主于疏泄。食气入胃，全赖肝木之气以疏泄之，而水谷乃化。"肝之疏泄功能正常，脾升胃降如常，功能方可健旺，故谓"土得木而达"。夏老经验方"肝胃百合汤"就以此理论为立方之本。"肝胃百合汤"药方：柴胡、黄芩、百合、丹参、乌药、川楝子、郁金7味，却是由"金铃子散""百合汤""丹参饮""颠倒木金散""小柴胡汤"多方化裁而出。方取"颠倒木金散"去木香，"小柴胡汤"而不用法夏，选"丹参饮"去檀香、砂仁。均是因木香、法夏、檀香、砂仁属辛香温燥之品，能收到暂时止痛之效，但久用则反而加重病情。故取性平之柴胡，性寒之川楝子，微凉之郁金，微温之乌药以疏肝解郁，理气和胃。久病致虚，当以补之，但温补则伤胃，滋腻之药又碍脾，故重用百合、丹参清轻平补之品，以益气调中，生血，养胃阴。久病入络，气滞血瘀，络损血伤，故用丹参、郁金以活血通络，祛瘀生新。气郁久之化火，血瘀久之生热，本方又取黄芩以清解肝胃之热。合而为之，则标本兼顾，多方协调，不燥不腻，疏理调补相配。既达到较快缓解病情之效，又可久服，从而达到根治之目的。故临床运用时，随证加减，常获良效。

黄秉良医案
（肝郁气滞湿瘀生，和胃活血湿热清）

陈某，男，27岁。胃脘规律性、反复发作性疼痛5年余，伴嘈杂，泛酸。1985年11月18日来院初诊，时值秋冬，胃脘隐痛发作，空腹尤甚，得食稍缓，喜温喜按，口苦苔腻，泛酸纳呆。胃镜提示十二指肠球部溃疡，其周围及胃窦部黏膜充血水肿，局部糜烂，服雷尼替丁150mg，每日2次，共14天，自觉病情好转。近5日劳累过度，饮食不慎，胃脘饱胀，恶心欲吐，食后更甚。体检：上腹部有明显震水声，示幽门梗阻。舌苔白腻，根部微黄，舌两侧可见黏液连成的结，舌质红绛，脉弦。此乃肝郁气滞，胃失和降，气滞血瘀，湿热内蕴，治拟疏肝和胃降逆，活血化瘀，清利湿热。药用：旋覆花、制大黄、紫苏梗各9g、焦白术、泽泻、丹参、生麦芽、蒲公英各15g，代赭石、铁树叶各30g，桂枝6g，川黄连3g，吴茱萸2g，7剂。药后呕吐缓解，震水声消失。拟从本论治，温冲和胃，佐以清热活血。药用：生黄芪、白芍、煅瓦楞子、丹参、泽泻、焦白术、蒲公英各15g，铁树叶30g，桂枝、甘草各6g，川黄连3g，吴茱萸2g，14剂后唯感嘈杂，腻苔渐化，黏液线消失，上方有效继服，去铁树叶、丹参、白术、泽泻，加当归、黄芩各9g，灶心土（包）30g，7剂。药毕，诸症悉平。尔后又以黄芩、桂枝、煅瓦楞子、甘草、当归、黄芩、紫苏梗等配制成丸药，每遇发病季节调治，随访4年，胃脘痛未见发作。

[史正芳.黄秉良治疗消化性溃疡的经验.安徽中医学院学报，1990，9（3）]

【诠解】消化性胃溃疡属中医胃脘痛。脾喜燥，宜升则健；胃喜润，以通为用，以降为顺。而脾胃互为表里，其升降之枢机全赖于肝之疏泄条达，故胃脘痛虽雁难于胃，其病机却不能不涉及肝脾；主张虚实同治，寒温相适，升降并调，营阴兼顾，组方遣药精于配伍，以达平衡。常用黄芪建中汤、四君子汤、旋覆代赭石汤、左金丸、柴胡疏肝散等化裁为用。补脾安中恒取黄芪、白术、党参、山药，更喜用黄芪，因其补而灵动兼通，升补肝脾之气为长，且有促进溃疡愈合作用，配香附、紫苏梗，枳壳，理气除满，补而不滞，调寒温取桂枝辛以散之，抑肝木之盛，理肝木之郁，使之条达，又取吴茱萸温中下气，配黄连、黄芩苦降清胃火，调升降用柴胡之轻举畅达，引脾胃精气行于阳道，取旋覆花降逆和胃之性，通肝气郁结；顾营阴取当归、丹参和营养血活血，配芍药、甘草之甘酸化阴，缓急止痛。方药动静结合，兼顾肝脾，温凉通补，补而不滞，温而不燥，堪称平衡之旨。纵观之，黄老治疗消化性溃疡总以调和肝脾，温中补虚，活血祛瘀、清热化湿为要，以达黏膜炎症消散，溃疡愈合之旨。

白恒慧医案

（肝郁气滞胃脘痛，理气泄热化肝煎）

靳某某，女，46岁。主诉烧心吞酸、胃脘胀痛牵胁彻背年余，加重2个月。曾服多种西药和中成药效果不显。近期胃脘灼胀痛，痛势急迫不得卧，烦躁易怒，泛酸烧心，口干口苦，舌红苔黄，脉弦数。钡餐造影提示：十二指肠球部溃疡。此乃肝郁气滞、郁火灼伤胃津之故，治宜理气泄热和胃，方用化肝煎为基本方加减化裁。甘草45g、陈皮15g、青皮10g、栀子15g、丹皮10g、白芍15g、延胡索10g、黄连10g、柴胡10g、蒲黄10g、五灵脂10g。连服10剂，吞酸消失，胃脘胀痛减轻，得以安卧。上方去五灵脂、蒲黄，加党参15g、茯苓10g、白术10g、焦三仙各10g，服10剂后疼痛消失，各症改善。上方去栀子，黄连减半，再服10余剂善后。

（白恒慧.临床重用甘草治验举隅.内蒙古中医药，2012，21.）

【诠解】胃脘痛古称心痛，如《素问·六元正纪大论》篇曰："木郁之发，民病胃脘当心而痛。"说明肝木偏盛影响心下胃脘疼痛。本证患者长期心情郁闷，气郁伤肝，肝气失于疏泄，久郁化火，肝火横逆犯胃，灼伤胃阴，胃络失于濡养而作痛。肝胆互为表里，肝热则胆火上乘，故见口干口苦等症。本证的治疗，以疏肝泄热、和胃止痛为大法。方中甘草健脾和胃、泻火止痛为主药，较大的用量提高了其作为主药的力量。陈皮、青皮理气，柴胡疏肝，白芍敛肝，丹皮、栀子泻肝热，黄连清心火，再配合延胡索和五灵脂、蒲黄（失笑散）活血止痛，患者于不知不觉中诸症悉除。

陈瑞春医案

（肝胃不和胃脘痛，四逆行气小陷胸）

张某，男，43岁，司机。患者十二指肠溃疡多年，曾服用调理脾胃行气止痛药未效。主诉胃脘疼痛牵引两胁胀痛，腹胀气滞食后更甚，大便不畅，口苦黏腻，舌黄白相兼，脉象弦实。诊为肝郁气滞，拟疏肝行气合辛开苦降法，方用四逆散合小陷胸汤加味。柴胡6克，白芍9g，枳实9g，黄连6g，法半夏9g，瓜蒌壳12g，木香9g，佛手12g，甘草6g。服上药十余剂后，疼痛消失，大便通畅，饮食倍增，收到近期疗效。继以六君子汤加味，调理善后，半年内病未复发。

（陈瑞春．略论胃痛从肝论治．新中医，1979，3.）

【诠解】中医学认为，人是一个有机的统一整体。脏腑病变，有本脏自病，有他脏影响，胃痛莫不如此。叶天士说："肝藏厥气，乘胃入膈"，"厥阴顺乘阳明，胃土久伤，肝木愈横"，都是指肝胃之气不顺，肝木犯胃侮土的病理机制。刘渡舟也指出："肝胃之气，本又相通，一脏不和，则两脏皆病。"说明肝胃之间有着不可分割的病理联系。胃主受纳，肝主疏泄，脾胃功能协调，必赖肝气条达。反之，肝不能正常疏泄，胃即可采滞不化，木抑则土滞，乃是二者之间不能互相为用、互相制约的缘故。所以，胃病可以及肝，肝病可以连胃。因此，胃痛的治疗，不但要治胃，而且还应治肝，这就为胃痛从肝论治，提供了重要的理论依据。肝郁犯胃，气机瘀滞者，以四逆散疏肝和胃，合小陷胸汤辛开苦降，肝胃气顺，病即缓解。两方合用，治疗十二指肠溃疡而见肝郁气滞症者，均获良效。

吴少怀医案

（肝气犯胃热伤阴，疏肝止痛郁热清）

杨某某，男，52岁，干部，1966年4月20日初诊。病史：胃痛20余年，1958年确诊为"十二指肠球部溃疡病、肝脾大"。近期疼痛加剧，脘部不适，嘈杂，饥不欲食，口干唇燥，大便色黑，日1次，小便黄。检查：舌苔薄黄，质赤，脉沉细稍数。辨证：肝气犯胃，热郁伤阴。治则：疏郁止痛，养阴清热。拟百合汤合王氏一贯煎加减。方药：百合12g，乌药4.5g，北沙参9g，麦冬9g，酒川芎1.5g，黄连1.5g，炒延胡索9g，竹茹9g，陈皮4.5g，炒谷芽9g。水煎眼。4月23日二诊：服药3剂，胃痛大减，大便转褐黄，仍饥不欲食，口干唇燥，纳食少，尿黄，舌苔淡黄，尖赤，脉同前。按上方去川芎、延胡索、竹茹，加玉竹9克、白扁豆9克、炒山药9克。水煎服。4月26日三诊：服药3剂，胃痛止，脘中舒畅，知饥欲食，口唇不干，舌苔薄黄，脉沉细缓，前方既效，配丸药调养。按二诊方加炒白芍 9g，生甘草 4.5g，川楝子 4.5g。以五倍量共研细末，炼蜜为丸，如梧桐子大，早晚各服 20 丸。

（《吴少怀医案》）

【诠解】肝郁气滞之胃脘痛，症见胃脘胀满攻痛，连胁背，痛处游移不定，捶按较舒，食后胀甚，嗳气频作，舌苔薄白，脉沉弦（若挟食则舌苔白厚腻；将欲化火则舌赤，脉沉弦数），多由肝气郁结，横逆犯胃所致。一般治疗以疏肝理气为主，可用柴胡疏肝散、沉香降气汤之类。由于理气药多香燥，故应当少用，以免伤及阴液，影响治疗。吴老师认为，气滞作痛，辨证新久虚实。新病气滞多实，治宜辛通；久病则气郁化火，容易伤阴劫液，治宜柔润，可用百合汤，方中百合养阴润燥，乌药理气解郁，二药刚柔相济，敛散结合，行气止痛，不伤阴液，若再随症加味，则疗效更好。病案为肝气犯胃，热郁伤阴，症见饥不欲食，口干唇燥，舌苔薄黄，质赤，脉细稍数等胃阴虚之象，故用药不宜香燥，吴老师以百合汤合王氏一贯煎加减，方中取百合、沙参、麦冬、谷芽养阴和胃，乌药、延胡索、川芎疏郁止痛，竹茹、陈皮、黄连清热和中，胃痛渐止。又以玉竹、扁豆、山药、白芍、甘草、川楝子柔润之品出入加减，制成丸药，缓治常服，巩固疗效。从上观之，久病肝郁气滞之胃脘痛，症有食滞、热郁伤阴之不同，吴老师均用百合汤随症加减获效。由于肝为刚脏，性升苦急，若情志怫郁，病易反复，故最后改用丸药巩固疗效。

三、气滞血瘀

曲爱菊医案

（气滞血瘀胃络滞，健脾导滞络脉通）

患者李某，女，54 岁，1997 年 6 月 15 日就诊。主诉：胃痛，近 1 周加重。现病史：8 年来胃脘痛时有发作，生气或遇寒后加重，纳食欠佳，泛酸，大便 2~3 日一行，舌紫黯，苔白腻，脉弦涩。胃镜印象：出血糜烂性胃炎，十二指肠球部溃疡。治则：活血化瘀，行气导滞。拟方：延胡索 20g，五灵脂 10g，乳香、没药各 6g，三七 3g（冲），白芷 10g，高良姜 10g，乌药 16g，白及 10g，乌贼骨 20g，浙贝母 6g，蒲公英 30g，木香 10g，厚朴 20g，半夏 15g，陈皮 15g，焦槟榔 20g。此方共服 20 剂痊愈。

［曲爱菊. 活血化瘀法治疗慢性胃炎临床体会. 吉林中医药，1999,（5）: 2.］

【诠解】历代医家在治疗脾胃病中，论及活血化瘀者少，而强调健脾益胃者多。补益脾胃固然重要，但脾胃受损导致气血失调更为关键。李东垣在《脾胃论》中指出："补土必调和气血。"《医林改错》又云："元气既虚，必不能达于血管，血管无气，必停留而瘀。"足见瘀血与气虚关系密切。中医认为，脾胃虚弱是慢性胃病的主要发病机制，其与肝胆的关系最为密切。脾为藏血、统血之脏，而胃为多气多血之腑。胃病初起，多在气分，病久由气及血，渐致气滞血瘀，胃络阻痹，由功能性病变演变成器质性损伤，造成胃络、瘀阻甚至产生症结（肠化，异型增生），导致胃络失养、萎缩，这是本病的主要病机。强调了活血化瘀在治疗脾胃病中的重要性。有人发现，健脾清热化瘀法，无论单纯给药还是配伍给药，均有良好的抗损伤作用。说明活血化瘀药的配用，能使其组织复生，达到祛邪扶正的目的，对脾虚的治疗是非常必要的。另外，本病的病理变化又多以肝郁为标，脾胃虚损为本，两者互为因果，互相影响。再者，本病易反复发作，病程较长。"久病入络"，必致血行不畅而留瘀。况脾虚则生湿，故久病易挟湿挟瘀。所以临床所见的胃脘痛，无论虚证还是挟寒挟湿之证，病人症状各有不同，寒热虚实之证似乎都存在，均有必要加用活血化瘀药。

董建华医案

（瘀阻胃络浊邪逆，化瘀通络浊气涤）

张某，男，58岁。病史：胃脘痛反复发作12年。半个月前受寒复发，痛势剧烈，发作频繁，冷汗淋漓，饥时痛甚，夜半可痛醒，口苦泛酸，嗳气，腹胀，大便秘结，时伴黑便，舌黯红、苔黄腻。服用西咪替丁、溴丙胺太林（普鲁本辛）数天，罔效。胃镜检查示：十二指肠球部溃疡活动期，潜血试验强阳性。辨证：证属瘀阻胃络，浊邪中踞。治法：治以化瘀通络，涤浊畅腑。处方：炙刺猬皮、炒九香虫、延胡索各6g，炒五灵脂、川楝子、大腹皮、枳壳各10g，制乳香、制没药、吴茱萸各1.5g，黄连、酒大黄（后下）各3g。二诊：服4剂后，痛势大减。守方续进7剂，痛平便调，诸症若失。后继以理气活血，和胃通降为大法调治月余，病情平稳。半年后病人因他疾就诊，谓胃痛迄今未作。

［董建华. 师古不泥古古方赋新义. 新中医，1992，(6)：17-19.］

【诠解】本案患者胃脘痛10余年，系肝胃不和，寒热错杂，气滞血瘀，久病入络，络脉损伤，病情复杂。董氏谨守病机，于纷纭处见真谛。辨证属瘀阻胃络，浊邪中踞。治以化瘀通络，涤浊畅腑。治疗上认为刺猬皮味苦性平，入胃与大肠经，有祛瘀止痛、疏理气滞、活血止血之功，是治疗胃痛的良药。其与九香虫为伍，再配五灵脂、川楝子、延胡索、制乳香、没药之品，以加强行气活血化瘀通络止痛作用。再用大腹皮、枳壳行气消胀；并少加黄连清热除湿泻火；吴茱萸配黄连，取其辛开苦降，寒温并用，肝胃同治，以除口苦泛酸之证；更加酒大黄泄热化瘀、泻下通便，现代药理及临床研究认为大黄尚有止血之效。全方辨证精细，用药精当，故疗效卓著。

四、寒热错杂

何晓辉医案

（寒热并兼虚实见，和胃调中标本兼）

许某，男，40岁，交警干部，1998年3月1日初诊。近1年来胃脘痞胀不适，饥时嘈杂，食后稍舒，喜热食，纳可，胸骨后灼热，大便时结时溏，口干口苦，消瘦，面色萎黄，脉沉细。胃镜及病理切片诊断为"食道炎、慢性萎缩性胃炎、胃黄色瘤、十二指肠球部溃疡"，西医治疗不显。辨证为寒热并兼，虚实夹杂，气滞血瘀，气阴两虚。治宜虚实同调，寒热并治，益气养阴，活血化瘀。方予和胃调中汤加减。药用姜半夏8g、黄连4g、干姜2g、吴茱萸3g、太子参15g、茯苓12g、白术12g、白芍15g、蒲公英15g、莱菔子15g、陈皮6g、北沙参12g、五灵脂10g、石见穿12g、刺猬皮10g。7剂。锡类散14支，吞服，每次1支，每天2次。二诊时胃脘灼热见减，痞胀已缓，精神好转，仍时有口苦，大便时结，舌脉如前。前方去北沙参，加龙胆草3g，7剂。三诊诸症见缓，再投前方加减。11周后，胃无所苦，诸症均消失。胃镜及病理切片复查为"慢性浅表性胃炎"，萎缩性改变、黄色瘤、溃疡均消失。再服胃康4号丸（院内制剂）1月，以巩固疗效。随访8年，胃无所苦。

（黄勇.运用何晓晖教授"调胃八方"治疗难治性胃病.实用中西医结合临床，2012，1.）

【诠解】何老认为脾胃疾病多病程长，反复发作，其病机多虚实夹杂，寒热并存，气血同病，湿食同阻。本方由半夏泻心汤、四君子汤等方化裁组成，其中半夏泻心汤辛开苦降，除实补虚，寒热并治；四君子汤健脾益胃运湿。配黄连、吴茱萸、白芍疏肝和脾，清热降逆；枳壳、莱菔子理气化滞；丹参理血活血；蒲公英清热健胃；海螵蛸制酸护膜。诸药合用，以平调中焦脾胃阴阳寒热虚实升降。"治中焦如衡，非平不安"。和胃调中汤以"衡"为法，即寒热并治，攻补兼施，升降相宜，气血同调，湿食同理，以达调和脾胃之效。该病案患者胃病日久，成寒热错杂、虚实互见之证。本方寒热并用，虚实同调。何老用自拟方和胃调中汤（半夏10g，黄连4g，干姜3g，党参15g，黄芩10g，白术15g，茯苓15g，白芍15g，丹参15g，枳壳15g，吴茱萸3g，蒲公英15g，海螵蛸15g，莱菔子10g）。功效：健脾益胃，温中清热，和中调胃。方中半夏散结开痞；黄连、黄芩、蒲公英、干姜、吴茱萸寒热并用，和中调胃；党参、白术、茯苓健脾；海螵蛸制酸；枳壳、莱菔子行气消积胀；白芍柔肝缓急。方药中的，故效如桴鼓。

董建华医案

（寒热错杂胃不降，苦辛通降两相宜）

宋某，男，50岁。病史：患者吐酸伴胸闷反复发作2年，近1月加重。曾在某医院经胃镜检查，提示"慢性胃炎"，服中药，效果不显。近日吐酸加重。胃脘痞满，喜暖畏寒，时有腹胀肠鸣，大便偏稀，舌质淡红、苔薄黄，脉弦细而沉。辨证：证属寒热错杂，胃失和降。治法：治以苦辛通降，温清并用。处方：马尾连6g，吴茱萸15g，清半夏、荜澄茄、栀子、枳壳、扁豆、山药各10g，炮姜1.5g，木香6g。经服6剂，吐酸减轻，大便成形，续以原方出入而调治。

（广西中医药，1991，6.）

【诠解】 呕酸病症有寒、有热，然以热居多。正如《素问·至真要大论》所说："诸呕吐酸，暴注下迫，皆属于热。"本例患者苔薄黄似为热，胃脘喜暖畏寒又像似寒，然腹胀肠鸣，始知寒热搏结于腹，故辨证为寒热错杂，治以苦辛迫降，温清并用而效。

第七节　上消化道出血

一、脾胃虚弱

卢红医案

（脾肾阳虚不摄血，黄土汤方可收摄）

王某某，男，45 岁。1986 年 5 月 28 日初诊。患者 2 个月前无明显诱因出现黑便。曾经胃镜检查示：糜烂性胃炎。纤维结肠镜检查未见异常。曾先后用西药止血药（具体不详）及中药（补中益气汤加味）等治疗，仍间有黑便。刻诊：黑便，食少乏力，怯寒，面色萎黄。舌质淡、苔薄白，脉沉细无力。证属脾肾阳虚，不能摄血。治以温阳健脾，养血止血。黄土汤加减：灶心土 60g、白术、附子、干地黄、阿胶（烊化）各 10g、黄芩 9g、三七粉（分冲）、炙甘草各 6g。每日 1 剂。先煎灶心土，以其滤液再煎其他药。5 剂后，黑便消失，食纳增加，仍觉怯寒、乏力，上方灶心土增至 120g，余药量不变，用法同共服 12 剂后，症状消失，至今未见复发。

（卢红治．黄土汤临床验案三则．浙江中医杂志，2010，7．）

【诠解】黄土汤首见于《金匮要略》，由甘草、干地黄、白术、附子、阿胶、黄芩、灶心土组成，主治虚寒便血。本例患者曾用补中益气汤治疗，症状稍减而不除，询其饮食喜温，来诊时又值初夏季节，身仍披薄棉衣，且其久病，由脾及肾，出现脾肾阳虚之象，阳虚不能摄血，出现本病，故以黄土汤温阳健脾、养血止血，三七化瘀止血而不留瘀，诸药合用而获佳效。

徐清波医案

（脏气素亏中气陷，升清举陷急回阳）

王某，男，76 岁。咳嗽、气促 30 余年，加剧并伴神志恍惚、黏液样大便 2 个月余，于 1995 年 3 月 11 日入本院西医内科住院。诊断：慢性支气管炎急性发作期、肺气肿、Ⅱ型呼衰。入院给予抗炎、祛痰、吸氧等综合治疗，神志转清，精神好转，但大便每日仍 7~8 次，呈黑色糊状，潜血（＋）。

3 月 14 日患者出现心慌、心悸，心电图示窦性心动过速、频发房性早搏（伴短阵房速）。考虑系消化道出血及心肌缺血所致。予输"O"型血 300ml。3 月 15 日再次出现神志不清，呼之不应，大便黑色，每夜 6~7 次。家属见病势垂危，于 15 日要求出院，经挽留同意改投中医治疗。症见：神志恍惚，面色如灰，形体枯槁，咳声无力，语言不清，食纳极差，几天未进食，大便呈黑色糊状，日 7~8 次，腹胀无矢气，小便量少，肌肤甲错、脱屑，舌质紫暗肿胀，舌光如镜，脉细促无力。此系脏气素亏、久泻伤脾、脾虚气陷、胃阴枯竭、胃气大伤之证。急当升清举陷，救护阴液。处方：生黄芪 30g、炒西党 15g、煨葛根 12g、升麻 9g、柴胡 9g、广陈皮 9g、白头翁 15g、北秦皮 15g、枳壳 15g、赤白芍各 10g、焦山楂 15g、炒谷麦芽各 15g、小川连 5g。2 剂，每日 1 剂，水煎，频服。另以生脉饮口服液 2 支，3 次 / 日，停用所有西药。17 日二诊：药后神志转清，便次明显减少（3~4 次，仍为黑色糊状便），口唇干燥，皮肤脱屑，守前方加乌梅 9g、五味子 9g、细生地 10g。服 3 剂后患者已能坐起，神志清楚，语言转清，腹胀减轻，无明显咳嗽、气促。今天已喝米汤冲鸡蛋 2 碗；大便每日 2~3 次，黑色糊状，量不多；舌质紫暗，舌光如镜，舌体肿胀已明显好转，脉细促，但较入院时有力。继守上方加芡实 10g，3 剂。22 日再诊：昨夜解黑色黏液便 1 次，无腹痛肠鸣，无里急后重，小便不长，双下肢足背轻度浮肿，舌质紫暗、面光如镜，脉细促。守上方加车前草 12g、泽泻 12g、川牛膝 12g，2 剂。生脉饮口服液 2 支，3 次 / 日。药后病情日趋好转，无明显心慌、气促，解黑色黏液便，每日 1~2 次，足背浮肿渐消，胃纳已开，舌质紫暗、根部已生少许薄白苔，脉细涩，病已转危为安，原方再进 3 剂后，能在户外晒太阳，神志清楚，精神转振，胃纳已增，舌暗、体肿胀消失，后部有少许薄白苔、脉细涩。至此已完全脱离危险，临床治愈。复以上方 3 剂善后。

（徐清波．消化道出血重症验案 1 则．江西中医药，2000，1.）

【诠解】《金匮要略》云："夫病痼疾，加以卒病，当先治其卒病，后乃治其痼疾也。"患者素有咳喘 30 余年，而消化道出血仅 2 个月余，因未及时得到恰当的治疗，使旧疾进一步加重，出现呼吸衰竭。当务之急宜纠正消化道出血。中医诊断为泄泻、虚劳、咳喘。因久泻伤脾、伤阴，辨证为脾虚气陷、胃阴枯竭，治以升清举陷，健脾运中，益气养阴，由于辨证准确，立法合体，虽未用止血药，却纠正了消化道出血，且使沉痼之疾日趋好转，终于转危为安。

萧熙医案

（脾胃虚弱失于固摄，益气补血养血止血）

王某，男，21岁，未婚。患者一年前曾患胃痛，便血，经某某医院诊治，病情有所转好，但未彻底治愈。5天前突发胃病，便下血甚多，经治便血未止，精神极度疲乏，前来本院治疗。现症：面色苍白，唇甲无华，神疲肢倦，萎靡不振，饮食不思，心悸，失眠，眩晕，夜晚口干，胃脘不甚痛，或只感有时微痛，大便黯黑如柏油，大便隐血试验为强阳性（+++），舌质淡，苔白燥，脉弦大而无力。辨证：便血多次，气血已虚，此次下血日久未止，气血耗损更甚，察其面白唇淡、神疲肢倦、眩晕、心悸等症，纯属一派虚象，脉大无力，大便色黑，乃气血虚失统摄之证，便血而胃痛不甚乃邪少虚多之候。治法：益气补血，养血止血为法。方药：参芪四物汤加减。潞党参24g，北绵芪15g，生熟地各12g，杭白芍9g，当归身9g，侧柏叶15g，粉丹皮6g，阿胶9g（冲服），地榆炭9g，酸枣仁9g，炙甘草4.5g。二诊：服上药2剂，肉眼便血不显，大便颜色转黄，大便隐血试验（+），精神转佳，诸症显减。处理拟按上服原方，继续服2剂（每日1剂）。三诊：20天之后患者来就诊，告之上次便血服二诊药后，诸症消失，便血已止，因事回乡，停止服药。两天前因饮食关系，昨日复视大便色黑，稀溏不成形，但精神尚好。食欲稍减，口干不欲饮水，虚烦不眠，舌边红，舌苔白，左脉弦大，右脉呈弱。拟血虚肝热，气虚脾寒之候，治以养血清热，益气温中为法，仿黄土汤加减。生地15g，杭芍9g，黑地榆9g，潞党参15g，炮姜炭3g，阿胶9g（冲），伏龙肝12g（荷叶包煎），炙草3g。每日1剂，连服3天，服药后，大便颜色转黄，成形。再服2剂，大便正常，便血消失，大便隐血试验（-）。嘱其注意日常生活，饮食调理，继续服药巩固疗效，以防复发。

（《现代名中医类案选》）

【诠解】此例患者胃病日久而致便血诸症，乃胃病久患，脾虚气弱，脾不统血，血不循经而妄行，内溢肠道而便血。因其血远，故如柏油样，脾气虚弱，易为寒滞，故腹部隐痛。气血不能上荣，故面色无华而苍白。血不养心则眩晕心悸失眠。脾胃虚弱运化无力故纳呆。中气不足，则神疲肢倦，舌淡。脉大无力乃脾虚而致气血双虚失统摄之征。萧氏治以益气补血，养血生血之法。方中党参、黄芪、甘草健脾益气以摄血，当归、白芍、酸枣仁和营以养血，丹皮清热凉血，生熟地、侧柏叶、地榆炭、阿胶止血，诸药合用，共奏健脾益气补血止血之效。用后显效，20天就诊诸症消失，便血已止。后因停药便血复发，辨为血虚肝热，气虚脾寒之症，用仿黄土汤而治愈。此真乃胃出血之患，柏油便更证明是远血。萧氏采用益气补血、养血止血、急救处治的方法恰当，而末以养血温中的方药善后甚是完备，足以借鉴试用。

张羹梅医案

（脾不统血便血证，补养心脾血自停）

徐某，男，29岁。1966年1月3日初诊。主诉：曾患贫血及上腹部疼痛，近3月来又出柏油样大便。西医诊断为上消化道出血，出血性贫血，肥大性胃炎。诊查：诊时面色萎黄，头晕心悸。食后脘腹作胀、大便黑如柏油。脉虚数，舌淡无津。辨证：此为脾不统血，血不归经，便血乃作。治法，治宜归脾汤加减。处方：潞党参9g，炙黄芪12g，全当归9g，熟地黄12g，大白芍18g，焦白术9g，云茯苓9g，炙甘草3g，瓦楞子12g（先煎），海贝粉12g（分2次吞）。二诊：服上方药4剂后，症情稳定，守原方加仙鹤草12g，茜草根18g，藕节12g。上方药服13剂，眩晕消失，面色红润，胃纳大增。

（《中国现代名医医案精华》）

【诠解】 此例西医诊断为上消化道出血，出血性贫血，肥大性胃炎；中医根据便血，面色萎黄，头晕心悸，食后腹胀，脉虚细，舌淡无津，辨证为脾不统血，血不归经。方选归脾汤加减，方中党参、黄芪、白术、茯苓、甘草益气健脾，当归、白芍、熟地养血敛阴，瓦楞子、海贝粉制酸。服药后病情稳定，守方加仙鹤草、茜根、藕节以增强止血之效，用后出血止，以大便隐血试验阴性而告愈。

章次公医案

（久病溃疡则便血，收敛止血便血安）

李某，男。主诉：胃病已8年，多发作于食后3小时许，得食可稍缓，曾有黑粪史。辨证：其为溃疡病，殆无疑义。处方：凤凰衣30g，玉蝴蝶30g，轻马勃20g，象贝母20g，血余炭15g，琥珀粉15g。共研细末，每服2g，一日3次，食前服。患者经钡餐造影诊为复合溃疡，共服上方药2剂，复查龛影消失而告痊愈。

(《中国现代名医医案精华》)

【诠解】胃溃疡而又便血，预示将有危候。章氏以收敛止血之品而速见功效的经验及方药值得学习并试用。

二、血热妄行

郭月平医案
（气逆火旺迫血证，平肝泻火血络宁）

刘某某，男，46岁，2006年6月17日初诊。患者常感到剑突下疼痛，连及两胁，心下灼热近1年，2天前突下柏油样大便，呕吐大量咖啡色胃内容物及瘀血块，之后眩晕昏倒，面色苍白，肢冷，自汗，急送入某医院抢救。该院初步诊断为上消化道溃疡并出血，失血性休克。经用生理盐水、低分子右旋糖苷、止血敏等治疗后逐渐好转，血压回升，脱离危险，但仍出血未止。现症：口苦，咽干，头晕目眩，心烦易怒，舌黯而淡、边有瘀点，苔薄黄而干，脉芤而微数。中医诊断为气逆火旺，迫血妄行之呕血、便血。治当急以平肝降逆，泻火凉血以止血，兼益气固脱为法。方用龙胆泻肝汤合独参汤加减，药用：龙胆草、木通、车前子、柴胡、白茅根、旱莲草、茜草各10g，栀子、泽泻、生地黄各15g，黄芩12g，人参20g，当归、生甘草各6g。每日1剂，水煎服。连服3剂，呕血已止，大便尚黑，能进少量流质饮食，舌淡、苔薄黄，脉弦。改用养胃建中，平肝泻火，活血化瘀方调治1周，大便正常。再用益气补血养胃之品以善后。

(郭月平.龙胆泻肝汤治疗血证验案2则.山西中医，2010，8.)

【诠解】上消化道出血是临床常见的急症之一，应及时诊断，合理治疗。引起该病的原因很多，常见者为消化道溃疡、急性胃黏膜病变，食管胃底静脉曲张及胃癌等。中医认为呕血、便血可由感受外邪，情志过极、饮食不节、劳倦过度、久病和热病等多种原因所导致，其病机为火热熏灼，迫血妄行，以及气虚不摄，血溢脉外。该患者据临床表现辨为肝火犯胃型呕血、便血，故用龙胆泻肝汤加减泻肝益胃，凉血止血，合用独参汤等益气固脱。药证相符，故疗效显著。

杨建新医案

（阴虚火妄迫血行，温阳敛阴乌梅汤）

杨某，男，43岁，1994年6月7日初诊。患者有"胃溃疡"病史5年余。本次因酒后吐血，黑便2天于1994年6月1日入院。诊断为胃溃疡并出血。经西医用止血、补液、抗炎、输血等治疗5天，症状未见缓解，请中医会诊。刻诊：血压90/60mmHg，呼吸108次/分，面色㿠白，神疲乏力，语声低微，起则头晕，心慌气短，四肢厥冷，时有恶心、呕吐，呕吐物为鲜血夹有暗红色血块，大便每日5~6次，呈柏油样，口干，尿少，舌质淡，苔黄，脉细数。查Hb 54g/L，粪潜血（++++），胃镜检查报告胃窦部溃疡并出血。中医诊断：①吐血；②便血。证属阳虚之体，嗜饮辛热，助火劫阴，迫血妄行。治以温阳敛阴，调补肝脾，清热泻火，益气止血。方用乌梅丸加减：乌梅肉30g，炮附片9g，红参（另煎兑服）9g，炮姜炭9g，黄连6g，生大黄（后下）4.5g，黄柏9g，生白芍30g，当归9g，桂枝9g，白及9g，仙鹤草30g。每日2剂，水煎分4次温服。二诊：吐血停止，黑便次数减少至日2次，头晕、心慌等症均减。上方加地榆30g，又服4剂后，出血停止。观察治疗20余天后，痊愈出院。

（杨建新.乌梅丸治疗消化道出血验案举隅.国医论坛，2000，5.）

【诠解】乌梅丸出自《伤寒论》，由乌梅、附子、人参、桂枝、当归、黄连、黄柏、细辛、干姜、蜀椒组成，原治蛔厥及久痢。本病案阳虚之体，嗜饮辛热，助火劫阴，迫血妄行，出血之后，阳气大失，急当温阳敛阴，调补肝脾，清热泻火，益气止血。故而用寒热并用之乌梅丸，并重用乌梅酸甘收敛，附片干姜救逆回阳。当属急症用缓方之成功案例。

第八节　功能性消化不良

一、脾气亏虚

李大卓医案

医案1（脾虚阴伤中气泄，健脾温中气机调）

范某，大便溏泻十年，求治多医未效。诊时，腹痛便泻，日更衣5~6次，形体消瘦，口渴饮频，食不甘味，小便短黄，脉细微数，舌瘦无苔。诊为脾虚阴伤。治宜养阴健脾益气，少佐温阳渗湿，以在阳中求阴。处方：山药、扁豆各30g，黄芪、薏苡仁各20g，太子参、茯苓各15g，百合、石斛、莲肉、泽泻、桔梗各10g，桂枝3g，5剂。二诊，药已中的，是症有减，原方继服7剂。三诊，患者欣喜，便已成形，日1~2次，略感食后脘胀，上方加陈皮、鸡内金各10g，谷芽30g，5剂而愈。

[王桂军. 李大卓教授治疗功能性消化不良腹泻的临床经验. 中国中医药现代远程教育，2012，10（13）]

【诠解】温阳益气养阴当需细审，制运水湿乃脾之功能。脾运失司，水停生湿，注于肠间，则大便溏泻，所谓"湿盛则濡泻"。脾之不运，阳虚阴虚均可致之，当需细审。脾阳虚以形寒肢凉，腹痛喜按，遇寒易作，大便清稀，甚则完谷不化，脉沉迟，舌淡苔白为主症；脾气虚以头昏神疲，肢倦乏力，大便时溏时泻，迁延反复，脉细弱，苔薄白为主症；脾阴虚以口干欲饮，大便腥热，或脘部嘈杂，手足心热，脉细数，舌红苔黄少津或无苔为主症（少数可见舌体干瘦）。阳虚用桂附理中汤加味；气虚以参苓白术散为主，若久病不愈，中气下陷者，可用补中益气汤，且重用黄芪、党参以益气升清；阴虚多为久泻伤脾，阴伤气弱，运化失司，湿走肠间而致，治宜滋阴益气除湿，益脾除湿汤加减。

医案2（表里同病溏泻证，肺脾同治气机调）

孔某，咳嗽反复发作年余。诊时，咳已近月，大便溏泻，日行4~5次，头昏乏力，动则汗出，懒于言行，脉细乏神，舌淡苔薄。药用黄芪、薏苡仁、扁豆各30g，太子参、白术、茯苓各15g，防风、泽泻、紫菀、款冬花各10g，桔梗、甘草各6g，肉桂3g，红枣10枚。5日后复诊，精神有增，汗出减少，大便好转，咳嗽亦微。原方继7剂，诸恙悉解。后以参苓白术丸（补土生金）调理1个月而愈。

[王桂军. 李大卓教授治疗功能性消化不良腹泻的临床经验. 中国中医药现代远程教育，2012，10（13）]

【诠解】宣发肃降补气权衡调治。《黄帝内经》云："肺与大肠相为表里。"肺失宣发、肃降或肺气虚弱，均可导致大肠传导失司，大便或溏或泻。此三者病理上可互相影响，肺气虚可致宣发不能，肃降无权；肺失宣发，致肃降失司；宣发、肃降失常，久而可致气虚。肺失宣发，一般多为风寒外束，或为暑热侵袭。病人除大便溏泻外，常伴见咳嗽胸闷，咽痒或痛，痰白或黄，脉浮紧或浮数，苔薄白或淡黄。因风寒者，用苏杏二陈汤；因暑热者，用藿香正气散。若表邪偏甚，寒热身重，可用荆防败毒散。同时，太子参健脾利湿宣清肺气之品。宣肺如紫菀、金佛草、枇杷叶、白前等；清肺如黄芩、百部等。肺失肃降，一般多为痰湿阻肺，或表邪未尽，余邪蕴肺，症见咳嗽气逆，甚则喘息，胸闷不展，喉中痰鸣，脉弦滑，苔白腻等。方选苏子降气汤加减（苏子去油，当归慎用）。痰多加胆南星（或制南星）、贝母；偏寒入干姜；偏热入海浮石、竹沥等；客邪未尽，当注意解除余邪。肺气虚，多见于慢性咳嗽病人，症见大便溏泻，咳嗽气短，声音低怯，倦怠懒言，形寒易汗，恶风，脉虚，舌质淡，苔薄白。治以玉屏风散加味。

医案 3（脾虚湿蕴久泻证，温肾祛湿泌清浊）

陆某，大便溏泻二十余年，遇寒或饮食不慎即发，曾反复检查，无明确诊断。诊时，腹隐痛，便溏泻甚或稀水，日 7~8 次，日出前后尤甚，形寒腰酸，不兴房事，脉细，苔灰黄垢腻。脾肾两虚，湿浊内蕴，治宜温肾健脾祛湿泄浊。处方：补骨脂、茯苓、泽泻、车前子（包）各 10g，白术 15g，薏苡仁 30g，肉豆蔻、吴茱萸、干姜、厚朴、草果各 6g，肉桂 3g。5 剂。复诊，症有松动，便次略减，原方又进 7 剂。再诊，垢苔退半，便溏日 2~3 次，但感食后脘胀，上方加煨木香、陈皮各 6g，山楂、神曲各 20g，7 剂。四诊：大便日行 1 次，且已基本成形，前方续服 1 周。五诊：自诉一切如常，后以肾气丸、参苓白术丸合调 2 月，3 年未见复作。

[王桂军. 李大卓教授治疗功能性消化不良腹泻的临床经验. 中国中医药现代远程教育，2012，10（13）]

【诠解】温煦固涩泌浊法随证施。肾阳虚则不能温煦脾阳，脾阳虚则不能制运水湿；"肾主前后二阴"，肾虚不约，固摄无权；又"肾与膀胱相为表里"，肾虚膀胱气化失司，水走肠间，清浊混淆，均可致大便溏泻。温煦，主要是针对肾阳不足而设，症见形寒肢冷，腰膝酸软，黎明前脐腹作痛，肠鸣便泻，舌苔淡薄，脉沉细。若年老体弱，病久中气不足加黄芪、白术、党参健脾益气。固涩，主要是针对久泻（因误治或失治），脾肾、气阴两虚的病人，可用《伤寒论》中的桃花汤加煨葛根、石榴皮（初泻实证慎用），同时选伍补肾健脾益气养阴之品。泌浊，主要是针对肾不能主二便之开闭，致清浊不分。泌浊必须注意分清。分清，宜益肾健脾，使脾之清阳上升；泌浊，宜化膀胱之气，使体内浊阴下降，如此各行其道，便即调矣。益肾健脾以肾气丸、参苓白术丸为主，化气利湿以五苓散为主，两者还需兼而施之。

二、肝脾不调

李大卓医案

（风木之脏克脾土，抑木扶土气机调）

张某，大便溏泻三载，日行 3~4 次，便前多腹痛，便后即缓解，胁胀不舒，脉弦苔薄。药用：白芍 24g，陈皮、防风、泽泻各 10g，白术、茯苓各 15g，薏苡仁 20g，五味子、甘草各 6g。5 剂后腹痛显解，便次减半，效不更方，继服 4 剂，诸症渐解，后以逍遥丸连服月余而愈。

［王桂军. 李大卓教授治疗功能性消化不良腹泻的临床经验. 中国中医药现代远程教育，2012, 10（13）］

【诠解】抑木疏郁柔养务必辨清。肝为风木之脏，其性刚，喜柔，宜疏泄条达。反之，则犯中宫，累及肠道，而现脘腹胀痛，大便溏泻；或胸闷不展，嗳气叹息；或头昏目胀，咽关不利；或易躁易怒，精神抑郁等。肝木犯土，多以腹痛欲便，便后痛减为主症；肝郁气滞，多以脘腹胀满，大便溏泻或滞下不爽为主症；肝失柔养，多以腹胀口干，脉弦，舌红少苔，大便溏薄（或干）为主症。此三者，症易混淆，务必辨清，分别主次，方可有的放矢，药达病所。抑木，以痛泻要方为主加减，其中重用白芍配防风，白芍一般用量是 18~30g。疏郁，以逍遥散化裁，多配栀子、青皮、郁金。柔养，则遣一贯煎损益，枸杞子用量要倍于他药，以取滋水涵木之意。

薛西林医案

（脾虚肝郁寒热错杂，香砂椒梅连理汤成）

某女，51 岁，2010 年 4 月 8 日初诊。夙有"慢性结肠炎"病史，反复发作性腹痛腹泻 5 年有余。近 1 周内常感腹痛肠鸣，矢气频多，大便呈稀水样便或糊状样，多有黏液但无脓血。口干苦，嗳气，胸胁满闷，纳差，乏力。舌淡红苔薄白夹黄，脉细弦小数。辨证：脾虚肝郁，寒热错杂。治法：疏肝健脾，清上温中。处方：自拟香砂椒梅连理汤加减。广木香 6g、砂仁、白蔻仁各 6g、川椒 4g、乌梅炭 10g、厚朴 6g、炒子芩 10g、炒川连 7g、炒吴茱萸 4g、炮姜 4g、党参 10g、茯苓 15g、生炒苡仁各 20g、姜半夏 6g、青皮 6g、焦楂曲（各）10g、炙甘草 6g、大枣 3g，7 剂，水煎服，每日 1 剂，温服。二诊：服药 5 剂后脘腹胀痛及黏液便明显减轻，纳食进步。上方去川椒、吴茱萸，加杭白芍 15g，枳壳 6g，7 剂。三诊：诸症均减，纳可眠安。但仍感乏力、气短，遂改投健脾益气为主。以资生丸加减。党参 10g、白术 9g、茯苓神各 15g、生炒苡仁 20g、怀山药 20g、大腹皮 10g、姜半夏 6g、厚朴 6g、炒川连 7g、广木香 6g、炮姜 3g、砂蔻仁各 6g、焦楂曲（各）10g，炙甘草 6g，7 剂。上方加减续服至 2010 年 5 月 2 日复诊，诸症皆平。

（卜菲菲．薛西林运用和法治疗泄泻验案三则．中医药临床杂志，2011，8.）

【诠解】本案中患者泄泻便溏，纳差、乏力，脾虚失运著也；胸胁苦满，嗳气口苦，脉弦，肝木不疏显也。清·吴达《医学求是》云："肝木由脾土而升，胆木由胃土而降。脾土湿则清气不升，胃土逆则浊阴不降。"土虚则易被木侮，木侮则土壅湿困。胃为阳土，气郁之久易化热；脾为阴土，泄泻之久易伤阳，由此形成虚实并见，寒热错杂，治疗应疏肝健脾，调和气机。初诊之自拟椒梅连理汤实际是香连丸、香砂六君子汤、三仁汤、椒梅汤、乌梅丸、半夏泻心汤数方的合方化裁。全方以辛开苦降，补虚泻实为主旨，肝脾同治，寒热同调，清上温中，疏肝健脾，以和法而奏效。

三、湿热内盛

李大卓医案

（湿热内盛脉络伤，利湿疏表治疗当）

丁某，夏季冒雨，田间劳作，又多饮生水，形寒肢倦，腹痛肠鸣，大便溏泻，近月未解，脉细缓，苔白腻。恙乃太阴虚寒，制运失司，内外湿合。治宜健脾温阳、利湿疏表。处方：白术、茯苓各 15g，薏苡仁 30g，藿香、佩兰、半夏、草果、泽泻、车前子（包）各 10g，厚朴、干姜、肉桂各 5g。4 剂。复诊，前方颇合病机，药后是症减半，原方继服 3 剂而愈。

［王桂军．李大卓教授治疗功能性消化不良腹泻的临床经验．中国中医药现代远程教育，2012，10（13）］

【诠解】功能性消化不良腹泻，中医辨为"泄泻"，病位在肠，主要病理因素是脾虚湿盛，但亦与肝肾肺三脏功能失调有关，临证并不鲜见。因此，治疗必须全面审察，泄热利湿和血三则同筹。《景岳全书·泄泻》曰："若饮食失节，起居不时，以致脾胃受伤，则水反为湿，谷反为滞，精华之气不得输化，乃致合污下降，而泻痢作矣。"湿，是腹泻型功能性消化不良的主要病因。湿蕴，久必化热；热盛，常及血伤络。所以，治湿需与清热和血统筹兼顾，有其候，施其法，投其药。如见腹痛肠鸣，大便溏泻，脉濡细，苔白腻者，以祛湿为主，佐以健脾温化，用藿朴夏苓汤加味。寒盛配用理中丸，或辨用纯阳正气丸、五苓散。如见口干苦、溲黄短、苔黄腻、脉滑数者，宜清热利湿，用葛根黄芩黄连汤加减，湿重加薏苡仁、厚朴；夹食加山楂、神曲、谷芽。如见便夹赤色黏冻者，和血为要，清热化湿当在其中，芍药汤加金银花、穿心莲，再佐以肉桂，意在防上药苦寒太过，又可助银、穿清热解毒之效。同时，还必须注意证候的夹杂，如：脾之气阴两虚，湿与热交结，肝脾同病，脾肾同病等等，当随证而施治。

第九节　胃　　癌

一、脾胃虚弱

马贵同医案

（脾胃虚弱兼瘀滞，和胃畅中瘀热清）

李某，男，62岁。2003年7月2日初诊。胃脘隐痛反复发作10余年。1998年消化道钡餐检查提示为"胃窦炎"，平时不规则服用吗丁啉、硫糖铝等药物，症状略有改善。近半年来胃痛频作，空腹尤显，进食痛减，多食胃胀，嗳气泛酸，大便薄，日行3~4次，神疲乏力，面色少华。舌质暗红，苔薄黄腻，脉弦细。1个月前胃镜及病理检查报告示：慢性中度萎缩性胃炎，伴中度不完全性结肠化生及轻度不典型增生，幽门螺旋杆菌阴性。本病证属脾胃虚弱，气滞中焦，兼有瘀热。治以健脾理气，和胃畅中，清化瘀热。处方：炙黄芪20g、炒党参15g、茯苓15g、白术12g、半夏10g、陈皮10g、川厚朴12g、八月札20g、藿香梗15g、苏梗15g、煅瓦楞30g、焦山楂、神曲各15g、莪术15g、菝葜30g、藤梨根15g、蒲公英30g。14剂。二诊：药后胃痛减轻，偶有泛酸，胃脘略胀，胃纳欠佳，大便仍溏，日行 2~3 次，舌质暗红，苔薄黄腻，脉弦细。予原方加赤石脂 30g、禹余粮 30g。14 剂。三诊：胃痛作胀、泛酸等症消失，大便偏溏，日行 1~2 次，舌质暗红，苔薄白，脉弦细。予原方去川厚朴、苏梗，炙黄芪、炒党参均加量为 30g，21 剂。后又以上方加减治疗 2 个月余，证情稳定，自觉良好。11 月 18 日胃镜及病理复查显示为"慢性浅表性胃炎"，肠化及不典型增生消失，幽门螺旋杆菌阴性。

（龚雨萍，唐志鹏．马贵同治疗胃肠病验案 3 则．上海中医药杂志，2005，9.）

【诠解】慢性萎缩性胃炎伴胃癌前病变多属"痞满"等证。马老认为气虚与血瘀共同构成了胃癌前病变的主要病机。故予党参、黄芪、茯苓、白术、半夏、陈皮以益气健脾，助运消滞；舌苔薄黄腻，脉弦细为脾虚兼有湿热之象，加川厚朴、八月札、藿香梗、苏梗理气化湿，和胃畅中；泛酸多属胃酸偏多，故用煅瓦楞子以制酸止痛；慢性萎缩性胃炎，伴中度不完全性肠化及轻度不典型增生，属胃癌前病变，与气虚血瘀有关，故用八月札、莪术、菝葜、藤梨根等化瘀散结。方中蒲公英虽性味苦寒，既不败胃，还可养胃，如有幽门螺旋杆菌更宜加用；焦山楂、焦神曲则为便溏泄泻患者消食止泻而投，二诊时便溏依旧，故又加赤石脂、禹余粮藉以涩肠止泻。上方随症加减，共治疗 4 个月余，胃痛胃胀等症均除，胃黏膜腺体萎缩、肠化及不典型增生消失，胃癌前病变逆转。

徐力医案

（脾胃虚弱升降逆，益气和胃顽证除）

徐某，男，64 岁。2009 年 4 月出现上腹部隐痛。胃镜示：贲门癌。遂于当年 4 月 20 日行胃癌根治术。术后病理示：腺癌，侵犯及全程，脉管未见侵犯，术后行放疗，放疗后于 2009 年 7 月至 2010 年 1 月行 TFP 方案化疗 6 个周期。后复查胃镜提示：吻合口炎，遂请徐师求治。一诊：症见神疲乏力、泛酸嗳气，纳差，二便可，睡眠一般，舌淡苔薄，脉弦细。证属脾胃虚弱，升降失司。治拟健脾益气，降气和胃。药用：旋覆花 10g（布包）、代赭石（先煎）30g、太子参 30g、黄芪 15g、白术 10g、猪苓、茯苓各 10g、枸杞子 30g、天冬、麦冬各 30g、半夏 10g、玉竹 10g、陈皮 6g、仙鹤草 30g、生薏仁 10g、莪术 10g、白花蛇舌草 30g、知母 10g、生甘草 3g。7 剂。二诊：服药后嗳气、泛酸略有减轻，食纳仍差，口微苦，疲倦乏力改善，睡眠、二便正常，舌质淡苔薄白，脉弦。守上法。药用：旋覆花（布包）15g、代赭石（先煎）30g、白术 10g、枳实 8g，法半夏 10g，陈皮 6g，白芍 15g，蒲公英 10g，半枝莲 15g，砂仁（后下）3g，木香 6g，浙贝母 10g，炒谷芽、麦芽各 30g，猪苓、茯苓各 15g，煅瓦楞子 15g。14 剂。三诊：服药后已无泛酸，时有嗳气，食量略有增加，但仍厌油腻，口苦，睡眠、二便可。舌质红、苔黄腻，脉弦略数。系暑湿较甚，原方略作调整，治以温胆化湿。药用：太子参 15g，白术 10g，猪苓、茯苓各 10g，竹茹 10g，制胆星 6g，枳实 6g，法半夏 10g，陈皮 6g，浙贝母 10g，黄连 6g，藿香、佩兰各 6g，炒山楂、神曲 10g，鸡内金 10g。7 剂。四诊：服药后厌食、口苦较前明显改善，仍时嗳气，偶咳嗽咯白痰，饮食增加，泛酸不显，睡眠、二便正常。舌质淡红、苔薄白，脉细弦。治以健脾益气，抗癌降逆。药用：太子参 10g，炒白术 10g，桂枝 6g，生甘草 3g，猪苓、茯苓各 10g，白芥子 10g，苏子 10g，制半夏 10g，陈皮 6g，生薏仁 12g，浙贝母 10g，莱菔子 10g，白花蛇舌草 30g，蒲公英 10g，炒谷芽、麦芽各 10g。7 剂。后以上方为基础加减、调整治疗病情稳定，至今 1 年无异常。

[许斌. 徐力治疗胃癌的经验. 湖北中医杂志，2011，33（12）]

【诠解】肿瘤的发生机制，由"邪之所凑，其气必虚"所致。恶性肿瘤不同于各科疾病的一个根本特点，是其具有独特的致病因素——癌毒。癌毒是导致恶性肿瘤发生和发展的根本病因之一。胃癌是常见恶性肿瘤之一，指原发于胃黏膜上皮的恶性肿瘤，古以"胃脘痛""伏梁""反胃""心积"等名代表之，徐老认为胃癌的病机为脾胃虚弱，癌毒内侵。一般发病缓慢，多由患者素体虚弱或饮食劳倦，或情志不畅，或外邪侵犯导致脾胃受损，运化失司，痰、湿、瘀等一系列病理因素，与癌毒交织所致。其中以癌毒内侵为标，脾胃虚弱为本。病位以脾胃为主，涉及肝、肾。初起多以标实为主，中期虚实夹杂，晚期则以本虚为主。临床表现为消化不良，胃脘疼痛及包块，呕吐，黑便等。西医在早、中期胃癌的治疗，主要是手术及放、化疗为主，不管手术还是放、化疗均可损伤脾胃，使患者消化功能出现障碍，而在后期患者本身正气亏虚，癌毒亢进，癌毒进一步侵犯脾胃，导致"后天之本"功能进一步衰退，从而形成恶性循环。故在治疗胃癌的时候，强调无论早、中、晚期，不能一味地解毒抗癌，需将健脾护胃法贯穿疾病治疗的始终。具体治法以辨证、辨病论治为主，肝胃不和，瘀毒内阻型可以对应胃癌的早、中期；胃热伤阴、脾胃虚弱型对应胃癌中、晚期，或胃癌术后，或胃癌放化疗后。疾病过程中有疼痛、呕吐、出血等表现，严重影响患者生活质量，甚至危及生命。强调在辨证基础上，勿忘辨病，急则治标。徐老治疗胃癌还遵循以下四个理念：其一，逆转癌前变化。胃癌癌前变化包括癌前状态和癌前病变。癌前状态为胃癌前期疾病，如慢性萎缩性胃炎等；癌前病变包括肠化生、不典型增生或称异型增生。中医药治疗的目的在于，积极预防癌变或使癌前病变过程逆转，治疗时应在辨证论治的基础上，结合胃镜下黏膜象的改变，适当运用活血化瘀、解毒散结、健脾和胃中药来治疗。一般可按肝胃不和、瘀毒内阻、脾胃虚弱、胃热伤阴等证型进行辨证施治。其二，减轻化疗不良反应。减轻化疗不良反应包括：胃癌化疗不良反应的早期干预和胃癌放化疗后治疗两方面。患者在化疗后出现气虚及阴虚症状，故在化疗前加健脾补虚、益气养阴之品，防止化疗后气虚及阴虚证的产生与加重，更好地发挥化疗杀伤及抑制肿瘤细胞的作用，同时降低化疗的不良反应。其三，干预胃癌转移前环境。要控制胃癌生长和防止扩散转移，其根本治法是扶正祛邪法，在肿瘤的早、中、晚期灵活掌握。早期徐老师侧重祛邪，即所谓"祛邪即所以扶正"；中期正邪"势均力敌"，应攻补兼施并重；晚期正气衰败，治疗以补为主，或大补小攻，或先补后攻，即所谓"扶正所以祛邪"。"脾胃为后天之本"，胃癌更易耗伤脾胃之气，故健脾和胃法需贯穿胃癌治疗始终。其四，与肿瘤"和平相处"。这是徐老治疗胃癌的另一理念。对于大部分肿瘤，彻底去除肿瘤或清除肿瘤细胞，目前仍可望而不可即。徐老师在治疗胃癌的时积极配合西医手术、放化疗等方式，将胃癌作为慢性疾病来治疗，使患者"带瘤生存"，努力提高生活质量。

何晓晖医案

（脾胃虚损营血亏虚，健脾养营扶助正气）

吴某，女，35岁，工人，2004年3月24日初诊。患"胃窦低分化鳞状上皮癌"手术治疗，术后进行化疗2次，因不良反应明显无法坚持而求治于中医。诊时面色苍白，形体消瘦，精神萎靡，头晕心悸，不思饮食，少食则脘胀，大便溏薄，下肢轻度水肿，舌质淡胖而暗，舌苔薄黄稍腻，脉沉细数，血常规检查三系细胞均减少。证属脾胃虚损，脾营不足，气血两亏。以健脾益营汤加清热解毒药治之。处方：太子参30g、白术15g、山药15g、莲肉15g、茯苓30g、薏苡仁20g、扁豆15g、鸡内金10g、黄芩20g、灵芝粉5g、石见穿15g、半枝莲15g、白花蛇舌草30g、大枣5枚。服药14剂后胃纳增进，脘腹胀闷缓解，大便转实，精神和面色明显好转。在此方基础上加减变化治疗3个月后，纳食如常，胃部无恙，体重略有增加。每月服药1周，1年后恢复工作。随访3年，身体健康。

[艾瑛. 何晓晖治疗脾胃病验方探析. 实用中西医结合临床，2007，7（3）]

【诠解】何老认为，脾营虚证多见于幼儿和老人，用药应平和，并且要注意原发病的治疗和饮食的调节。本方由参苓白术散变化而来，方中太子参益气健脾、养阴益营，为主药；白术、茯苓健脾助运；鸡内金、山楂健脾消食；山药、莲肉、薏苡仁、扁豆、大枣等味甘性柔质润，既有健脾之功，又富有营养，是健脾益营之佳品；陈皮理气和中，使补而不滞；诸药合用，可达健脾益营之功。

花海宾医案

（脾虚气弱痰瘀互结，健运中州扶正固本）

陈某，女，51岁。胃癌姑息术后，2001年6月入院。2001年3月因"胃癌出血"行手术治疗，术中发现周围淋巴结转移及腹壁转移，行姑息性切除。病理为黏液腺癌。术后白细胞下降，一般情况差，未化疗。住院后予"惠尔血"处理后，勉强化疗2疗程。同年9月，发现左锁骨上淋巴结转移（3.0cm×3.0cm）而再来求诊。诊见：消瘦恶液质，面色黧黑，困倦短气，动则汗出，纳谷不馨，大便干结，舌淡苔白，脉细弱。证属脾虚气弱，痰瘀互结。治拟温阳建中，扶正固本。方用：黄芪、生龙骨、生牡蛎、蒲公英、猫爪草、绞股蓝、麦芽糖、白芍、党参各30g，白术、玄参各20g，浙贝母、谷芽、麦芽、炙甘草各10g，大枣10枚，肉桂6g。调治3个月，体力渐增，左锁骨上淋巴结明显缩小。再治疗3个月，淋巴结消失。2002年6月，病人因摔下楼梯致双手骨折，左锁骨上淋巴结转移癌复发（3.0cm×3.0cm）。继以上方调治，佐以莪术、鼠妇等化瘀之品。1年后转移之淋巴结缩小至2.1cm×2.1cm，无他处转移病灶，在条件允许下予左锁骨上淋巴结局部 ^{60}Co 放疗，肿块消失。共用上方调治4年，至今已生存5年。

[花海兵. 黄芪建中汤治疗胃癌举例. 浙江中医杂志，2007，42（4）]

【诠解】病人胃癌晚期恶液质状态，正气虚弱，食欲减退，消瘦乏力，气血阴阳、脏腑等多方面不平衡，同时癌邪鸱张，远处转移。此时，不应予急图攻癌，而以黄芪建中汤加减调和气血、扶正固本、健运中州，以期"留人治病"。药后3个月病情出现转机并向愈，正气渐复，精神、食欲俱佳，淋巴结也消退。后复外伤骨折，正气受伐，痰瘀复结，癌毒复张，再以上法，扶正解毒、化瘀散结，益以莪术、鼠妇等散结化瘀之品，调治1年，后辅以局部放疗告效。获得良好的生存质量。

高金亮医案

（脾虚夹瘀胃痞证，益气消瘀以除癥）

患者，男，于1989年1月15日前来初诊，主诉胃脘满闷不舒、饮食减少、消瘦半年余。近日经胃检查病理提示胃窦部为重度萎缩性胃炎，伴有中度肠上皮化生及非典型性增生。临床症见面色晦滞，脘腹部痞胀，纳呆食少，大便溏，神疲乏力，体质量减轻，舌质暗紫，苔薄腻，脉细缓。临床辨证乃脾虚挟瘀之胃痞，以益气消瘀之汤剂，炙黄芪、党参、赤白芍、丹参、制乳香、制没药、延胡索、法半夏、茯苓、炒山楂等，先服2周，症状明显改善，继予散剂以巩固善后，服药1个月病情即显著改善，面色红润，饮食恢复如前，体质量增加。连服散剂3个月，胃镜复查病理提示胃窦部轻度浅表性胃炎，基本治愈。

[高望. 高金亮教授验案5则. 天津中医药，2010，27（3）]

【诠解】本案根据临床症状体征舌脉表现很容易诊断为脾虚血瘀。由于胃失和降，不能受纳腐熟水谷，脾失健运，不能化生气血，食滞不化则气机阻滞，以致胃络血瘀，形成气虚血瘀，本虚标实的病机。故治疗以益气消瘀，方选黄芪建中合活络效灵丹加减。方中用炙黄芪、党参补脾益气；法半夏、茯苓健脾化湿；赤芍、丹参、制乳香、没药活血化瘀；延胡索清热止痛；炒山楂健胃消食，此外方中大量应用活血化瘀，一是从整体辨证认为有胃络血瘀的存在，另一方面从微观镜下辨证看，胃窦重度萎缩并伴有肠上皮化生，高教授认为是气血失调，形成"微癥积"，多挟瘀生热毒，故治疗要活血化瘀和清热解毒并用，常选用丹参、赤芍等活血药和莪术、水蛭等破血药，以及具有抗癌消癥的白花蛇舌草、薏苡仁、女贞子等药长期服用，可明显改善临床症状和病理变化。

蒋文照医案

（气虚瘀滞痞证现，和清疏降首扶正）

患者，男，67岁。患者12年前曾因胃溃疡行胃大部切除术，2006年9月因胃脘隐痛、吞咽梗阻感及大便隐血前往浙江省某医院就诊，经胃镜检查示胃癌，病理活检为低分化腺癌，CT提示肝内多发肿块，转移可能。癌胚抗原（CEA）367μg/L，甲胎蛋白（AFP）5μg/L，糖类抗原19-9（CA19-9）307U/L，行胃癌姑息术，根据 TNM 分期为 T2N2M1，肝内较大肿块行介入治疗及热疗，2个月后前来就诊。2006 年 12 月 19 日初诊：形体消瘦，纳食不振，胃脘痞胀，时有呃逆，进食呕泛，大便干燥，神倦乏力，苔薄白，脉弦细。处方：太子参 15g、生薏苡仁 30g、白茯苓 15g、旋覆花（包煎）10g、姜半夏 9g、公丁香 6g、降香 9g、广木香 6g、砂仁（后下）6g、炒延胡索 20g、制香附 10g、炙鳖甲 6g、蒲公英 20g、白花蛇舌草 20g、绿萼梅 9g、炙鸡内金 10g、猫人参 20g、通草 6g、瓜蒌仁 15g。7 剂，水煎服，每日 1 剂，分 2 次服。

2006 年 12 月 26 日二诊：药后呃逆虽减未已，胃脘胀滞，纳食一般，呕泛已止。形瘦便秘，苔薄白，脉弦细。上方加八月札 12g、佛手片 9g、代赭石 15g 增强疏理降气之效，加全当归 10g、黄芪 15g 扶助正气，加火麻仁 30g、瓜蒌仁 30g、枳实 10g 润肠通便、疏通肠道，加麦冬 10g 滋养胃阴，去白茯苓。14 剂，水煎服，每日 1 剂，分 2 次服。

2007 年 1 月 9 日三诊：药后呃逆基本缓解，进食舒畅，纳食尚可，偶有脘胀，夜寐欠安，大便通畅，苔薄白，脉弦细。上方加夜交藤 30g、炒枣仁 20g 宁心安神，加半枝莲 20g、夏枯草 15g，增强清热解毒之功。14 剂，水煎服，每日 1 剂，分 2 次服。

2007 年 1 月 23 日四诊：药后呃逆缓解，寐、纳、便均尚可。在前方基础上继续加减调理，服药至半年复查，胃镜示吻合口炎，CT 示肝内低密度灶与前对比无明显变化。该患者中药调理至今，病情控制尚可。

[丛晶．蒋文照治疗胃癌的学术思想和临床经验．北京中医药，2008, 27（3）]

【诠解】本案患者证属气虚郁滞型。气机郁滞，胃失和降并反上逆，故食入呕泛而呃逆并胃脘痞胀。蒋老在临证中用姜半夏、公丁香、降香、旋覆花、代赭石等降逆通膈，广木香、砂仁、制香附、绿萼梅、佛手片等疏理气机，太子参、生薏苡仁、黄芪等补中益气，全当归、炒延胡索养血活血，猫人参、白花蛇舌草、蒲公英、夏枯草、炙鳖甲等清热解毒软坚散结消肿块，佐以瓜蒌仁、炙鸡内金、炒谷芽、枳实等通便助运化。全方攻补兼施，充分体现了蒋老在胃癌的治疗中贯彻以"扶正"为基础的治则，同时根据辨证采用"和""清""利""化""疏""降"等治法以祛邪的学术思想。临床常见的残胃癌多属中、晚期，生存期较短，而姑息性切除者生存期大多不到 1 年。本案患者残胃癌行姑息术后通过中药调理后生存期明显延长，症状改善，且没有明显不良反应。晚期胃癌治疗非常棘手，中医药治疗有此近期疗效，不失为综合治疗的手段之一。

刘启泉医案

医案 1（脾虚湿阻兼瘀停，益气养阴散结行）

何某，女，65 岁。患者胃痛间断性发作 4 月于 2009 年 3 月 16 日来本院门诊治疗。搀扶来诊，诊见：胃脘疼痛，伴下腹及两胁部不适，无吞咽困难，纳差，夜寐一般，大便 2~3 天 1 行，质干，面色苍白，口唇及睑结膜色淡，舌紫暗、苔黄厚腻，脉弦细。查体：腹较软，中上腹叩鼓音，剑突下压痛明显，无反跳痛及肌紧张，肝脾未触及，墨菲征（−）。2008 年 12 月 20 日当地医院电子胃镜检查报告示：胃底肿物性质待定（胃底：大弯见菜花状肿物约 3.5cm×3.5cm）；胃底息肉？炎症？慢性浅表性胃炎；胃腔黏膜苍白相。2008 年 12 月 26 日河北省某医院病理会诊报告：黏膜腺体非典型性增生灶性癌病。患者因年事已高，体虚不耐手术，故要求服中药治疗。中医诊断：癌病。证属：脾虚湿阻，瘀血内停，气阴两虚。治法：益气养阴，活血散结。处方：石菖蒲、百合、半枝莲、麦冬、佛手、地榆、白花蛇舌草、太子参各 20g，郁金、半夏各 12g，莪术 6g，水红花子、冬凌草、乌药、山茱萸、砂仁、红景天各 10g，香橼、茵陈、枳实、藤梨根各 15g。7 剂，每天 1 剂，水煎，取汁 300ml，分多次频温服。

3 月 24 日二诊：服药 7 天后胃脘疼痛稍减，纳差，夜寐一般，晨起口中异味，大便 2~3 天 1 行，质干，舌紫暗、苔黄厚腻，脉弦细。上方加白茅根、石见穿各 15g，仙鹤草 20g，旱莲草 30g，7 剂，煎服法同前。

3 月 31 日三诊：患者服药后病情稳定，偶有胃痛，咽部不适，吞咽顺畅，纳食尚可，口干，大便每天 1 行，欠畅，质偏干，舌暗红、苔黄厚腻，脉弦细。遂根据病情调方如下：隔山消、地骨皮、冬凌草、茵陈各 15g，延胡索、仙鹤草、石斛、藤梨根、枳实、石菖蒲、石见穿、百合、半枝莲、麦冬、佛手、地榆、白花蛇舌草各 20g，浙贝母、半夏、郁金各 12g，太子参 30g，水红花子、红景天、白豆蔻、砂仁、僵蚕各 10g，莪术、全蝎各 6g，三七粉（冲）2g。7 剂，煎服法同前。患者坚持服用中草药治疗，每隔半月调方 1 次，至 2010 年 6 月 28 日患者腹部已无明显不适，面色红润，活动自如，无需搀扶，腹部柔软，无肿块，无腹水，纳可，夜寐可，大便 1~2 天 1 行，舌红、苔黄腻，脉弦。

后随访至 2011 年 2 月，患者病情稳定，未出现明显不适。

[李博林. 刘启泉教授治疗消化道癌症医案 3 则. 新中医，2012，44（9）]

【诠解】《素问·刺法论》曰:"正气存内,邪不可干。"《素问·评热病论》云:"邪之所凑,其气必虚。"《医宗必读·积聚》指出:"积之成者,正气不足,而后邪气踞之。"刘教授认为,胃癌的发病多在脾胃虚弱的基础上,六淫邪毒入侵,并与气、痰、湿、瘀、热等搏结积聚而成。病机重点是本虚标实,治疗原则当扶正祛邪,功补兼施。但要明了攻补关系,同时应把顾护胃气的指导思想贯穿于治疗的始终,以期调理脾胃,滋养气血生化之源,扶助正气。故治以太子参、红景天健脾益气养阴;旱莲草、山茱萸滋补肝肾,扶正祛邪;石菖蒲、郁金、砂仁、白豆蔻化湿和胃,使湿去脾自安,杜绝生痰之源;藤梨根、水红花子活血散结;浙贝母、僵蚕、半夏化痰散结;香橼、佛手、枳实行气散结;白花蛇舌草、半枝莲、石见穿清热解毒散结。诸药相合,针对多种病机从行气、清热、活血、化痰等多法达到散结抗癌的作用,又时时不忘调理脾胃,顾护胃气,如此功补兼施,使扶正不碍邪,祛邪不伤正。

医案 2 (气虚血瘀重症连,益气活血终至瘥)

赵某,男,68 岁。患者胃癌术后 1 个月,呕吐不能进食。刘教授应邀于 2009 年 11 月 15 日会诊。现病史:患者缘于 2009 年 8 月出现进食哽咽不适,就诊于河北省某医院,诊断为胃癌,于 2009 年 9 月 28 日在全麻下行根治性近侧胃大部切除,空肠间置术;术后 12 天出现高热,2009 年 10 月 14 日行上消化道造影示:食管空肠吻合口瘘,遂于 2009 年 10 月 16 日行二次手术:腹腔脓肿冲洗,腹腔引流,近侧空肠造瘘术。术后病理:印戒细胞癌侵及周围软组织。于 2009 年 11 月 6 日再行造影示:吻合口瘘,吻合口—胸膜—左侧支气管瘘,空肠近端梗阻,两肺感染盘状不张。住院期间反复呕吐,其他症状不能缓解,家属愿意保守治疗。诊见:患者不能平卧,半坐于躺椅之上,呼重吸微,大汗出,并留置胃管、引流管、导尿管、输氧管等。其女代述患者呕吐频发,咳嗽伴有胃液反流,痰涎较多,汗出不止,每天予肠内营养 4000ml 左右,大便已多天未行,舌红、苔黄厚腻,脉滑数。中医诊断:呕吐,证属:气虚血瘀。西医诊断:胃癌术后;食管空肠吻合口瘘;近端小肠梗阻。治则:益气扶正,活血散瘀。处方:生大黄 6g,八月札、地榆、天花粉、败酱草、白芍、冬凌草、党参各 20g,枳实、石见穿、鬼箭羽、佛手各 15g,厚朴 12g,叶下珠、甘草各 10g,薏苡仁、黄芪、白花蛇舌草各 30g。7 剂,每天 1 剂,水煎取汁 300ml,嘱少量频服,不拘时限。

12 月 15 日二诊:患者仍行动不便,其女述患者服药后症状较前好转,呕吐症状稍有缓解，咳嗽白痰，易汗出，口干，舌红苔、黄厚腻，脉滑。处方：大黄9g，半枝莲、红景天、紫苏叶、枳实、鬼箭羽、佛手、石见穿各15g，黄芪50g，天花粉、薏苡仁、连翘、白花蛇舌草各30g，露蜂房、黄连、皂角刺各6g，地榆、八月札、白芍、败酱草、冬凌草、党参各20g，厚朴12g，叶下珠、甘草各10g。7剂，煎服法同前。

三诊、四诊时患者家属述病情稳定，症状缓解，呕吐基本消失。

2010年1月17日五诊：患者面色萎黄，口唇色泽正常，语言流利，查体见左侧腹壁可见空肠营养管，右侧腹壁可见2根腹腔引流管，腹软，无压痛、反跳痛及肌紧张，现偶有胃脘部不适，仍易汗出，口干，心慌气短，大便每天2~3次，质稀，舌暗红、苔薄黄少津，脉弦滑无力。2010年1月4日再行上消化道造影示：胃癌术后，食管—空肠吻合口通畅；近端小肠梗阻。处方：生大黄9g，山茱萸、红景天、石见穿各15g，薏苡仁30g，黄芪50g，丹参、党参、葛根、八月札、地榆、枳实、白芍、连翘各20g，冬凌草、厚朴、僵蚕、当归、甘草各12g，叶下珠、皂角刺、白芷各10g，露蜂房6g，莪术、桃仁各8g。7剂，每天1剂，水煎取汁300ml，嘱患者少量频服，不拘时限。后患者病情稳定，随症加减治疗2个月，症状基本消失，偶有嗳气，患者返回老家，改为间断口服中药治疗。后随访半年无明显不适，体重增加。

[李博林. 刘启泉教授治疗消化道癌症医案3则. 新中医，2012，44（9）]

【诠解】本案患者为胃癌术后，食管空肠吻合口瘘，中医辨证为气虚血瘀。刘教授提倡"主病机"，提出病下辨证。认为胃癌术后元气大伤，气血亏虚，癌毒未尽贯穿疾病始终，病下辨证方为气滞、热毒、血瘀。患者术后气血已伤，呕吐不止，"吐下之余，定无完气"。故气虚更甚，汗出不止实乃气虚欲脱之象。并认为食管空肠吻合口瘘乃属中医学痈疡之范畴。故针对其病治当益气固脱，解毒排脓消痈；对其证治当理气和胃，活血散结。方中重用黄芪补气升阳、益气固表；配伍党参、红景天加强益气补中、扶正固脱之力；山茱萸、白芍滋补肝肾、养血敛阴，重用又可收敛固脱；天花粉、皂角刺透脓溃坚，解毒消痈；枳实、厚朴理气和胃，使补而不滞；丹参、桃仁、莪术、石见穿、当归理气和血，活血散结；大黄、甘草清热解毒止吐。诸药相合，针对主病机和兼病机的特点，益气健脾养阴补后天脾胃不足，配伍解毒抗癌、理气活血之品，攻补兼施而见奇效。

二、肝脾不调

马永才医案

（肝气犯胃肠化生，疏肝解郁利湿成）

王某，女，46岁，山区教师，2010年3月10日初诊。主诉：患胃病15余年，患者15年前因工作不顺，经常生闷气，饮食不规律而得此病。15年来常感上腹部饱胀、胀痛、刺痛或隐隐作痛，伴有食欲减退，纳谷无味，全身乏力，大便多不成形，稍食辛辣即腹泻，每日3~4次，下坠感及肛门灼热。1999年3月在省级医院检查：诊断为慢性萎缩性胃炎（中度）伴肠上皮化生，胃下垂（轻度），乙状结肠炎并有息肉。住院治疗，1个月余症状好转出院，回本县继续治疗。多年来病情反复发作，时轻时重，缠绵难愈。于2010年3月10日患者要求中医治疗，证见：精神较差，面色萎黄，消瘦，眼睑轻度浮肿。上腹部压痛以胃脘部压痛明显，左下腹轻度压痛，舌质暗红，苔白厚腻，脉沉弦而数。胃镜复查：慢性萎缩性胃炎（中度）伴肠上化皮化生Ⅱ级，浅表性胃炎。组织细胞学检查：慢性萎缩性胃炎伴肠上皮化生Ⅱ级。辨证：属中医胃痛，痞满（肝气犯胃，胃肠湿热证）。治法：疏肝解郁，理气止痛，清热利湿，方选柴胡疏肝散合平胃散加减，柴胡10g，制香附15g，炒白芍15g，甘草3g，疏肝解郁；炒白术、陈皮、厚朴各10g，除湿健脾；胃脘胀痛加炒枳壳、醋炒三棱，醋炒莪术各10g，煨木香10g，理气消痞止痛；纳差加炒麦芽20g，炒神曲、炒山楂各10g，鸡内金20g，以消食积，开胃进食；腹泻加炒扁豆、莲米各20g，炒白术13g，健脾渗湿止泻；胃肠湿热加炒黄芩10g，炒黄连7g，蒲公英20g，以清热利湿。用法：文火水煎20~30分钟，每次服400ml，早晚各1次，连服2周。3月28日二诊，患者自诉：服药后效果明显，胃脘疼痛大减，食欲增强，大便尚能成形，脉象沉弦而数，舌苔减退，守原方继服2周，用法同前。4月17日三诊，患者精神佳，面色较红润，自诉胃痛基本消失，但仍有上腹部不适，时有隐痛、刺痛、腹痛欲泻等症状。审证：胃脘部左下腹轻度压痛，舌边红，苔白稍腻，脉沉涩兼弦。此仍久病虚实夹杂，气滞血瘀，肝郁脾虚之证。治宜理气活血，疏肝健脾，通络止痛，方用柴胡疏肝散化裁，柴胡10g，制香附15g，白芍15g，甘草3g疏肝解郁，不伤肝阴；党参15g，白术15g，陈皮10g，防风10g以健补脾胃。隐痛、刺痛加醋炒三棱10g，醋炒莪术10g，醋炒延胡索10g，活络止痛，逐瘀生新，连服4周。5月29日4诊，患者服药后诸症消失，审脉候，望舌象，舌质淡红苔白，脉沉细无力。宜益气健脾，方用参苓白术散加丹参、制香附各15g，刺猬皮15g，调治而愈。半年后胃镜复查，未见明显异常，第2年6月随访，病无复发。

[马永才.中医平衡疗法治疗慢性萎缩性胃炎肠上皮化生.光明中医，2013，28（1）]

【诠解】胃肠疑难杂症的治疗方法，首推"平衡疗法"。慢性萎缩性胃炎伴肠化生系其发生于癌前病变，在临床以虚实夹杂，肝郁脾虚证多见，因而调畅情志，消除病因，疏肝健脾是治疗慢性萎缩性胃炎的有效措施，因为脾胃居中州，仓廪之官，胃主受纳，脾主运化共同完成消化吸收以供给全身营养的作用。在五行中肝有克制脾土的作用，故治疗应疏肝健脾。从肝论治，当情志所伤，肝郁气结，郁而化火，火邪伤阴，克犯脾胃，胃阴不足则消灼水谷，无以化精养肾，而致肾阴亏损，乙癸同源，肾阴不足则肝失濡养，水不涵木，肝肾阴亏，阴不化精无以上承养胃。故治疗应从肝论治。肝郁脾虚表现为忧思恼怒，气郁伤肝，肝失疏泄，横逆犯脾胃，脾运不健，水谷停留，郁久化热灼伤胃络。而得此病，治疗应疏肝健脾。脾失运化，蕴生湿热而致痞满、嘈杂、反酸、胃脘灼热疼痛等症，说明了此病的病因多端和病理变化的复杂性。对于虚实夹杂证，采用虚则补之，实则泻之，攻补兼施，扶正祛邪，"平衡协调"为原则。治疗的关键是调理脏腑生理功能，调整阴阳平衡，调理气、血、津、液的匮乏，治虚不忘实，治实不忘虚，标本兼治，因人制宜，始终把握住"平衡疗法"的重要意义。药物配伍方面以相须相使，平衡协调扶助全方达到治疗的目的。治疗脾胃寒、热、虚、实夹杂症，补中益气汤，升阳散火汤等治疗疗效卓著。

三、阴虚血瘀

曾斌芳医案

（阴虚血瘀虚实夹杂，养阴化瘀标本兼治）

何某某，女，62岁。以"间断上腹部疼痛1年"为主诉，于2010年10月26日由门诊收入院。近1年来无明显诱因出现上腹部隐痛，夜间发作较多，寐差，自服葵花胃康灵、三九胃泰冲剂，并在多家医院门诊口服中药调理，效果欠佳。今年9月28日在肿瘤医院住院查胃镜示：胃窦癌。胃镜病理示：（胃窦）：

重度慢性炎症，活动性（+++），固有腺体减少（++），肠化（+++）。出院诊断：慢性萎缩性胃炎。治疗效果欠佳。今为求中西医结合治疗来我院诊治，门诊以"慢性胃炎"收入我科。入院症见患者精神尚可，诉上腹部隐痛，纳少，大便时干而不爽利，小便调，寐欠安。既往 1991 年因"子宫肌瘤"行子宫肌右侧卵巢切除术，术后出现右肾积水，1994 年因输尿管扩张行膀胱吻合术。2009 年行右侧乳腺囊肿切除术。否认肝炎、结核、伤寒等传染病史。否认高血压病、糖尿病、冠心病病史。否认外伤、输血史。有碘剂过敏史。预防接种史不详。专科检查：腹部未见明显阳性体征。舌质暗红、苔白，脉弦。患者年过半百，阴气自半而衰，且 3 次手术病史，耗伤气阴，病性属虚实夹杂，证属阴虚血瘀。治以养阴活血化瘀、和胃止痛。药用芦根 30g、醋鸡内金 12g、木瓜 9g、海螵蛸 30g、茜草 9g、陈皮 9g、醋香附 9g、丹参 24g、砂仁 9g、醋莪术 9g、白术 12g、黄芪 30g、党参 12g、当归 9g、升麻 6g、柴胡 9g、桔梗 6g、酒苁蓉 18g、玄参 12g、天冬 12g、炒酸枣仁 30g、法半夏 9g、茯神 9g、生地黄 24g。5 剂，水煎，2 次 / 日口服。患者 5 剂服完再诊后胃痛明显好转，二诊于前方 3 剂，已无明显胃部疼痛不适，三诊考虑木瓜多用可泄肝气，故去木瓜而加桂枝以平冲降逆，通阳以运脾，且助活血养血药物以增强通络止痛之功，5 剂服完后患者无明显胃痛，且食量增加，睡眠改善，大便 1 次 / 日，色黄质软成形，但仍感不甚爽利，考虑为脾虚湿阻，故四诊去海螵蛸、茜草、香附等活血理气之品，加茯苓、薏苡仁健脾利湿，加葛根运脾升清以祛湿降浊，5 剂服完后患者大便基本通利，以逍遥散加六味地黄汤调理善后。

（赵智宏．曾斌芳教授治疗脾胃病经验．实用中医内科杂志，2011，9.）

【诠解】该患者阴虚久病成瘀，阴虚血瘀，胃失于濡养，瘀阻脉络，故上腹隐痛，夜间属阴，阴虚虚火上冲，肝气横逆克伐脾胃，故腹痛夜间易作，运化无力，故纳少，阴虚大肠津亏，且脾虚生湿黏滞不利，故大便干结而不爽利，心神失养故寐差，舌苔脉象皆从此证。综上，本病病位在脾胃，治以养阴活血化瘀、和胃止痛；方中芦根养肺胃阴虚，木瓜缓肝，鸡内金、海螵蛸、茜草、丹参、莪术、当归、生地养血活血运脾开胃助运柔肝，肝为将军之官，宜养而柔之则平，而不宜压制，陈皮、香附、砂仁理气合前药而不伤阴，党参、白术、黄芪补气运脾扶正，合而用之可祛湿健脾，玄参、天冬、炒枣仁、生地补肺、肝、肾三脏之阴，法半夏和胃降逆化痰，且能引阳入阴合茯神安神以助睡眠，桔梗、柴胡及升麻升清助脾运，则浊气则自降，酒苁蓉润肠通便，且桔梗能开提肺气以助通便，故而效果显著。

第三章 小肠疾病

第一节 肠结核

张山村医案

（气阴两虚痰瘀结滞，补气养阴逐瘀散结）

王某某，女，48岁，社员。于30岁时患腰椎结核，经北京某医院治疗，曾注射链霉素累积达300余克，内服异烟肼、鱼肝油、维生素C等7年余基本痊愈。1977年患低烧腹疼，大便次数增多，干稀交替，并有脓性黏液。当地诊为肠结核，用抗痨药物治疗3个月症状减轻，但大便一直干燥不爽。1978年10月21日因发热腹疼呕吐，5天不大便而往某医院治疗。该院诊为肠结核；肠壁纤维增生，肠淋巴结肿大；肠粘连；不完全肠梗阻。经保守治疗缓解后，劝其到外地手术。患者因身体极度虚弱，不愿手术而来我院求中医诊治。诊之：右少腹有拳头大不规则肿块，脐左稍下方有鸡蛋形三个联结肿块，疼痛拒按，推之稍移动，体温38.3℃，脉细数，舌瘦苔白而干。此属痰血结聚而成肠罩，气阴两伤虚实挟杂之证。治宜补气养阴，活血逐瘀，软坚散结。处方：生黄芪24g，太子参15g，玄参9g，肉苁蓉9g，生甘草7g，当归10g，丹皮9g，赤芍7g，桃仁7g，海藻10g，生牡蛎、败酱草各24g，水煎2次分服，每日1剂。间以静脉输入葡萄糖氯化钠每日100~150ml。上方加减连服9剂，便秘腹疼大减，呕止，纳增，能下床大小便。腹中肿块如前，按之硬疼，体温降至37.4℃，劝其出院，予小金丹（片）每天3次，每次2片（片重0.3g），饭前服。两周后复查，腹部肿块大小如前，但质地稍软，按不甚疼，大便较爽，偶有秘时，有少量粉色黏液。继用小金片增至每次3片。四周后腹疼便秘基本消失，腹部肿块缩小三分之一，质地较前又软，重按稍疼，精神饮食尚可。继服前药每日2次，每次4片。前后共服小金丹片47瓶；历时5个多月，1979年6月检查，腹部肿块全消，二便正常，体重增加约 10kg，能料理家务。1980 年 8 月及 1981 年 5 月随访 2 次无复发。

[张山村. 小金丹（片）治愈增生型肠结核 1 例. 河北中医，1981,（4）：51－52]

【诠解】患者有 20 多年的结核病史，继又低热腹疼，大便干稀不定，带有脓性黏液，腹部肿块符合肠结核、肠淋巴肿大、肠壁纤维增生的临床诊断。中医认为痰阻血瘀证属肠覃之类。本文论述系邪气客于肠间，气血搏结，久而积滞，生成息肉，覃者菌状附生物也，治疗同于"癥积"，本着急者以汤缓者以丸的原则，先以补气养阴逐瘀散结，症状缓解后予小金丹徐图化积而终以获效。考小金丹有活血化瘀，解毒通络之功。方由白胶香、木鳖子、草乌、地龙、乳香、没药、灵脂、当归、墨炭组成。辅以他药共奏解毒、逐瘀、散结之功，故能治愈肠结核。

第二节 克罗恩病

一、脾肾双虚

施奠邦医案

（脾肾双亏克罗恩病，温润双补倡甘平）

患者，男，德国人，52 岁。主诉：腹泻 26 年，诊断为克罗恩病。现大便每天 12 次左右，大便有不消化食物，有时便中有鲜血，腹胀，食欲一般，无泪，毛发全无，口干喜饮。腹部压痛（＋）。舌暗红，少津，少苔，两尺脉沉细，寸弦，有时为结代脉。施老以缪希雍《先醒斋医学广笔记》所载之脾肾双补丸加减。此患者易过敏，故从小剂量开始，亦可代茶饮。太子参 15g、莲子肉 15g、山药 20g、炒车前子（包）10g、砂仁 3g、橘红 4g、菟丝子 12g、补骨脂 12g、肉豆蔻 4g、五味子 6g、巴戟天 10g、山茱萸 10g。方中太子参甘平，调和肝脾；莲子肉、山药甘平，健脾收敛，又可止泻；炒车前子利水以聚津，"利小便实大便"；砂仁、橘红行气消胀；菟丝子、补骨脂、巴戟天、五味子、山茱萸补肾，其中五味子、山茱萸味酸，收敛涩肠止泻。关于剂量问题，施老认为甘平补脾药可量大，热补之品量宜小，补肾药可稍大剂量。如仍腹胀，砂仁、橘红可加至6g。

[张晋，曹玉璋．施奠邦辨证论治泄泻的临证思路．上海中医药杂志．2007，41（7）]

【诠解】施老认为长久腹泻，其因有三：一为脾虚有湿，二为脾肾不足，三为肝脾不调。"从脾治不效，从肾治"。患者无泪、口干、舌红为阴分受伤，血分有燥之表现，如单纯养阴，可加重腹泻，但又不可太过温热。其便血可从血分治疗。大便中有不消化食物，其因亦有三：一为肠热邪火，多发于暑热季节，类似西医学的急性肠炎；二为风邪，"风胜则为飧泄"，便前腹痛、伴肠鸣，为肝风之症；三为"釜底无火"，不能腐熟食物，而排出不消化食物。总之，此患者病久，故不为邪火所致，无腹痛、无肠鸣，非"肝风"引起，故为"釜底无火"之命门火衰，故方中可用附子等温热药补命门之火，如用清凉之品则易伤脾胃。故治之宜温润，即补肾又不燥之脾肾双补法。

高金亮医案

（脾肾阳虚滑脱不禁，温养脾肾温涩并用）

患者，男，47岁，2004年6月13日初诊。主诉：大便稀、便中有脓血，每日6~9次，2004年3月曾住院治疗，被诊断为克罗恩病，便前腹痛，肠鸣，腰酸疲劳，纳食减少，白蛋白减低，连续输入人血白蛋白11日，症状无改善，来此就诊，诊见患者面色苍白、神疲乏力、症状如前，舌淡苔白腻，脉沉细无力。结合舌脉辨证为脾肾阳虚，脾伤滑脱，阳损毒结，酿成脓血。治宜温养脾肾，清温涩并用，自拟赤石脂连姜汤加减，赤石脂、黄连、干姜、禹余粮、红藤、白花蛇、马齿苋、金银花、仙鹤草、泽兰、猪苓、制附子、甘草、炙黄芪、龟板胶等。汤剂多煎100ml，加兑云南白药0.5g，锡类散0.5g，每天保留灌肠1次。本方加减服用3个月余，诸症减轻，白蛋白也明显升高，接近正常。继续服用散剂3个月后痊愈，体重明显增加。

[高望．高金亮教授验案5则．天津中医药，2010，27（3）]

【诠解】本案为脾肾阳虚，脾伤滑脱重证，治疗宜清温涩并用，且用重剂。并加入鹿角胶、白花蛇等动物性药物，以温阳养血止血而不留瘀，对于经久不愈有滑脱之势者选用兜涩之药，如酸涩用乌梅、五味子、山茱萸，固涩用肉豆蔻、赤石脂、禹余粮、罂粟壳等药。

二、湿热蕴结

程生赋医案

（湿热蕴结气血滞，化湿行气消瘀结）

患者，女，25 岁，2007 年 6 月 20 日就诊。主诉：反复右下腹疼痛伴腹泻 3 年余。患者于 3 年前因饮食不节而出现右下腹疼痛伴发热（体温 39℃）、腹泻，腹泻每日 3~5 次，便中夹有黏液，无脓血。便常规查见白细胞。经抗感染等治疗后体温正常，但腹痛、腹泻一直未愈。2 年前在某医院做钡剂灌肠和全消化道钡餐造影示：右半结肠、回肠末端黏膜皱襞粗乱，可见充盈缺损似呈鹅卵石状。考虑为克罗恩病。做结肠镜检查示：结肠及回肠末端可见纵行溃疡，溃疡周围黏膜增生呈鹅卵石样，肠腔狭窄，病变呈节段性分布。组织活检见大量淋巴细胞聚集。诊断为克罗恩病。给予柳氮磺胺嘧啶、激素、免疫抑制剂、抗菌药物等治疗疗效欠佳。现症：右下腹胀痛，劳累后加重，并牵及肩背，大便稀溏，色褐夹有黏液，每日 3~5 次，伴里急后重，纳呆干呕。面白唇淡，汗出倦怠，口干不欲饮，舌质黯，苔黄微腻。脉弦细数。证属湿热蕴结、气血瘀滞。治宜清热化湿，佐以行气化瘀。方用薏苡附子败酱散加减出入：炙附片（先煎）6g、薏苡仁 30g、败酱草 30g、当归 12g、赤白芍各 9g、黄连 6g、木香（后下）6g、牡丹皮 9g、陈皮 9g、黄柏 6g、竹茹 9g、甘草 6g。6 剂，每日 1 剂，水煎，分 2 次温服。

6 月 26 日二诊：进药后，右下腹胀痛明显减轻，大便成形、色黄，每日 1~2 次，精神食欲好转，舌体微胖，苔白微腻，脉沉细数。原方去竹茹，加延胡索 9g、川楝子 12g、莲子 12g。服 10 剂。

7 月 6 日三诊：腹痛消失，大便成形、色黄，每日 1 次，精神食欲转佳，舌质黯，苔白微腻，脉沉细数。效不更方，原方调理月余，至今未复发。

[程生赋等. 薏苡附子败酱散治疗克罗恩病案例介绍. 中国中医药信息杂志, 2011,（4）：87.]

【诠解】魏荔彤《金匮要略方论本义》云："薏苡下气则能排脓，附子微用，意在走肠中，曲屈之处可达，加以败酱草之咸寒以清积热……气通则痛结者可开，滞者可行……"方中重用薏苡仁以利湿消肿，与败酱草相配以清热解毒，重在祛邪，少佐辛热之附子，以顾护阳气，而助薏苡仁散邪湿并行郁滞之气，起扶正作用。合而为用，则湿化瘀消，邪去正安。本例患者因起初湿热之证明显，故加大薏苡仁、败酱草用量以清热利湿，再根据其他临床症状加减，取得了满意的疗效。运用中应注意：薏苡附子败酱散是为慢性肠痈化脓偏于阳虚者而设，若遇病已成痈化脓，而阳气未虚，见高热、脉紧、痛甚、便秘之实热证者当忌用；治疗中宜清淡饮食，忌食油腻、生冷、辛辣刺激之品，以提高疗效，防止复发。

王新月医案

（脾虚湿阻寒热错杂，通补兼施调气行血）

刘某，男，28岁。初诊日期：2009年12月11日。主诉：下腹部疼痛伴黏液脓血便间断发作9年，加重1个月。患者于2000年5月无明显诱因出现腹痛、腹胀，伴有腹泻（每日3~4次）、黑便，就诊于当地医院，行肠镜检查后诊断为克罗恩病。经口服柳氮磺胺嘧啶、美沙拉嗪（艾迪莎）、阿司匹林肠溶片治疗（具体用量不详）后，腹痛减轻，大便次数减少为每日1~2次，黑便已无，仍伴有黏液。2002年、2003年多次复查肠镜均支持原诊断。患者每于季节变化及劳累后均有右下腹隐痛，大便成形；发作时口服艾迪莎及阿司匹林肠溶片症状可缓解，未规律服药。2009年11月受寒及劳累后再次发作腹痛，以右下腹及左下腹胀满疼痛为主，腹泻（每日4~5次），伴有黏液及脓血，服用艾迪莎、蒙脱石散剂后大便成形，但腹痛仍不能缓解。刻诊：右下腹及左下腹隐痛，右侧为甚，遇寒加重，喜温喜按；大便日3~4次，质软成形，黏液较多，伴有少量脓血，排出困难；肛门灼热，肠鸣辘辘；排气不畅，无明显里急后重及肛门下坠；无发热，乏力，纳谷不馨，口干且苦；面色晦暗萎黄；舌暗红、苔薄黄腻，脉细滑。查体：形体偏瘦；右下腹及左下腹轻压痛，无反跳痛及肌紧张；肠鸣音活跃，约6~7次/分。实验室检查：电子肠镜（2003年8月4日）：降结肠、横结肠、升结肠处有多枚息肉样隆起，升结肠处聚集成簇，黏膜光滑，上可见一溃疡面，上覆白苔；肠腔狭窄。血常规（2009年12月11日）：白细胞：6.5×10^9/L，红细胞：4.0×10^{12}/L，嗜酸性粒细胞：5.1%，血红蛋白：14.1g/dl；CD4/CD8：1.92；血沉：7mm/h。西医诊断：克罗恩病（狭窄型，中度，活动期，结肠受累）；溃疡性结肠炎可能；中医诊断：痢疾（休息痢，发作期）；辨证：脾胃虚弱，湿热蕴结。治法：温中补虚，清热化湿。方用连理汤加减。处方：川黄连10g、台党参15g、炒白术10g、生甘草6g、云茯苓30g、生黄芪30g、嫩桂枝

6g、生苡仁 30g、五灵脂 10g、生蒲黄（包）15g、赤芍、白芍各 10g、大生地黄 15g、三七粉（分冲）3g、珍珠粉（分冲）0.6g、牡丹皮 10g、广木香 6g、炒山楂 15g、苦虎杖 12g、蒲公英 20g。7 剂，每日 1 剂，水煎，早晚分服。并嘱患者复查肠镜。

二诊（12 月 28 日）：服药 7 剂后，左下腹疼痛较前减轻，右下腹部及左胁肋部隐痛不适，按压加重；腹部仍恶寒，无明显腹胀；大便每日 1 行，已成形，仍有黏液，排便较前通畅；食欲较前改善，口干明显；舌红、苔根部稍腻，脉细滑。12 月 15 日复查肠镜：升结肠近回盲部散在分布数十枚息肉，回盲瓣环周溃疡覆被白苔并见息肉；勉强通过回盲瓣进入小肠约 25cm，距回盲瓣 15~25cm 处回肠见纵行深溃疡，上覆黄苔，周边黏膜增生感。根据肠镜明确西医诊断克罗恩病（炎症型，中度，活动期，回结肠型）；溃疡性结肠炎（慢性复发型，轻度，活动期，回盲部）。上方去炒白术，改茯苓 15g；加川楝子 10g、延胡索 15g、生白术 30g。

三诊（2010 年 1 月 18 日）：右下腹、左胁下疼痛较前略有减轻，按痛亦减；肠鸣明显，自觉腹中气窜，矢气后可缓解，脐周略痛；大便日 1 次，无黏液脓血；食欲改善，体力仍差；舌暗红、边有齿痕，脉左弦滑、右细滑。于上方减生白术、川楝子；加炒白术 15g，乌药 15g。

四诊（2010 年 3 月 1 日）：腹部疼痛发作频率较前减少，进食不慎仍有发作；大便日 1 行，春节期间进食油腻过多时大便不成形；舌暗红、苔白，脉弦细滑。上方改白芍药为 15g；去生地黄；加当归 10g，灵芝 15g。

五诊（2010 年 4 月 26 日）：右下腹疼痛减轻，自汗及全身困重明显，双目干涩，纳食好转，舌红、苔黄微腻，脉弦滑、关部弱。上方减焦槟榔、补骨脂、苦参，加制首乌 15g。

六诊（2010 年 5 月 31 日）：右下腹疼痛已不明显，仍稍有腹部畏寒，肠鸣较前好转，无腹胀，大便每日 1 次，基本成形，无黏液及脓血，周身燥热感，体力欠佳，纳食香，双目干涩已无，舌暗红、苔根部稍黄腻，脉细滑。上方去桂枝、制何首乌，加赤芍 15g、牡丹皮 15g、炮姜 6g。

2010 年 6 月 21 日复查肠镜示：阑尾开口及回盲部轻度充血，未见糜烂溃疡及新生物，结肠黏膜光滑，血管纹理清，半月襞完整，无糜烂、溃疡及新生物。病理检查示：（回盲部）黏膜慢性炎症。继服前方巩固治疗。

（王建云. 王新月辨治克罗恩病合并溃疡性结肠炎验案 1 则. 上海中医药杂志，2011，5）

【诠解】治疗炎症性肠病，不仅要辨证论治，还需与疾病的分期、分段相结合。活动期以祛邪为主，缓解期则以补虚为要。本案患者既有肛门灼热、口干且苦的热象，又有腹痛喜暖之寒象；既有大便不爽、肠鸣辘辘之实，又兼纳差乏力之虚；既有排气不畅、下利黏冻之气分证，又有舌质暗、脓血不尽之血分证。其表现为寒热错杂、虚实夹杂、气血不调，故治以清温并举、通补兼施、调气行血，方选连理汤温中健脾、清热利湿。方中减干姜之辛热，并用生地黄防温燥伤阴；加黄芪、茯苓以增强健脾益气之功，且生黄芪尚有托疮生肌之效，与珍珠粉、三七粉同用可敛疮生肌、活血止血，从而促进内疮愈合。入桂枝以增强温通之效，与前药合用成苓桂术甘汤以化饮，且桂枝行血分，以加强后药行血之用。添失笑散、赤芍、白芍及牡丹皮、广木香、山楂以加强行血和血、行气导滞之效，与前药相伍，又含芍药汤及香连丸之意。虎杖既可清热利湿，又有活血通便之功；蒲公英凉血解热且不伤胃气，故又添此二药以增强清热利湿之效。二诊时加入疏肝解郁、理气止痛之金铃子散。三诊时以炒白术易生白术加强健脾利湿之功。四诊中加大白芍用量，以增强缓急止痛之效，并酌加养血和血之品。五诊时患者纳食好转，去方中消导之品；加制何首乌滋养肝阴、补肾填精。六诊时患者腹部恶寒，改用炮姜温中。患者舌质暗红，加用赤芍药、牡丹皮凉血活血。由于炎症性肠病具有病程缠绵、反复难愈的特点，因此在治疗取效后，还需要注意维持治疗。此时可间隔服药，如二三天服1剂药，或灌肠与口服药物分开使用，亦可以改用丸药，巩固疗效。

第四章　大肠疾病

第一节　细菌性痢疾

一、寒热互结

周仲瑛医案

（寒热互结气血不和，清温并施标本兼顾）

张某，女，58岁。1987年12月10日初诊。慢性便秘多年，近2周来左下腹疼痛，胀满，痛则腹泻，大便如糊，日行四五次，夹有脓血黏液，肛门坠胀不适，舌质淡有紫气、瘀点，舌苔薄黄腻，脉细。证属寒热互结，气血不和，腑气不调。治当清温并施，调气和血。处方：肉桂2g（后下）、黄连3g、炮姜炭3g、当归6g、炒白芍10g、败酱草15g、生苡仁10g、冬瓜子10g、淡吴茱萸2g、煨木香5g、凤尾草15g、椿根白皮12g。7剂，常法煎服。二诊：1987年12月17日。从清温并施，调气和血法治疗，腹泻已止，大便转实，日行1次，脓血便消失，左下腹痛平，但仍腹胀不适，伴有坠感，舌质淡有紫气、瘀点，舌苔薄黄腻，脉细。当守原义再进，以祛余邪。原方去椿根白皮、冬瓜子、凤尾草，加厚朴5g、桔梗5g、赤芍10g，7剂。

［陈四清，陶夏平（整理）. 清温并施治疗细菌性痢疾. 江苏中医药，2007，（4）：38.］

【诠解】本病的基本病机主要是湿热、疫毒、寒湿以及食积秽浊之邪壅滞肠中，与肠中气血相搏，使肠道传化失司，脂膜血络受损，气血凝滞，腐败化为脓血而成痢疾。由于邪壅肠中，气血凝滞，脉络受损，腐败化为脓血，故见下痢赤白脓血；肠中有滞，肠腑气机不利，故腹痛，里急后重。正如清·林珮琴在《类证治裁》中所言："症由胃腑湿蒸热壅，致气血凝结，夹糟粕积滞，进入大小肠，倾刮脂液，化脓血下注，或痢白、痢红、痢瘀紫、痢五色，腹痛呕吐，口干尿涩，里急后重，气陷肛坠，因其闭滞不利，故亦名滞下也。"因此，可以说，无滞不成痢，治疗痢疾要重视"通滞"药物的应用。周老常用的通滞药物，除本案中的具有调气行血通滞作用的赤芍、当归、木香、厚朴外，还有枳实、枳壳、大腹皮、槟榔、菜菔英等理气药物，以及大黄、芒硝等推荡积滞药物，山楂、谷芽、麦芽、六曲等消导积滞药物。

二、湿热内蕴

姜春华医案

（湿热伤脾痢疾现，化湿醒脾气血行）

朱某某，男，29岁。每日上午大便3~4次，时硬时稀，时带黏液或红液，里急后重约3个月，服西药罔效，舌红苔中黄，脉稍数。此湿热留恋下焦，痢久伤脾。山药9g，白扁豆9g，神曲9g，广藿香9g，鲜马齿苋60g，川连3g，广木香3g，乌梅6g，方5剂。

［戴克敏. 姜春华教授治痢医案选. 天津中医学院学报，1987,（1）：15-16.］

【诠解】本案痢久伤脾，故用山药、白扁豆健脾益气，神曲健脾，广藿香化湿醒脾，辅以清肠理气固涩之品。药后诸证减，续服5剂痊愈。

三、痢伤冲任

魏龙骧医案

（阴阳虚损成久痢，温补脾肾终成功）

魏某某，女，35岁，1973年6月3日初诊。患者于1970年患急性细菌性痢疾，经多方治疗未能痊愈，继而转为慢性菌痢，症见下痢脓血、腹痛、肠鸣、腰痛、足跟痛、四肢麻木、少腹冷、月经失调、经血少，色如漆，舌质淡，脉沉弦。脓血便多时可达半痰盂，每日大便3~4次，腥臭，多次化验大便，白细胞均在30~40间，时现成堆白细胞，偶见红细胞，并可见鞭毛虫，曾服用四环素、氯霉素、黄连素等，并注射青霉素，投清热解毒中药，病情反而加重。证属久痢伤及冲任二脉，而致阴阳并损，治以温补脾肾。药用：茴香 9g，菟丝子 9g，附子 9g，杜仲 12g，破故纸 6g，当归 6g，6 剂，水煎服。二诊：药后大便仍有白色黏液，肛门下坠，少腹冷，腰脊酸楚，脉沉弦而指下无根，舌质淡。症情如前，属病重药轻，仍宗前法。方药：茴香 9g，菟丝子 12g，黑附片 9g，破故纸 9g，桑寄生 12g，大黑豆 30g（打），鹿角霜 6g，6 剂。三诊：药后下痢黏液减少，腰痛、腹冷等症均有好转，舌质淡，脉细。前方加减，药用：大黑豆 30g（打），茴香 9g，党参 24g，黑附片 9g，菟丝子 15g，当归 6g，补骨脂 9g，生牡蛎 15g，鹿角霜 9g，椿根白皮 18g，黄芪 30g，6 剂。四诊：症情大为好转，便已成形，每日 1~2 次，未见脓血，病已趋于稳定。药用：椿根白皮 30g，老鹤草 12g，黑豆 15g，黄芪 25g，白术 12g，补骨脂 9g，菟丝子 9g，川断 9g，诃子肉 15g，大熟地 30g，6 剂。五诊：诸症基本治愈，时感足跟痛、四肢麻木，证属正虚未复，仍拟补益脾肾，改为丸剂巩固。调理近 2 个月，痊愈而安，后随访未见复发。

［魏淑兰．魏龙骧医案 2 则．中医杂志，1994,（2）：79.］

【诠解】该病案患者初起罹患急性细菌性痢疾未完全治愈，痢下日久，伤及脾肾，冲任二脉经血不足，故而痢下不止，月经减少，治疗当以温补脾肾，调经养血，尤其重视扶助正气，温补脾肾以温补肾气为主，健脾为辅，经扶正固本等诊治，患者正气渐旺，精血渐生，加之丸药缓图，当痊愈而安。

第二节 肠易激综合征

一、脾胃阳虚

李振华医案

医案 1（脾胃阳虚水湿盛，温阳健脾水湿行）

患者，男，31 岁。慢性腹泻 10 余年，大便平时一天 3~4 次，多时则达 6~7 次，便质稀溏，晨起症状为重，饮水多时症状亦加重，胃脘胀满。舌淡，苔薄白而滑，脉弦细。诊断：肠易激综合征。中医诊断：泄泻。辨证：脾胃阳虚，水湿内盛。治法：温阳健脾，淡渗利湿。处方：猪苓30g、茯苓皮30g、桂枝10g、泽泻10g、炒白术15g、附子6g、肉桂6g、干姜10g、炒苍术15g、厚朴10g、陈皮10g、炙甘草10g、冬瓜皮30g。上方7剂后腹泻次数有所减少，渐能成形。原方加减温补固涩之药，调理月余而获痊愈。

[闻斐斐. 李振华教授运用治泻九法验案举隅. 环球中医药，2013，6（4）]

【诠解】本案患者慢性病程10余年，脾阳已虚，运化无力，致水湿内盛，流注于肠间而腹泻不止。水为阴邪，易伤阳气，故饮水多时腹泻加重。遵"急则治其标"，处方以大剂五苓散"利小便以实大便"，使湿速去。经云"治湿不利小便，非其治也"。又云"在下者，引而竭之是也"。此即所谓淡渗法。根据本案病例特点又在淡渗利湿的基础上运用了辛温通阳的附子、肉桂、干姜等药，以期温振脾阳，绝生湿之源，体现了中医"标本兼治"的治疗原则。李中梓的淡渗法是运用甘淡性平且具利尿作用的药物以"使湿从小便而去"，主要适用于水湿壅盛所致的泄泻或兼见小便不利。淡渗法毕竟是治标之法，临床运用时一定要寻求病因，在"治病求本"的基础上运用淡渗法，如配合温运脾阳、扶固正气之品等，使祛邪不伤正，并根据相关病机或佐以清热育阴、化痰祛瘀等法而治疗泄泻。而且运用淡渗法的一个重要前提是体内津液尚没有过多耗损，否则徒伤体内气阴而致"败证"。

医案2（脾肾阳虚五更泻，温肾理脾补命门）

患者，女，49岁。慢性腹泻十余年，2个月前因过食寒凉而加重，平素五更即泻，并每于着凉及进食生冷油腻后加重，便前腹痛便后缓解，平素畏寒喜暖，手足发凉。舌淡红，苔薄净，脉沉细。诊断：肠易激综合征。中医诊断：泄泻。辨证：脾肾阳虚。治法：温肾健脾，疏肝理气。处方：淫羊藿10g、仙茅10g、肉豆蔻10g、补骨脂10g、五味子10g、吴茱萸3g、干姜10g、黄连10g、木香10g、川芎10g、白芍20g、白术10g、陈皮10g、防风10g。7剂后腹泻已止，每天1~2次，大便成形，便前腹痛消失，唯咽痒，脐周隐痛，舌脉同前。上方加僵蚕10g、蝉蜕10g、肉桂10g、细辛3g继续调理2月余而病愈。

[闻斐斐. 李振华教授运用治泻九法验案举隅. 环球中医药，2013，6（4）]

【诠解】患者久病，由脾及肾，肾中命火衰微，不能温煦脾阳，脾肾两虚，寒湿内生而腹泻。李老处方以二仙汤合四神丸加减，使肾阳温，命火旺而脾阳实，泄泻止，即"寒者温之是也"。患者长期为病所苦，心情自然抑郁不舒，故佐痛泻药方以疏肝理脾，以断泄泻为"情志"之因。温肾法是运用温补脾肾的药物治疗命门火衰所致的泄泻。虽然此型泄泻的病变根本在于命火衰微，但临床应用时也应注意配合使用健脾和固涩的药物，以便迅速达到理想的治疗效果，毕竟泄泻的病机关键在于脾虚湿盛。

医案 3（脾肾阳虚滑脱不禁，治泻求本温肾固涩）

患者，男，62 岁。泄泻 5 年，一天 4~5 次，畏寒着凉后症状加重，量多质稀，无腹胀腹痛。舌淡无苔，脉弦。诊断：肠易激综合征。中医诊断：泄泻。辨证：脾肾阳虚。治法：温补脾肾，涩肠固脱。处方：赤石脂 15g、禹余粮 20g、葛根 15g、乌梅 15g、石榴皮 30g、诃子 10g、炒芡实 15g、益智仁 10g、炮姜 10g、黄连 10g、补骨脂 10g、肉豆蔻 10g、吴茱萸 3g、五味子 10g。7 剂后大便次数减少，一天 2~3 次，渐能成形，胃无不适，纳可，便调，舌脉同前。原方加减调理，月余而瘳。

［闻斐斐. 李振华教授运用治泻九法验案举隅. 环球中医药, 2013, 6（4）: 290-292.］

【诠解】患者年老且泄泻日久，并每于受寒时腹泻加重，可见脾肾虚寒严重，致关门不固，滑脱不禁，气液败亡，此时唯急用固涩之法方可截下注之势。李老处方以赤石脂禹余粮汤配酸收之石榴皮、诃子、乌梅等，急挽气液之奔脱，"所谓滑者涩之是也"，并用四神丸以温肾旺脾而达"治病求本"之效。此法是运用收涩药物治疗脾肾虚寒所致的大便滑脱不禁、病程相对较长的泄泻。其病机依据是脾虚中气下陷或肾虚关门不固而致泻痢日久。所以固涩法并不是简单的运用收敛固涩药以治疗泄泻，而是在此基础上寻找导致泄泻的病因，或健脾或温肾或疏肝，以标本兼治，而止气液之奔脱。酸收与固涩，都非治病之长久之计，二者均用于虚多实少，病势急迫的情况下，其临床运用应适可而止，最终还是要回归到"治病求本"，寻求病因之上，否则就会闭门留寇。

王庆其医案

（脾虚湿盛兼夹风证，健脾化湿定加祛风）

马某，女，42 岁。患肠易激综合征多年，几经治疗，病情反反复复。每日腹泻伴有腹痛，泻后痛减，且遇冷、受风或情绪紧张腹泻加剧，影响正常工作。纳可，畏寒，乏力。舌淡，苔薄白，脉细。治拟健脾益气，祛风涩肠，药用：炒白术 12g、白芍 12g、薏苡仁 30g、炒防风 12g、山药 30g、炒扁豆 30g、黄芪 30g、太子参 15g、制香附 12g、煨肉果 12g、煨葛根 30g、芡实 30g、补骨脂 15g、炮姜 9g、青皮 9g、陈皮 9g、延胡索 12g。7 剂。二诊诉有好转，再拟上方化裁。治疗近 2 个月，每日大便 2~3 次，不成形，自觉受冷风已无腹泻。处方：柴胡 12g、炒白术 15g、白芍 15g、薏苡仁 30g、白蒺藜 15g、延胡索 12g、芡实 30g、葛根 30g、荆芥 12g、乌梅 9g、山药 15g、马齿苋 30g、木香 9g、枳实 12g，14 剂。续治 2 个月余，期间症有反复，随症加减。后病情控制，偶有大便不成形。嘱其口服参苓白术散，平素注意饮食，保暖。

[宋琦. 王庆其治疗脾胃病经验举隅. 辽宁中医杂志，2009，36（1）]

【诠解】本案以痛泻要方，参苓白术散为主方，健脾益气，强化后天之本；并佐以收涩之品，交替使用，改善症状，对症治疗；还针对其过敏体质加入乌梅、葛根、荆芥具有抗过敏作用等中药。医嘱患者自身注意生活调理，注意饮食，改善情绪，放松心情，从而达到药物治疗与生活调理相结合共同调治。肠易激综合征（IBS）的临床表现主要为腹痛，腹泻或便秘，或二者交替出现，为功能性疾病，往往与精神紧张及工作劳累有一定关系。气候骤变，特别是转冷，也是诱发因素之一。虽然本病不危及生命，但长期反复发作可以影响和降低患者的生活质量。根据 IBS 的临床表现，中医辨证可归为"肠风""泄泻"或"便秘"病证范畴。对于 IBS 的患者，以腹痛腹泻为主症者，治疗多围绕疏肝健脾，调节情志为主。总的治疗原则为补虚泻实。疏肝理气往往选用四逆散、柴胡疏肝散、逍遥散等；健脾益气选用六君子汤、参苓白术散等。痛泻药方，补中益气汤，乌梅丸，连理汤，理中丸等等都是常用方剂。王老在治疗此病过程中，强调要特别注意辨别肝强脾弱的主次，即区别肝木克土和土虚木贼，因为二者用药侧重有所不同。虽然肝木克土和土虚木贼都能导致脾虚泄泻，但是肝木克土是肝气过盛，脾气不虚，可重用疏肝理气之品；而土虚木贼则是脾虚为本导致肝乘，重点应在扶土健脾。"顽病不妨治风"，对于 IBS 的患者多为久治不愈，证情反复，变化莫测，与风邪致病的症情相似，并且 IBS 的患者多为过敏体质，药理学中大多祛风类的中药具有抗过敏的作用。因此，在治疗此类疾病时往往佐以防风，蝉蜕，荆芥，薄荷等品收效甚显，改善患者过敏体质，促进了疾病的康复。

二、肝郁脾虚

施奠邦医案
（肝郁脾虚湿浊留滞，健脾疏肝行气化湿）

王某，男，47岁，初诊日期2009年6月23日。反复腹痛，大便时溏时稀4年余，加重2个月。曾用中、西药疗效欠佳。每遇情绪波动、着凉而诱发，伴有脘腹纳呆，腹中冷痛，倦怠乏力，舌淡红，苔白腻，脉弦。大便3~5次/日，便中常见未消化食物或夹杂黏液，严重时呈水样便，便后腹痛稍缓解。每次发作常迁延月余。钡剂灌肠X线造影、纤维结肠镜检查及多次大便常规、腹部B超等检查均无异常。诊断为肠易激综合征（腹泻型），证属肝郁脾虚，湿邪留滞。治宜疏肝健脾，行气化湿。药用：炒党参10g、炒白术10g、茯苓10g、炙甘草6g、黄芪10g、炒白芍10g、陈皮6g、姜半夏6g、防风6g、羌活6g、柴胡10g、炮姜6g、苍术10g、薏苡仁30g、山药20g、益智仁10g、五味子6g、草豆蔻6g，水煎服，每日2次，连服1周后复诊，腹痛减轻，大便2~3次/日，原方重用炒白术20g，服半月再诊，腹痛基本消失，大便1~2次，为黄色软便。继续服用原方20余剂，症状完全消失，大便日1次，偶有2次。随访1年，未复发。

[马玉萍.施奠邦治疗肠易激综合征经验浅谈.辽宁中医杂志，2011，38（2）]

【诠解】IBS明显受精神因素及生活节奏过度紧张的影响，其发病机制缺乏可解释症状的形态学改变和生化异常。治疗方法不一，常用的有心理疗法，饮食疗法，解痉止泻药等对腹泻性IBS的疗效欠佳。"施老认为，肝属木，主疏泄，脾主土，主运化，肝的疏泄功能正常与否是脾胃正常升降的关键。若长期情志失调，抑郁恼怒，精神紧张将导致肝失疏泄，食滞气郁，伤及脾土，引起脾虚肝旺，肝脾不和，清浊不分，病发泄泻。肝气郁滞，疏泄不及，腑气通降不利则腹痛，肠道传导失司则便秘；肝郁乘脾之泄泻，皆为慢性，平素多有胸胁胀闷，嗳气少食，每因抑郁恼怒或情绪紧张之时发生腹痛腹泻，舌淡红，苔薄白，脉弦。其特点为除泄泻主症外，主要伴有腹痛，痛则欲便，并伴有里急后重或排便不净感。对此可用扶土抑木法，又称"土中泻木法"。一般即可获效。

谢建群医案

（肝脾不和肠易激多发，健脾利湿兼行气而愈）

胡某，男，69 岁。初诊日期：2009 年 3 月 22 日。患者反复腹泻、便下不爽 2 个月余。自诉 2008 年 12 月因食入不慎呕吐腹泻至外院急诊就医，诊断为急性胃肠炎，经治痊愈。2009 年 1 月劳累后诱发胃肠型感冒，经治疗虽感冒症状痊愈，但遗留下腹部隐痛、便下不爽、便后仍急迫欲便等症，终日无休。近期内体质量无明显减轻。刻下：下腹隐痛不适，便下不爽；口苦口黏；无黏液脓血便；舌苔白腻，脉濡细。诊为肠易激综合征，治以健脾行气、清热利湿。处方：泽泻 12g、炒薏苡仁 15g、藿香 12g、广木香 6g、茯苓皮 15g、车前子 15g、金钱草 30g、炒白术 15g、杭白芍 15g、炒防风 15g、怀山药 15g、陈皮 6g、葛根 12g。患者服药 7 剂，下腹部隐痛即基本消除，便后虽仍觉欲便，但每日仅持续 1~2 小时、二诊调整用药，予健脾理气、醒脾消积之品，原方加炒扁豆 15g、大腹皮 15g、鸡内金 12g、白蔻仁 6g。上方加减服用 2 个月，大便正常，诸症消失，至今未再复发。

（蔡之幸，谢建群. 谢建群辨治脾胃病经验. 上海中医药杂志，2010，8.）

【诠解】肠易激综合征属中医"腹痛"范畴。谢老认为本病的腹痛、腹胀、排便习惯改变及大便性状异常等症状多以肝脾不和、木旺乘土或土虚木乘为病机。《医方考》云："泻责之脾，痛责之肝。肝责之实，脾责之虚，脾虚肝实，故令痛泻也。"临证治疗时谢师注重疏肝健脾、燥湿止泻。方中炒白芍益脾，能扶土抑木，缓中止痛，有"肝苦急、急食酸以缓之"之理；炒白术燥湿、补脾、和中；炒防风辛能散肝，香能舒脾，风能胜湿止泻，为理脾引经之要药；陈皮辛能理气，使气行痛止。诸药合用，共奏疏肝健脾、泻木益土之功效。

李林锋医案

（肝木乘脾泄泻证，抑肝扶脾畅情志）

刘某，男，40 岁，2002 年 6 月 16 日初诊。患者左中下腹疼痛反复发作 2 年余，发作时每日大便 3 次以上，多时可达 7~8 次，大便质稀，有时夹有未消化的食物或伴少量黏液，无脓血。曾在多家医院作纤维结肠镜、B 超及血、大便常规检查，未发现异常改变，诊为"肠易激综合征""结肠痉挛"，虽经多方治疗仍反复发作。5 天前，因烦劳忧郁过度，出现腹痛、腹胀、肠鸣泄泻，日行 5~8 次，每次量不甚多，有时带少量黏液，泻后腹痛腹胀减轻，伴纳呆乏力。后经某医院再做相关检查，仍未发现明显异常，诊为"肠易激综合征"，服解痉、镇静、止痛药物及中药湿热片等无明显疗效而来诊。查：神疲乏力，面色㿠白，腹软，左侧上腹部有深压痛，舌质淡、苔白稍腻，脉弦略数。中医辨证：泄泻，肝木乘脾；治以抑肝扶脾、调和气机；处方：党参 20g、白术、防风、枳壳、郁金、柴胡、香附 10g、白芍、茯苓各 15g、陈皮 8g、小茴香 5g。每日 1 剂，水煎分 2 次服。1 剂后腹痛稍减，4 剂后已无腹痛，泄泻减为 1 日 2~3 次。原方去小茴香，加乌梅 12g，又进 4 剂获愈。半年后因邻里纠纷，烦郁过度再次发病，但症状较轻，按首诊方进 5 剂获愈。嘱患者忌生冷刺激及不洁食物，注意调畅情志，注意劳逸饮食起居有度，随访 1 年未再复发。

（李林锋．肝脾并重辨治肠易激综合征的体会．湖北中医杂志，2005，4．）

【诠解】IBS 的病位在脾胃与大肠，尤以脾为主，临床常伴见面色㿠白、乏力、纳呆、腹胀、舌淡、脉弱等脾虚之症，还常伴见失眠多梦、忧郁焦虑或心烦易怒，以及胸胁胀闷、恶心泛酸、腹痛急迫、泻后痛减等症状。情志异常时往往诱发或加重病情，明显可见肝失条达、疏泄失常，肝脾不和、肝木乘脾之病机。因肝主疏泄，调畅情志，脾主运化水谷精微，肝疏泄有度，则脾胃气机升降有序、运化输布功能正常，否则脾升降运化失调而病变陡生。疏肝调肝的目的是为了调理恢复脾之健运功能，故健运脾胃为治疗 IBS 之根本。临证应抓住病机关键，若肝气过旺，肝木乘脾，则治以抑肝扶脾；若肝郁气滞，疏泄不及而土壅失运，则治宜疏肝运脾。笔者常用痛泻要方或四逆散、柴胡疏肝汤等化裁合健运脾胃之品治之，疗效较为满意。

崔应珉医案

（肝郁脾虚见泄泻频发，四逆散和胃疏肝而愈）

刘某，女，41 岁，教师。2005 年 5 月 4 日初诊。患者 5 年前因家庭变故后，出现反复发作的腹痛、腹泻，大便日行 3~6 次，偶有黏液便及里急后重症状；伴心烦失眠，两胁乳房胀痛，月经紊乱。舌苔薄黄，脉细弦。纤维肠镜检查示：肠腔轻度充血、水肿。多次大便细菌培养均为阴性。曾用多种抗生素治疗，收效甚微。西医诊断为肠易激综合征（IBS）。中医诊断：泄泻（肝郁脾虚型）。治宜疏肝健脾，佐以化湿。方药：四逆散加减。柴胡 6g、白芍 15g、香附 12g、陈皮 6g、神曲 10g、黄连 5g、茯苓 15g、木香 10g、党参 15g、炒防风 10g、苍白术各 12g、厚朴 9g。服上方 10 剂后，大便正常，腹痛缓解，续用原方加减调理 1 个月而病愈。

（刘明．崔应珉教授治疗脾胃病经验举隅．四川中医，2009，3.）

【诠解】人体气机升降开合，转枢在脾，调理在肝。当肝脾两脏功能失调，势必导致全身气血失调。镜下见胃蠕动减慢甚至消失、有大量黏液糊，症见胃脘饱胀，随感情波动而变化者，多为肝胃气滞所致；胃窦黏膜充血明显。呈斑点状或斑片状潮红，伴有散在糜烂或出血点，症见胃脘部嘈杂或胀痛，伴反酸，口苦甚或胆汁反流者，则属肝火犯胃之相。清代医家吴瑭在《温病条辨》中云："治中焦如衡，非平不安。"脾胃同居中州，脾升胃降，赖于肝的疏泄条达，故"欲和胃（脾）必先疏肝"。上述二者的病机关键均为气机阻滞，胃失和降，治疗重点在于调畅气机。崔老调气机多以经方四逆散加减，湿重者去炙甘草，加藿香、厚朴、白术、茯苓、薏苡仁等健脾化湿；肝胃不和，反酸嗳气者，加浙贝、半夏、郁金、苏梗等行气宽中、和胃止呕；气郁化火者，加丹皮、栀子、黄芩及左金丸。女性患者因其自身特有的性格特点常致肝气不舒，故气机郁滞者多见，其治疗必予疏肝解郁、调畅气机之法，尤其女性大多阴血亏虚，疏肝行气同时还须养血柔肝，应加用当归、知母、白芍等养血敛阴之品以制其辛燥。

三、痰热内扰

任世玉医案

（痰热内扰扰心神脾运失健，黄连温胆甘麦大枣两相宜）

苍某，女，36 岁。2009 年 5 月 11 日初诊。主诉：口苦，纳差伴腹泻半年余。现病史：患者近半年来觉神疲乏力，头晕纳少，口干口臭，心烦少寐，脘腹稍胀，大便日行 1 次，未成形。苔薄白，脉细。诊断为慢性浅表性胃炎伴胆汁反流（Hp+），心脏神经官能症，肠易激综合征（腹泻型），窦性心动过缓。证属痰热内扰，心神不宁，脾运失健。治拟清热化痰、和胃安神、健脾助运。处方：黄连 3g，姜竹茹、知母、郁金、白术、旱莲草各 12g，茯神、淮小麦各 30g，半夏、陈皮、大枣各 9g，党参、枸杞子、白芍、枳壳、炙甘草各 15g。7 剂后诸症显减，纳增胀除，大便成形，但口干口涩，夜寐欠宁。苔薄，脉细。上方去枸杞子，加益智仁 12g，夜交藤 30g。再进 14 剂后，夜寐渐安，余症均除。初诊方去枸杞子、旱莲草，加夏枯草15g，虎杖12g，续服14剂以巩固疗效。

[郭乾乾．老中医任世玉治疗脾胃病用药经验．中国中医药现代远程教育，2010，8（13）]

【诠解】本例患者系典型的痰热内扰、心神不宁之"黄连温胆汤"证。诊治抓住病情要点，在黄连温胆汤基础上合用甘麦大枣汤，方中黄连、竹茹清热化痰；枳壳、郁金行气解郁；党参、白术、白芍健脾益胃；半夏、陈皮健脾理气；知母除烦；茯神宁心安神；枸杞子、旱莲草补益肝肾；并佐以甘麦大枣汤解郁热、缓其急、安其神，于清热化痰、开郁行气的同时，兼以养心安神，两方合用，其效甚捷。

郑中坚医案

（肝郁热滞肠腑失调，疏肝清热理气奏效）

吴某，女，21岁，学生。2007年2月14日初诊。反复腹胀腹痛近2年，痛即欲便，便质稀糊状，或见黏液便，日解3~4次，便后痛缓，精神紧张时发作更频繁，曾行结肠镜等检查未发现明显异常，西医诊断为肠易激综合征，但治疗半年余症状反复，效果不佳，患者放假回乡后求医于家父。舌苔淡黄稍腻，脉弦略数。诊断为肠易激综合征。证属肝郁热滞，肠腑失调。治拟疏肝清热、理气止痛。药用柴胡12g，郁金、白术、凤尾草各20g，白芍、香附、川楝子、枳壳、陈皮、炮鸡内金各10g，神曲、炒山楂、延胡索各15g，川芎、防风、甘草各6g。7剂。2月21日二诊：大便次数减少，日解1~2次，黏液便时多时少，腹胀腹痛稍有改善，肠鸣辘辘，口苦，舌苔薄黄。上方去炮鸡内金、神曲、炒山楂，加黄连5g，木香10g，马齿苋15g。7剂。2月27日三诊：腹痛偶作，黏液便亦少，质稀糊状如前，口微苦。方用柴郁诃子汤化裁。药用柴胡、煨诃子各12g，郁金、白术、凤尾草各20g，炒白芍、香附、川楝子、枳壳、炒葛根、炮鸡内金各10g，神曲、炒山楂、延胡索各15g，川芎、甘草各6g。继服10剂后上述症状基本消失，后因返校读书带药不便，改用中成药巩固治疗。暑假归来笑脸相见，食后偶有腹胀，大便已经恢复正常。

（郑逢民．郑中坚运用柴胡疏肝散治疗脾胃病经验．浙江中医杂志，2009，4.）

【诠解】肠易激综合征因胃肠功能紊乱而求医的患者常有情感方面的障碍，提示症状可能与情感、痛觉异常有关，而疏肝理气能明显改善情感和痛觉异常，疏肝的中药能明显缓解和改善症状，故基本方仍以柴胡疏肝散合金铃子散为主。

药用柴胡、白芍、枳壳、甘草、香附、郁金、川芎、厚朴、延胡索、川楝子。一般便秘型合大柴胡汤加减，腹泻型用自拟柴郁诃子汤加减。

第三节 溃疡性结肠炎

一、脾胃虚弱

谢建群医案

（胃阴不足脾失运，养阴调中肺胃行）

李某某，女，45 岁，慢性腹泻两年余。诉及大便经常溏薄，日行 3~5 次，纳减，饭后饱胀，呕逆口干喜饮，微咳，气短。西医诊为慢性胃炎，慢性结肠炎，大便常规，便软色黄，含有少量不消化的食物。经诊脉象细数无力，舌淡红无苔，腹部触诊，有肠鸣音，左下腹每于便前有隐痛。证属胃阴不足，脾失健运，以益气健脾，酸甘养阴为法，方用南沙参 12g、麦冬 9g、石斛 9g、生甘草 3g、扁豆 9g、枇杷叶 9g、生谷芽 12g、竹茹 9g、玉竹 9g、山药 15g、木香 3g、砂仁 3g、薏苡仁 12g。12 剂，水煎服，日 1 剂，忌食生冷，饮食清淡。复诊时饭量较前有所增长，口干症状减轻，说明服药已见大功，胃阴渐复，但腹泻症状依然存在，在原方中加石榴皮 9g，乌梅 15g，罂粟壳 6g 收敛止泻。再诊便溏不除用赤石脂、禹余粮、诃子，涩肠止泻。五诊诉食油腻或蔬菜而泻发是胃阴复而脾气弱，改以参苓白术散加味益气调中，健脾燥湿，而收完功。

（蔡之幸，谢建群．谢建群辨治脾胃病经验．上海中医药杂志，2010，8．）

【诠解】脾胃病变，通常责之脾胃大小肠，但谢老对于此证的治疗不仅着眼于大量的脾胃系症状，而且很慧眼地抓住了"微咳"这一看似不起眼的重要症状，根据中医经络理论，手足阳明（胃、大肠），手足太阴（脾、肺）存在脏腑间的表里关系，由肠之泄泻，肺之燥咳，想到了润养肺经而止泄泻。所以病人初诊时有泄泻溏薄之症，却在处方中看到大量清养肺胃之品，足见谢老对中医治病求本的拿捏和把握；复诊时见胃阴渐复，用石榴皮、乌梅、罂粟壳酸敛止泻，其真意仍是助脾胃之运化；再诊时赤石脂、禹余粮、诃子涩肠止泻，其意在护肠调运；至五诊用参苓白术散，利小便以实大便并补脾肺之气而生津，已是明显扶正了。病治至此，可谓大功已成。

王安康医案

（脾虚湿困清浊相混，健脾除湿热去湿清）

患者，女，46岁。主诉脐周疼痛，大便次数增多、不成形2年，加重1周，并伴有少腹胀满，矢气频作。胃镜检查提示直肠、乙状结肠慢性溃疡性炎症，大便检查发现白细胞及红细胞，舌红，苔薄黄，脉沉细。证属脾虚湿困，湿热留滞，清浊混杂。治以健脾除湿，清利湿热，理气消胀。药用陈皮、枳壳、竹茹、鸡内金、厚朴、苍术各10g，姜半夏、葛根、黄芩、黄连、木瓜各6g，炒二芽各30g，土茯苓、薏苡仁各20g，白花蛇舌草15g。服上方5剂后腹痛减轻，大便次数明显减少，但仍不成形。上方去土茯苓、木瓜、姜半夏，加茯苓、青皮，以加强健脾利湿及理气止痛之功。再服5剂后症状基本消失，大便检查仅见少许白细胞。嘱服香连丸1周以巩固疗效。

　　[俞秋荣. 王安康临证运用温胆汤经验介绍. 中国中医药信息杂志，2007，（11）：84.]

【诠解】该病属中医"泄泻""肠澼"范畴。中医认为该病的病因病机多为湿热下注，肝木乘脾，脾胃虚弱及肾阳虚。王教授认为，慢性溃疡性结肠炎之所以久治难愈，根本的原因在于脾虚邪恋。因此治疗的关键当以健脾为主，祛邪为辅。现代研究也证实，健脾方药具有良好的免疫调节作用，这些作用非常有利于慢性溃疡性结肠炎的愈合。基于以上认识，王教授以温胆汤加减治疗本病，健脾运湿，兼祛湿热余邪，并随症加减。若大便有脓血，里急后重明显者，以温胆汤与葛根芩连汤合用；兼有消化性溃疡者，以温胆汤加乌贼骨、瓦楞子等抑制胃酸分泌；兼有瘀血内阻，症见少腹时发刺痛，舌质紫暗者，常以温胆汤加三七、桃仁、红花等活血化瘀之品，通过改善肠道微循环而促进结肠溃疡面的愈合。

余加桂医案

（脾虚气弦中阳虚，补中益气久泻愈）

张某，女，32岁，1984年1月12日初诊。该患者腹泻5年，云为产后遗患，到处求医，曾去上海长征医院作乙状结肠镜检查，提示为"肠壁充血水肿"。

印象为"慢性结肠炎"，服中西药品，时好时坏。刻诊腹痛绵绵，便溏日行 4~5 次，大便时肛门脱出，十分痛苦，饮食减少，面黄，神疲，体瘦弱。舌淡苔薄白，脉细弱。症属脾虚气陷，中阳不足，拟补中益气汤。处方：炙黄芪 30g、炒白术 15g、陈皮 10g、党参 20g、当归 10g、升麻 7g、柴胡 7g、甘草 5g、生姜 3 片、大枣 3 枚。服药 10 剂，症情好转，大便成形，脱肛已收，腹不痛，食量亦可，精神转佳，继以香砂六君丸调养半月，体复如常。参加生产劳动。随访 3 年未复发。

[余加桂. 脾胃病临证举隅. 南京中医学院学报，1993，9（4）]

【诠解】金元四大家之一的李东垣指出："元气之充足皆由脾胃之气无所伤，而后能滋养元气"，提出了"内伤脾胃，百病由生"的观点。他认为不少疾病是由脾胃的升清降浊功能失常所致，从而创立了升发脾阳之说，研制了以补中益气汤为代表的升阳补气方剂。临床上凡因饮食不节、劳伤脾胃，见纳少神疲，脘腹胀满，面黄肌瘦，动则气喘者，或清浊升降失司，或痰湿内蕴，或中气下陷者，使用上方，效果满意。

王庆国医案

（阳虚血虚湿热蕴肠，温肾养血燥湿止泻）

李某，男，35 岁，2003 年 10 月 13 日初诊。主诉腹泻反复发作 10 余年，现大便每日 10 余次，黏滞不爽，大便不成形，黏液较多，时伴少量便血，色暗红，腹痛隐隐，肠鸣，以脐周及小腹为重，睡眠差，情绪抑郁，舌淡胖、苔白腻，脉沉细弦。行结肠镜检查，诊断为溃疡性结肠炎，病变以降结肠以下为主。中医辨证为脾肾阳虚、肝郁血虚、湿热蕴肠，治疗以温补脾肾、柔肝养血、燥湿止泻为法，处方：柴胡 6g、桂枝 10g、干姜 12g、白芍 30g、当归 30g、（炒）白术 20g、陈皮 10g、防风 10g、（制）附子 12g、薏苡仁 30g、败酱草 30g、乌梅 15g、五味子 15g、升麻 6g、葛根 10g、（炒）黄芩 15g、黄连 20g、胡芦巴 10g。上方水煎服，每天 2 次，每次 200ml。患者服药 1 个月后，上述诸症均缓解，已无腹痛，大便每日 1~2 次，成形，偶带少量鲜血。上方中加入仙鹤草 30g，共为细末，制为水丸，每天服用 2 次，每次 9g，连续服用 2 个月。1 年后行结肠镜检查为乙状结肠及直肠慢性轻度炎症性改变，未见溃疡。随访 2 年，未见复发。

[程发峰. 王庆国治疗溃疡性结肠炎经验. 中医杂志，2011，52（2）]

【诠解】本病的病位在大肠，涉及脾、肝、肾，基本病机是脾虚为本，湿热为标，并兼有肝气失调和肾阳亏虚。王老创立了以温阳补脾、调肝和血、祛湿止泻为法的专病专治方。该方以柴胡桂枝干姜汤、痛泻要方等加减，药用：柴胡、桂枝、干姜、当归、白芍、白术（炒）、陈皮、防风、升麻、葛根、黄芩（炒）、黄连、败酱草、薏苡仁。柴胡桂枝干姜汤中取其柴胡配黄芩可和解少阳，桂枝配干姜可温脾散寒。痛泻要方中白术补脾益气，陈皮健脾理气，防风疏肝气，白芍柔肝阴。本方中重用当归、白芍，是借鉴陈士铎的援绝神丹之意，柔肝以护脾。三方相合，共奏补脾柔肝，调和气血之功，切合本病脾虚肝郁的病机。本病治疗中，不仅要重视调肝，还要注意疏肝气与和阴血的关系。本病脾虚湿盛，升降失司，清阳不升，浊阴不降，而致腹泻反复发作。故在用白术、桂枝、干姜、党参等温阳补脾之药的基础上，还加入葛根、升麻、防风之类，升举清阳，清升则浊降，而且风能胜湿。溃疡性结肠炎方中加入升麻、防风等风药，起到很好的升阳胜湿止泻的作用。王老用近代名医陈鼎三先生的经验，对于脐中或下腹疼痛的患者，在温补肾阳基础上加入胡芦巴，效果明显。同时强调在调理正气同时，须祛除湿热毒邪，邪去则正安。常用清热解毒药有黄连、黄芩、败酱草、白头翁、凤尾草等。善用其治疗湿热证，祛邪而不伤正。另外，在治疗溃疡性结肠炎便脓血时，慎用收敛止血药。湿热蕴结，化腐成脓，损伤肠络，则有便脓血，湿邪不去，则脓血不净，故应清利湿热，而不可急于止血，以防闭门留寇。

王邦才医案

（脾肾虚衰寒热错杂成久泻，温补脾肾乌梅丸寒温并用）

朱某，男，70岁。2010年8月11日初诊。反复腹痛腹泻10余年。患者有长期饮酒史，发病一般在凌晨4时许，发作时腹中阵发性疼痛，随后解黄色稀便4~5次，便中夹有少量黏液，便后腹痛缓解。曾做肠镜3次均示：慢性结肠炎。西药予抗生素、培菲康、止泻药及中药治疗，服药时泻止，停药后腹泻又作，饮酒则病情加重。刻见患者面色少华，形体消瘦，每日凌晨4时余脐周疼痛难忍，随后解黄色稀便4~5次，便后腹痛缓解，伴神疲乏力，腰膝酸软，舌淡苔微黄腻，脉沉细。西医诊断：慢性结肠炎。中医诊断：泄泻。患者长期饮酒，湿热内蕴，湿困脾土，损伤脾胃，肠道功能失司。加之患者年过七旬，脾肾虚衰，命门火衰，脾土不能温养，久之则成泄泻。因病移日久，虚实互见，拟从脾肾阳虚、湿热内结论治，取仲景之乌梅丸加减。处方：黄连10g、黄柏

10g、干姜6g、附子（先煎）10g、乌梅10g、葛根30g、炒白芍30g、木香10g、黄芪60g。7剂。8月18日2诊：大便次数减少，日2~3次，质稀，腹痛轻，神疲乏力，腰膝酸软均有减轻，舌红苔薄黄，脉弦细。予原方加上补骨脂30g，山药30g，石榴皮20g。7剂。8月25日3诊：患者凌晨腹泻已止，腹痛肠鸣未作，精神好转，舌红苔薄，脉弦细。治宜补益脾肾，佐以清化。处方：黄芪60g、山药30g、补骨脂20g、干姜6g、制附子10g（先煎）、炒扁豆20g、黄柏10g、黄连6g。7剂。上方连服1个月，大便正常，精神可，诸症俱平。停药观察2月，腹痛腹泻无复发。

[孟祥娣. 王邦才主任双向调节治疗慢性腹泻临床经验. 中国中医药现代远程教育，2012，10（10）]

【诠解】患者发病10余年，病情迁延不愈，属于久泻。病移日久，虚实互见，寒热错杂，脾肾阳气不振，肠中湿热留滞。取仲景乌梅丸组方之意。方中干姜、附子辛温之品，温振脾肾阳气；黄柏、黄连苦寒，燥湿止泻，寒温同施；乌梅、炒白芍酸能收涩，又能缓急止痛，且能制姜附之温燥；木香行气止痛；葛根升阳止泻；大剂量黄芪补气健脾，升阳固涩，诸药合用，寒温同施、补泻并用，既能温补脾肾，又能清化湿热，洁肠止泻。本方对久泻患者，他法无效，往往能获意想不到之效。

魏善初医案

（脾肾阳虚成久痢，八味地黄建头功）

陈某，男，49岁，2009年11月26日初诊。自诉：腹痛、腹泻脓血便，反复发作10余年，腹泻每天5~6次，最多时每天20余次。纤维结肠镜检查诊断为：非特异性溃疡性结肠炎。用激素、柳氮磺胺、抗生素等治疗，用药后症状可暂时减轻，但停药则复发，转求中医治疗。诊见：体瘦，面色不华，头晕乏力，精神较差，纳呆，左下腹胀痛，腹泻每天15~20次不等，大便为稀水样，夹有黏液、脓血及脂膜，脓血较少，肛门灼热坠胀，舌干偏瘦紫黯、苔薄白而少，左脉中取弦，按则细而少力，右脉弦而少力。中医诊为久痢，证属脾肾阳虚。治宜温阳散寒，行气活血，方用八味地黄汤加味。处方：熟地黄、葛根各20g、山药、牡丹皮、泽泻各10g、白术9g、山茱萸12g、白芍、茯苓、焦山楂各15g、附子、肉桂、当归、木香、炙甘草各6g。7剂，每天1剂，水煎服。同时予白及20g、连翘、防风、白芍各12g、黄连、甘草各10g。每天1剂，水煎，保留灌肠。1周后复诊：大便次数减少为每天5~6次，便质转稠，仍有黏液及少量脓血，腹痛及肛门部灼热均明显好转，仍有里急后重，饮食稍增，舌如前而暗好转，左脉柔软弦细少力，右脉濡细微弦。守上方减当归、白芍，加补骨脂15g以温肾暖脾，如法煎服。治疗10天，大便减至每天2~3次，未见明显黏液及脓血，仍然不成形，未见明显腹痛及肠鸣，无发热恶心干呕，余症好转，嘱其注意饮食，加强锻炼，并长期服用金匮肾气丸，随访半年，大便每天约2次，未见其他不适。

［肖成．魏善初教授辨治溃疡性结肠炎经验介绍．新中医，2011，43（4）］

【诠解】溃疡性结肠炎病位在肠，同时与肝、脾、肾密切相关。情志失调，肝失疏泄致使肝气乘脾，脾失健运，从而大肠传导糟粕失常而发生腹泻、或腹痛、或脓血便等。魏老指出，脾虚为发病之本，脾虚则失于运化水湿，水谷混杂而下发生泄泻，且湿邪缠绵，在UC中常表现为慢性病程伴有反复发作，或病情暂时缓解而余毒未尽，留伏体内，遇外邪引动或正气虚弱则毒邪复燃，病情复发。同时，脾虚不能统血，故见便脓血或便中夹杂红色黏液；脾虚则失其主肌肉，从而肠黏膜溃疡难以修复。本病病程较长，反复发作，治疗未愈而转成慢性。脾胃虚弱或过用苦寒戕伐中阳，以致中焦阳虚寒盛，脾胃阳虚，水谷精微输布失常，久之必波及肾阳而致脾肾阳虚。因此，魏老强调该病发作期时治疗应理气活血、清化湿热、泄积导滞；缓解期则以本虚为主，久病体虚、阳气不足是慢性病缠绵难愈的根本原因，所以，在治疗中时刻不忘温肾健脾。肝郁气结，克犯脾土，少腹痛明显者，为肝郁脾虚夹湿，多用四逆散、痛泻药方加减；腹泻次数较多，肛门灼热明显者，湿热较甚，宜以芍药汤、葛根芩连汤、白头翁汤加减；若白多赤少，或纯为黏液，寒湿明显者，应温化寒湿，以温脾汤加减；久病迁延，脾肾阳虚者，因寒多，以温阳散寒为主，选真人养脏汤、八味地黄汤等加减。魏老认为，UC病机虚实夹杂，本虚与标实之间常常互为因果，本虚以脾虚或脾肾阳虚为主；标实多为肝郁、湿热、瘀血、寒湿等。因此，诸邪胶结为患，以致痼疾难愈，病程迁延反复，故治法宜标本同治。发作期以标实为主，治以理气、化湿、活血为主，兼以健脾益气；缓解期以本虚为主，治以温肾健脾。魏老认为本病发作期患者大都具有疮疡的典型特征：局部充血、水肿、糜烂溃疡、脓血外溢等，并将其归属疮疡范畴辨治，治疗采用消、托、补方法内外兼治，还另给予白及20g、黄连10g、连翘、防风、白芍各12g、黄柏、白头翁各15g等加减，煎汤保留灌肠，内治法与外治法一起运用，收效明显。

薛西林医案

（脾虚气滞湿热蕴结，益气健脾化瘀通络）

患者，男，50 岁。2010 年 11 月 10 日初诊。患者素来大便时溏时干，时有脓血便或黏液便，反复发作，经久不愈。纤维肠镜及大便培养诊断为：慢性非特异性溃疡性结肠炎。服用西药短暂见效，但难以持久，且有明显不良反应，遂改投中医药治疗。近日来自感头晕倦怠，少气乏力，腰膝酸软，纳谷不馨。心烦口苦，小腹隐痛痞胀，舌红苔薄黄，脉弦滑。辨证：脾虚气滞，湿热内蕴；气血失和，肠络受损。治法：益气健脾，清热化湿，化瘀通络。处方：白头翁汤合香连丸加味。白头翁 10g、秦皮 12g、炒黄柏 10g、炒黄连 9g、广木香 10g、石榴皮 10g、马齿苋 30g、生苡仁 10g、白蔻仁 6g、冬瓜仁 10g、怀山药 20g、赤白芍各 15g、三七 3g、神曲 10g、生甘草 5g。7 剂，水煎服，每日 1 剂。二诊：服药后，腹胀均减，大便少有黏液和血液，纳食尚可。从原方出入。前方去冬瓜仁，神曲，加党参 15g，炮姜 6g，白及 10g。7 剂，续服。三诊：大便成形且无脓血，纳可眠安，体力渐增，精神转佳。效不更方。上方去白头翁、秦皮、石榴皮、加苍术、白术各 10g，炒地榆、槐花炭各 15g，生甘草易为炙甘草 6g。10 剂。上方加减变化共调治半年余，病情得以有效控制。

（卜菲菲．薛西林运用和法治疗泄泻验案三则．中医药临床杂志，2011，8.）

【诠解】慢性非特异性溃疡性结肠炎是一种原因不明的慢性结肠炎，属于中医"痢疾""泄泻""便血"等范畴。本病症多表现为虚实夹杂，寒热互结，气血失和。本案患者刻诊虽有较为明显的脾虚证候表现，但湿热证显，邪不去则正不安，况且急投温补，易助热生湿，故先以清热化湿解毒之白头翁汤、香连丸衰其邪气，酌加薏仁、山药、神曲等健运脾气；本案久泻理应以固涩为要，但溯其源，则为湿热之邪阻滞气机，伤及血络，故又应以"泻"为先，且一味温涩，尚有关门留寇之弊，故方中以清化为主，固涩为辅，通塞并用；又本案气血同病，气病为源，血病为流，故又以理气为先，和血为辅，气血同治。苦寒之药虽能清热解毒之功，但也有伤脾伐阳之虞，不宜久用，故待症情稳定后，在后续治疗时渐减苦寒之品，酌加党参、白术、干姜、炙甘草健脾之药，扶正祛邪，健脾温中。

马贵同医案

（脾胃虚弱络脉损，健脾助运消滞行）

邵某，男，40岁。2001年11月22日初诊。反复腹痛、解黏液脓血便2年余，加剧1月。患者近2年多来，反复左下腹痛、排便欠实，日行1~2次，时有薄冻及少量脓血，便后腹痛可减，无里急后重，不发热。曾于1999年12月14日在外院做肠镜检查，结果提示为"溃疡性结肠炎（左半结肠）"。口服水杨酸柳氮磺胺嘧啶治疗已1年，但效果不显，症情时轻时重。近1个月来腹泻加剧，每日3、4次，粪质稀薄，夹有薄冻及脓血，便前腹痛，便后则减，胃纳一般，神疲乏力。舌质红，苔根薄黄腻，脉细弦。证属脾胃虚弱，运化失司，湿热蕴肠，气机不畅，络脉损伤，血溢于外。治宜健脾助运，清肠化湿，理气消滞，凉血止血。内服处方：炙黄芪30g、党参12g、白术12g、茯苓15g、陈皮10g、木香10g、黄连4.5g、马齿苋30g、生地榆30g、槐花12g、白及4.5g、枳壳12g、白芍12g、生甘草6g。7剂。外用：清肠栓，每天1次，每次2支，临睡前纳肛，并嘱柳氮磺胺嘧啶（SASP）逐渐减量。上方7剂后又自服本方14剂。

2001年12月14日二诊。药后腹痛减轻，腹泻次数减至一次或一二次，大便糊状，偶有薄冻，无脓血，肠鸣间作，纳可寐安，仍觉乏力，舌质偏红，苔薄腻，脉细弦。SASP已减至每日3g。予原方改白芍20g，加益智仁12g、芡实12g。14剂。仍清肠栓临睡前纳肛，并嘱SASP继续减量。

2002年1月11日三诊。便软成形，日行1次，偶有腹痛，无薄冻及脓血，神疲乏力好转，舌苔腻渐化，脉细，余症同前。SASP已减至每日2.25g。治守原法。予上方去槐花，白芍增至30g，加补骨脂30g、淮山药30g。14剂。续用清肠栓。

2002年2月22日四诊。大便日1次，成形，无腹痛，无黏冻及脓血，精神尚可，舌苔薄白，脉细。SASP减至每日1.5g。再予原方去芡实、淮山药，加生薏苡仁、熟薏苡仁各15g。外用清肠栓。此后，患者坚持服用上方并外用清肠栓4个月，SASP逐渐减量最后停服，症情始终稳定未发。6月21日复查肠镜显示溃疡愈合。

（龚雨萍. 马贵同治疗胃肠病验案3则. 上海中医药杂志，2005，9.）

【诠解】本案为"溃疡性结肠炎"，中医辨证属脾胃虚弱而肠中湿热瘀滞，乃虚实夹杂之证，此类患者临床颇为多见。马老常用党参、白术、麦冬、甘草益气健脾，和中化湿。该患者气虚明显，故重用黄芪。但兼有气滞湿阻而腹痛腹胀、苔腻纳少者，则同时需加枳壳破气消胀；苔白腻常并用苍术燥湿。对于便前腹痛，便后则减之肠易激现象，多考虑为脾虚肝旺所致，一般予痛泻要方、芍药甘草汤常可获效。理气则用陈皮、木香之类，若肠中湿热留恋，便下夹有黏冻，当选香连丸、葛根芩连丸等。久泻便有脓血，可加马齿苋或白头翁、黄连以清热解毒。凉血止血首选生地榆、槐花。白及乃收敛止血之品，无论虚实寒热均可使用。益智仁、芡实有收敛止泻之功，一般用于脾肾亏虚之腹泻。本案初诊用白芍12g，后逐渐加量至30g，则缓急力宏，痛泻速止。湿热之邪渐退宜加强扶正，故用补骨脂、淮山药、薏苡仁，意在健脾益肾，补虚而不碍邪。

赵荣莱医案

（脾气亏虚成久泻，健脾温肾显其功）

患者，女，59岁。就诊日期：2004年5月21日，主诉：反复腹泻4年，曾在外院结肠镜检查诊断为：UC，服西药治疗效果不显，来诊时见便溏稀便，3-4次/日，伴腹痛、腹胀、肠鸣、怕凉、纳呆、腰酸乏力、面黄肌瘦、言语无力，舌淡苔白，脉沉细。中医诊断：泄泻，西医诊断：UC，辨证：脾肾两虚。立法：健脾温肾止泻。方药：生黄芪18g、党参10g、茯苓15g、苍术10g、草蔻10g、合欢皮15g、干姜3g、黄连3g、补骨脂12g、淫羊藿9g、吴茱萸3g、肉桂1g、乌药10g、炒白术15g、川贝6g。服药14剂大便已成形，继续服药2个月后复查肠镜大致正常，患者面色见红润，体重亦增，精神面貌较前显著好转。服药后2个月余患者病情明显好转，复查结肠镜大致正常。

（邓晋妹．赵荣莱教授从肝脾肾论治慢性腹泻经验．中国中西医结合消化杂志，2011，1．）

【诠解】 溃疡性结肠炎是一种慢性非特异性结肠炎症，病变主要位于结肠的黏膜层，且以溃疡为主，多累及直肠和远端结肠，但可向近端扩展，以致遍及整个结肠，呈节段性和弥漫性分布。主要症状有腹泻、脓血便、腹痛和里急后重。赵老认为其病因外感湿热毒邪，或因脾胃素虚，或忧思恼怒等致脾胃损伤，湿热内蕴，下注于肠腑而为病。主要致病因素是湿邪，病位在肠，与脾、肾、肝关系密切。湿邪重浊黏滞，故发病多缓慢，病程长，反复难愈。病久多转化为脾肾两虚证，加之湿热缠绵未去，胶结不解，形成虚实夹杂之证。该病多属正虚邪实，脾肾阳虚是其长期腹泻的内在基础。治疗上应注重温中培土以补虚，但在强调扶正时，应标本兼顾，寒热并用。健脾温肾同时应兼清解湿热毒邪，以免使邪胶固不解。此病常治以健脾温肾止泻之法。该病案患者年老体弱，且泄泻日久，脾阳不振，日久脾病及肾，命门火衰，脾失温煦，肾阳虚不能助脾胃运化水湿，腐熟水谷，则清浊不分，水入肠间而泄泻，故见故见便溏稀便，腹痛腹胀，肠鸣怕凉，面黄肌瘦，言语无力，舌淡苔白，脉沉细为脾肾两虚之象。以赵老经验方健脾温肾丸加减治疗（赵老自拟健脾温肾丸：生黄芪18g，党参10g，茯苓15g，苍术10g，草蔻10g，合欢皮15g，干姜3g，黄连3g，补骨脂12g，淫羊藿9g，吴茱萸3g，肉桂1g，乌药10g，炒白术15g）应用于该类患者，效果显著。

陈映山医案

（脾虚湿盛成久泻，健脾祛湿虚实全）

杨某，女，26岁，患慢性结肠炎数年，久治效不显，时发时止，食寒凉之品必发，腹痛喜温喜按，形寒肢冷，舌淡，苔白腻，脉沉。观前医用药多温补收涩之品，虽能取效一时，但不日即发。陈老云：泄泻日久，亦须忌其虚中夹实，纯用补涩，常致关门留寇，故温补之中，贵在调畅气机。处方：党参15g、焦白术10g、赤芍10g、焦枳实10g、炮姜炭10g、槟榔5g、青皮5g、陈皮5g、煨木香5g、炒扁豆衣5g、炒怀山药20g、芡实30g。3剂后再诊：泄泻止，唯腹胀、纳食不振，苔白。原方加焦山楂15g，炒谷芽15g，炒芽15g，进5剂，告愈。

（陈润东．潮汕名医陈映山治疗脾胃病的经验．南京中医药大学学报，2003，4．）

【诠解】中焦久愈，脾失健运，湿浊不化，中阳被遏，气机运行受阻，故见泄泻，腹喜温等症。方中党参、白术、怀山药、炒扁豆衣健脾化湿，芡实、炮姜炭温中收涩止泻，槟榔、枳实、木香理气化滞消积，全方虚实兼顾，通塞并用，相辅相成，邪去而不伤正，泻止而不留垢，故效如桴鼓。

刘力医案

医案 1（脾肾阳虚湿热蕴肠，补益脾胃清化湿热）

患者，男，59岁，于2010年5月22日以"黏液便伴腹痛2个月"为主诉于我院门诊就诊。患者 2 月前无明显原因出现大便呈稀糊状，伴腹痛，查肠镜示：溃疡性结肠炎；结肠息肉。患者曾在多家医院间断服用中药汤剂治疗，病情时轻时重。自发病以来体重下降 3kg。现黏液便，5~6 次 / 日，伴左下腹隐痛，脐周疼痛，纳差，身困乏力，头晕，小腹畏寒等症状。查体：精神差，形体适中，腹部平软，剑突下压痛（-），墨菲征（-），左下腹压痛（+），脐周压痛（+），肝脾肋下未触及，肠鸣音活跃，双肾区无叩击痛，双下肢无水肿。舌淡苔薄白，脉沉细。既往"高血压"病史 3 年。临床诊断：溃疡性结肠炎；结肠息肉；高血压病。辨证：脾肾阳虚，湿热蕴肠。治法：补益脾肾，清化湿热。方药：党参 15g、炒白术 15g、茯苓 15g、干姜 10g、补骨脂 15g、肉豆蔻 10g、肉桂 6g、马齿苋 30g、黄连 8g、陈皮 10g、炒山药 15g、木香 10g。中药 7 剂，水煎早晚服。二诊：服上药后，大便次数减少，腹痛、畏寒症状减轻。但便质仍稀，再服原方 7 剂。三诊：大便成形，1 次 / 日，饮食正常，精神佳。上方减黄连、马齿苋，再服用 14 剂。四诊：服药后，停药 1 周，症状未再复发，复查肠镜示：乙状结肠炎。

[杜晓泉. 刘力教授治疗溃疡性结肠炎病例经验介绍. 世界科学技术——中医药现代化，2012，14（1）]

【诠解】研究认为，溃疡性结肠炎与肠道菌群失调有关，刘教授设立补益脾肾，增强免疫功能与清化湿热瘀毒，改善肠道菌群失调，消除炎症反应的治疗思路。据此，认为本病的核心病机是脾肾两虚，湿热毒蕴。脾虚日久则累及肾脏，脾肾亏损是久延不愈的病理基础，这也是本病易于复发的病理因素；湿热蕴郁肠道，阻滞气机，久伤肠络是炎性反应的基本特征。治疗宜辨虚实标本，补益脾肾治其本，清化热毒治其标；而补虚治本分阴虚与阳虚，早期湿热伤阴，其虚以阴虚为主，补阴虚常用太子参、百合、山药、黄精；后期其虚以脾肾阳虚为多见，补阳虚常用党参、白术、炮姜、肉桂；化湿毒常用马齿苋、黄连、苦参；肠络损伤用乌梅、地锦草、白及以补络止血。故而效果卓著。

医案 2（阳虚证寒湿阻滞，重温阳寒温并用）

患者，女，45 岁，于 2010 年 8 月 20 日初诊。患者于 2 月前因受凉后出现腹泻，大便呈稀糊状，带黏液如白冻样，大便 4~5 次 / 日，伴里急后重感，便前腹痛，便后缓解。在当地诊所给予治疗，症状未见好转。近 1 周症状加重，大便 3~4 次 / 日，腹痛明显，夹有少量黏液，肠镜检查示：溃疡性结肠炎。现症见：稀糊状便，夹有黏液，如白冻样，3~4 次 / 日，便前腹痛，里急后重，乏困无力，纳差，畏寒肢冷。查体：形体偏瘦，发育正常，营养中等。腹平坦，未见胃肠形蠕动波，无腹壁静脉曲张。全腹软，全腹未触及包块，肝、脾肋下未触及，左下腹压之不适，无反跳痛，麦氏点压痛（−），肝区及双肾区叩击痛（−），腹部移动性浊音（−），肠鸣音存在。舌质淡，苔白腻，脉沉。临床诊断：溃疡性结肠炎。辨证：脾肾阳虚，寒湿阻滞型。治法：温中化湿，散寒行气。方药：党参25g，炒白术15g，炮姜15g，黄连8g，炙甘草10g，马齿苋30g，肉桂8g，补骨脂10g，肉豆蔻10g，五味子15g，赤石脂30g（先煎），乌梅15g，乌药15g，砂仁5g（后下），薏仁15g，炒山药15g。服上方7剂，水煎早晚服。二诊：大便成形，黏液消失，胃脘及脐周冷痛减轻，仍偶有里急后重，原方加广木香6g，槟榔12g，服中药14剂。三诊：大便成形，黏液消失，里急后重症状减轻，三诊方去马齿苋、黄连后再服中药14剂。四诊：大便成形，黏液消失，复查肠镜示：直肠乙状结肠炎。

［杜晓泉. 刘力教授治疗溃疡性结肠炎病例经验介绍. 世界科学技术——中医药现代化，2012，14（1）］

【诠解】从大便性状判断病性特征，脓血便清化，白冻便温化，刘教授认为本病病在胃肠，阳明之腑易热易寒，大肠易实易滞，所以病变早期或发作期湿热滞肠道易从热化，热盛为毒，熏灼肠道，滞气伤络，表现为黏液脓血便，治疗重在清化肠热泻其毒，止血活络。常重用马齿苋，蒲公英，苦参及黄连解热毒；用槐米配地榆炭或生地炭配地锦草，以凉血收涩治肠络；湿热易伤阴，故常配太子参20g，百合20g，山药15g，黄精15g，以养其阴；发热泻痢配葛根芩连汤加秦皮，若泻痢日久，或脾阳素虚，或久用寒凉伤中，其中阳受损则湿从寒化，表现为大便黏液白冻，脐腹冷痛，此时治疗当温化寒湿行气，常用连理汤（党参、白术、干姜、黄连、炙甘草）配马齿苋，肉桂，便稀配赤石脂，乌梅，腹痛配乌药。

医案3（脾失运气机郁滞，健脾气通腑胜湿）

患者，女，42岁，于2011年3月11日初诊。2010年10月，因饮食不慎，出现便稀，如稀糊状，3次/日，伴脐周疼痛。在当地私人诊所治疗，大便次数减少，1次/日，但每次大便不爽，且有未解尽之感，大便质稀，量少。5个月来症状未见好转，查肠镜示：溃疡性结肠炎。现症：大便质稀，且不爽，黏腻难下，量少，1次/日，腹部胀满，不欲饮食，乏困无力。查体：精神欠佳，面色萎黄。腹部平软，右及左下腹压痛，胃脘部压之不适，肠鸣音减弱，肝脾未触及。舌质淡紫，苔白，脉细。临床诊断：溃疡性结肠炎。辨证：脾失健运，气机郁滞。治法：健脾补气，理气通腑。方药：党参15g、白术10g、干姜

10g、补骨脂 10g、肉豆蔻 8g、乌梅炭 5g、枳实 30g、槟榔 12g、木香 6g、鸡内金 15g、焦山楂 15g、炒莱菔子 15g、陈皮 10g。服上方 10 剂，水煎早晚服。二诊：大便通畅，脐周疼痛消失，但大便仍稀，再服上方 10 剂，水煎早晚服。三诊：大便成形，黏腻难下症状消失。上方减肉豆蔻、乌梅炭，再服 14 剂。四诊：大便日 1 次，成形。复查肠镜示：大肠未见明显异常。

[杜晓泉. 刘力教授治疗溃疡性结肠炎病例经验介绍. 世界科学技术——中医药现代化，2012，14（1）]

【诠解】溃疡性结肠炎患者常伴有大便稀、排便不畅症状，刘教授认为便稀早期多为脾虚湿盛，但泄泻日久不愈，先伤脾气，后伤肾阳，脾不胜湿则泄泻，肾阳不足、火不暖土则肠失固摄，致泄泻加重，或有完谷不化；同时湿滞腑气久久不除，则大便滞涩不畅，治疗主张补脾肾固摄肠津与通腑气导滞通便并用以调理肠滞。补脾肾固肠止泻用党参、白术、干姜、补骨脂、肉豆蔻、乌梅炭、赤石脂、石榴皮之属，通腑气导滞通便使用枳实，槟榔，木香之属。

尚品洁医案

（湿热与寒湿夹杂为证，清肠与温补同施收工）

2011 年 2 月，患者钟某，男，43 岁，患溃疡性结肠炎 10 年余，现症见：时腹痛，腹泻稀水便，大便 4~5 次/日，稍有饮食起居不慎则大便达 8~10 次/日，带白色黏液，伴畏寒脘腹胀满，口干，口苦，舌质淡绛，苔黄白相间，脉细滑。翻阅患者以往诊治资料，医者多以参苓白术散或理中汤加减治疗，虽偶有效见，但极易反复。吾师认为患者正值中年，体胖，平时嗜食膏粱厚味，虽有大便清稀，白色黏液，畏寒，脘腹胀满，脉细滑等脾肾阳虚之征。但同时伴口干、口苦，舌质淡绛，舌苔黄白相间等湿从热化，湿热互结之象。若湿热不除，则脾升胃降和肠道分清别浊功能不得恢复。治疗当以清利湿热，兼以温中，药用黄芪 30g、防风 15g、陈皮 10g、苍术 15g、法半夏 10g、厚朴 10g、黄连 6g、仙鹤草 30g、白头翁 20g、乌梅炭 6g、车前子 10g、炒芡实 30g、白芍 10g、炮姜 6g、甘草 6g，连服 7 剂后复诊。腹痛腹胀大减，大便 1~2 次/日，基本成形，口干、口苦消失，伴腰背酸胀，舌质淡苔薄白，脉弦细，继以温阳补脾、清利湿热治疗。四诊时诸症消失，病情稳定。可见寒热并用既可清湿热以调寒热之失衡，又可温中以理气机之失序。

[沈智理. 尚品洁教授治疗炎性肠病的经验. 中医药导报，2011，17（8）]

【诠解】炎性肠病的治疗，汲取古法，参以己见，于健脾疏肝用玉屏风散和痛泻要方；脾胃虚寒用理中汤及附子理中汤；肾阳虚用四神丸和四逆汤；清利湿热则不离葛根芩连汤和白头翁汤。尚老师古不拘于古方，而是根据炎性肠病寒热错杂的病机特点，自拟了清热温中，健脾止泻的清温涩肠汤（黄芪 30g、防风 15g、炒白术 15g、苍术 15g、仙鹤草 30g、白头翁 30g、白芍 10g、炮姜 10g、制附子 10g、乌梅炭 6g、甘草 6g），并且根据临床辨证，随证加减。方中黄芪益气升阳，防风祛风胜湿，疏肝理脾，二者伍用，黄芪得防风疏散之力而不恋邪，防风得黄芪之补而不过于散泄；炒白术补脾燥湿，益气生血和中，苍术燥湿化浊，健脾和胃，开阳散郁，二者一散一补，一胃一脾，使中焦得健，脾胃纳运如常，水湿得以运化；仙鹤草，味苦而涩，收敛止血止痢，消肿止痛，白头翁味苦性寒，入肝、胃、大肠经，清热解毒，凉血止痢，二者共奏清热利湿治痢之功；炮姜温中补虚助阳，制附子温阳补肾，二者合用，温补脾肾，振奋元阳；白芍、甘草敛阴缓急止痛，乌梅炭收敛止泻。综观全方，清热利湿，温阳补虚，恰恰针对了炎性肠病寒热错杂，虚实夹杂的病机，彰显了寒热并举的指导思想与治疗法则。

周学文医案

（脾虚候湿热互结，温脾阳化湿浊同施）

石某，男，56 岁，工人。1990 年 6 月 28 日初诊。诉脘痛腹泻，黏液样便 20 余年。每因过劳，受凉及饮食不当而诱发，迁延不愈。半月前因饮食不当复作而就医。刻诊：左下腹钝痛，腹痛肠鸣，大便稀薄夹黏液脓血，5~6 次 / 日，腹痛即泻，泻下稍舒，尤以晨起为甚，腹胀，纳差乏力，舌红尖赤，舌根部黄腻苔，脉弦细。X 线钡剂灌肠检查，见结肠下段黏膜粗糙，有溃疡病灶，乙状结肠镜检，显示乙状结肠充血、水肿、糜烂，有 8 处大小不等的表面覆盖白苔的溃疡面。诊断为慢性非特异性溃疡性结肠炎，证属脾虚湿郁夹热。药用：黄芪、茯苓、莲肉各 20g、木香、黄连各 10g，石榴皮、马齿苋各 20g，厚朴 10g，煅瓦楞 20g，甘草 10g。服药 9 剂后，腹痛腹泻明显好转，大便由 5~6 次 / 日减少至 2~3 次 / 日，黏液血便消失。原方减量，黄连 5g，石榴皮、马齿苋各 10g。共服药 30 剂，诸症消失，大便基本正常，1~2 次 / 日，食欲佳，精神状态较前显著好转。嘱服参苓白术丸，以善后调理。乙状结肠镜复检，除直肠、乙状结肠仍有充血外，3 处溃疡面均愈合。

（李克强 . 周学文治疗脾胃病经验花絮 . 辽宁中医杂志，1991，10.）

【诠解】非特异性溃疡性结肠炎与中医学的"肠风、脏毒、肠澼、泄泻"等病相吻合。临证多从脾经入手治疗，周师治疗此病，认为病因虽以脾虚为主，而临床上除缓解期才见有脾气虚弱，全身功能低下之便溏，纳差、乏力表现外，但在病变发作期，却多见腹痛，黏液血便等湿盛热结之症状为主。若仅以参苓补其脾气，则湿热之邪势必难除，愈补愈滞。故用药多主张用黄芪、茯苓等益气渗湿，补而不滞之品，且黄芪在现代药理研究中有增强机体非特异性免疫机制的功能，而不用党参、白术等温燥壅补之剂，并且强调，临证非脾肾阳虚、命门火衰之滑脱不禁者，忌用诃子、罂粟壳、赤石脂等收涩之品，同时注意到湿热壅结肠腔，湿阻气机，热胜肉腐之局部清疡病灶，善用黄连、石榴皮、马齿苋、木香等清热、酸收、调气、凉血之品。现代药理证实，该类药物大都有抗菌、抑菌、消炎作用。另外，在临症中常用楞甘汤（煅瓦楞，甘草）治疗腹痛腹泻，认为瓦楞子性味甘咸，"咸走血而软坚……能消血块，散痰积"。《本草纲目》中指出能祛除清疡病灶之瘀血积聚，可效疮生肌，又能吸附清疡渗出之分泌物，促进炎症吸收，配甘草缓急止痛，两药合用，相得益彰，临床用之，屡多获效。

二、肝脾不调

马贵同医案

（肝脾不调便血不止，健脾和胃凉血止血）

余某，男，32岁。2008年6月23日初诊。主诉：2月前便血1次。现病史：患者2月前便血1次，色鲜红。肠镜示：结肠黏膜下隆起（怀疑结肠气囊肿），痔疮。既往有溃疡性结肠炎史。刻下：患者日行大便2~3次，不成形，偶见腹痛作泻，伴心情抑郁不舒。苔薄，脉弦细。治拟健脾益气、养心安神。处方：党参、白术、炙甘草、大腹皮各15g，炙黄芪、茯神、赤石脂、淮小麦各30g，半夏、陈皮、大枣、木香各9g，白芍18g，参三七6g，益智仁、秦皮各12g，黄连3g。14剂。此方加减治疗至2009年2月16日又诊：大便日行1次，多成形，但寐不宁，口干。舌尖红、苔薄，脉弦细。处方：炙黄芪、太子参、淮小麦、怀山药各30g，白术、石斛、郁金各12g，半夏、陈皮、木香、大枣各9g，茯神、白芍、炙甘草各15g，砂仁6g。此方加减治疗月余，大便日行1次，已成形，矢气仍作，偶清晨腹痛。舌尖红、苔薄白，脉细弦。上方改白芍30g，加黄精、乌贼骨各 30g，象贝 12g。续服 14 剂，诸症未作。

[刘梅．马贵同巧用甘麦大枣汤治疗脾胃病验案举例．浙江中医杂志．2011，46（7）]

【诠解】溃疡性结肠炎具有病程长、反复发作的特点。马老往往以黄芪、党参、白术、茯神益气健脾；白芍柔肝缓急；木香行气；黄连清热；半夏、陈皮健脾和胃；秦皮凉血止痢。并根据症状适当增减。且脾胃之气已伤，气血生化乏源，难以补养心气，致心神失养。又久病不愈，肝气郁结，势必乘克脾胃，致脾胃运化失司。故此，在调理脾胃的同时，更要兼顾心肝二脏。调理情志之方众多，但甘润平补当首推甘麦大枣汤，此方药味精简，药性平和，易合于调理脾胃方中，往往可获佳效。

张厚福医案

（木郁克土清浊相混，疏肝理脾气血和调）

患者，女，29 岁。2010 年 10 月来诊。诉 2 年前因腹痛伴脓血便在本地人民医院经纤维结肠镜确诊为溃疡性乙状结肠及直肠炎并住院治疗，症状时轻时重，出院后坚持服用柳氮磺胺嘧啶及激素类药至今，仍疗效欠佳。就诊时诉左侧小腹部呈阵发性坠痛，每日排便 10 余次，均呈烂鱼肠状脓血便，伴里急后重，小腹下坠，精神欠佳，满月脸，焦虑面容，视其舌质红，苔白腻，按其脉弦滑细数，细询其胃脘胀满，嗳气频频，口苦，恶心，纳呆，眠差。考虑证属胆胃不和，拟方温胆汤加减：陈皮 12g、半夏 12g、茯苓 12g、甘草 6g、枳壳 12g、竹茹 18g、黄连 6g、苏梗 12g、木香 9g、槟榔 12g、焦白术 12g、槐米 12g、地榆 9g、龙胆草 9g、炒山楂 15g。3 剂，隔日 1 剂，水煎服。11 月 2 日复诊，诉服药后精神倍增，心下胀满大减，时有嗳气，已有食欲且睡眠大有改善，便次减少为每日 6、7 次，仍有腹痛、里急后重及脓血便，但较前已明显改善。视其仍舌红，苔白微腻，按脉弦细而数。询其平素易怒否，其夫曰气性太大，且遇事整日闷闷不乐。虑其木郁横犯，走泻大肠，现胃中湿浊渐开，应以疏肝理脾，调和气血为主，方以温胆汤合逍遥散加减：苏梗 12g、黄连 6g、陈皮 12g、半夏 12g、茯苓 12g、甘草 8g、枳壳 12g、竹茹 15g、当归 6g、炒白芍 15g、柴胡 8g、炒白术 15g、木香 9g、槟榔 15g、青皮 12g、地榆 9g、炒山楂 15g。5 剂，隔日 1 剂。并嘱其根据症状好转情况，递减激素药及柳氮磺胺嘧啶的服用量。约 10 日后来诊，欣喜诉说现已排便成形，无脓血，每日 1~2 次，偶有轻微小腹隐痛，激素药已停服，柳氮磺胺嘧啶改为每日 1 次。后以此方加减服用月余而愈。约 3 个月后因家中琐事生气而复发，又以此方加减服用半月余而愈。随访至今未再复发。

（张厚福，医案医话：温胆汤加减治愈溃疡性结肠炎验案二则．中医临床研究，2012，13.）

【诠解】患者肝郁为先，横逆脾胃，胆火不降，下迫大肠，脂血郁腐而为病。故先以温胆汤加苏梗、黄连，辛开苦降，行气宽中、燥湿和胃，以复脾胃升降之机，焦白术以建运脾土，木香、槟榔通因通用，行气以除后重，再配以清热利湿凉血之龙胆草、地榆、槐米共奏其功。二诊：胃中湿浊渐开，继合用逍遥散疏肝解郁，养血健脾以治其致病之本，谨守病机，随症加减，方获全效。

王庆其医案

（肝脾失和肠风下利，调和肝脾清肠祛风）

患者，女，患慢性结肠炎 10 余年，经常发作，或因饮食油腻，或由风寒侵袭，或缘劳顿过度，或缘情怀郁怒。发作时大便次数增多，呈黏冻血痢，或伴有黏膜样物，腹痛隐隐，或里急后重。久泻后形神俱衰，神疲乏力，消瘦，食谷不馨。曾用中西药治疗，时息时作，迁延发病。来诊时舌苔微腻，脉细软。辨证为肝脾失和，脾虚胃弱。治拟调肝健脾，清肠祛风。药用：炒白术 12g、炒白芍 15g、炒防风 12g、葛根 15g、黄芪 30g、党参 15g、炒扁豆 30g、煨木香 12g、淡黄芩 15g、川黄连 9g、干姜 4.5g、甘草 6g、炙地龙 12g、枳壳 12g、青皮 9g、陈皮 9g、秦皮 15g、炙全蝎 4.5g，7 剂。药后症状有所好转，大便 4 次／日，少许黏冻，腹痛缓解，纳可，舌苔薄腻，脉弦滑。效不更方，治以上方加减，药用：川黄连改 9g，黄芩改 15g。1 个月后情况进一步好转，大便 2 次／日，无黏冻状，无腹痛，纳好，舌苔薄，脉弦。按初诊处方加减，川黄连改 9g，黄芩改 15g，加地锦草 30g。1 个月后症状基本稳定，大便 2 次／日，成形，无黏冻状，无腹痛，纳好，舌苔正常。处方：川黄连 6g、黄芩 12g、马齿苋 30g、地锦草 30g、炒石榴皮 15g、煨肉果 12g、炒白术 12g、炒防风 12g、黄芪 30g、木香 9g、白头翁 30g、薏苡仁 30g、青皮 9g、陈皮 9g。2 个月后证情稳定，大便 1 次／日，成形，无腹痛，无黏冻，证情基本控制。改用成药健脾丸，每日 2 次，每次 9g，持续半年，未有反复。

［宋琦．王庆其治疗脾胃病经验举隅．辽宁中医杂志，2009，36（1）］

【诠解】大肠为传导之官而主津液，水谷之物经消化吸收后，"成糟粕而俱下于大肠"。风邪入中于肠则为"肠风"。其特征是腹泻腹痛，便呈黏冻状或伴血液，后世称谓"风痢""休息痢"等，概括地说，其病因是风冷热毒中于大肠，病机特点是寒热交错，虚实夹杂。本案患者脾胃虚弱甚重，不可用重药，故温中健脾涩肠为首要，因而采用理中丸合葛根芩连汤为主方，佐以并佐以祛风之品，兼顾涩肠。治疗过程中先后用到的收涩之品有乌梅，石榴皮，煨肉果等。同时大剂量的使用清热解毒燥湿作用的中药如：苍耳子、白头翁、地锦草、马齿苋、黄连、黄芩、秦艽，但恐伤其正，因而使用薏苡仁、白术、黄芪、党参、木香、陈皮等药健脾固中气。嘱患者禁冰冷食物，忌粗纤维食物，并酌情予以心理治疗。王老师结合临床观察，该病善变，或胀、或泻、或痛、或便血等等，变化多端，符合风邪致病的特点。因此在治疗时必予祛风之品。主张健脾、清肠、祛风作为溃疡性结肠炎的治疗大法。因而对于湿热蕴结于肠中的患者，表现为便泻黏液夹有脓血甚常选用健脾丸、葛根黄芩黄连汤加减，并且给予马齿苋、白头翁、地锦草等清热解毒的中药；而症状偏于腹泻，一派脾虚之象者，则以参苓白术散为基础方，合四神丸加减；对于气滞腹胀肠鸣为主要表现的患者则用枳实导滞丸为基础方。治疗此类疾病，用辨证与辨病特征相结合则疗效满意。

三、湿热内盛

李柏年医案

（湿热壅盛迫血妄行，清利湿热不忘固本）

费某，女，45岁，黏液脓血便1周来就诊。自述近日食不洁食物后腹泻，大便日行约4~5次，黏液脓血便，自服克拉霉素后减至每日2次，无腹痛，面色萎黄，神疲倦怠，舌淡苔薄腻，脉沉。患者既往溃疡性结肠炎5年。此次肠镜检查示：溃疡性结肠炎。辨证：湿热壅盛，迫血妄行。治则：清热利湿止泻，凉血止血。药用：炒银花20g、地榆炭15g、侧柏炭20g、炒黄芩10g、槐花15g、生地15g、黄柏5g、马齿苋30g、青皮15g、陈皮15g、太子参20g、甘草5g。7剂水煎服，辅以溃结灌肠液加锡类散灌肠。二诊：患者腹泻减轻，大便日1次，质可，偶有黏液血便，仍感神疲倦怠，舌淡苔白，脉沉。辨证：脾虚湿盛。治则：健脾益气，利湿止泻。药用：茯苓12g、白术10g、党参15g、怀山药 10g、炙甘草 4g、防风 10g、法半夏 10g、陈皮 6g、黄芪 8g。7 剂水煎服，以巩固疗效。

[张春霞. 李柏年教授治疗溃疡性结肠炎经验. 辽宁中医药大学学报，2011，13（5）]

【诠解】脾为后天之本，脾主运化水湿，脾虚则水湿不运，湿蕴中焦，湿热壅滞，损伤肠络，血败肉腐，肉溃成疡故泄泻，黏液脓血便。侧柏炭、地榆炭凉血止血，急则治标。金银花、黄芩、槐花、黄柏清热解毒、利湿止泻，青皮、陈皮理气行滞，生地益阴以防大队清热燥湿之品伤阴太过，太子参健脾补虚以之本。外用溃结灌肠液加锡类散灌肠局部用药清热利湿、祛腐生新。诸药合用，黏液脓血便止，大便次数减少，则用茯苓、白术、党参、炙甘草为四君子汤，四药健脾益气、补益中焦，以行水湿。怀山药、黄芪归脾、肺经，山药补益脾肺，黄芪补气行水，二者共助四君子补后天之本，且肺主治节，通调水道，黄芪助肺气肃降，水道通调，则利水湿。半夏、防风均利湿以治标，陈皮行气导滞，以使大队补益药补而不滞。诸药合用，共奏健脾益气、利湿止泻之功。本病案体现了李老急则治标、缓则治本的辨证思路，内外结合，整体辨证，则疾病除，诸症愈。

王邦才医案

（湿热壅滞气血失和，清化湿热凉营和血）

周某，女，53 岁，工人。2011 年 11 月 4 日。腹痛腹泻已 2 年余。泻时便不成形夹红白黏冻，2~3 次 / 日，伴右下腹疼痛，里急后重。当地医院肠镜检查示：溃疡性结肠炎。曾用抗生素、柳氮磺胺嘧啶及中药治疗未见明显好转。2007 年 10 月 26 日赴上海某医院诊检，肠镜复查示：溃疡性结肠炎。刻见患者面色少华，形体偏瘦，大便不调夹黏液红、白冻，3 次 / 日，左下腹压痛，肠鸣，口干而黏，夜寐欠安，神疲易倦，舌红苔黄稍腻，脉弦细。大便常规：白细胞（+），隐血（+）。西医诊断：溃疡性结肠炎。中医诊断：泄泻。证属湿热蕴于大肠，气血与之相搏结，气机郁滞，肠道功能失职，脉络受损致病。因病移日久，虚实互见，寒热错杂，思非常法可疗，拟从痈论治，予清化湿热，凉血和营，取仲景薏苡附子败酱散加味，处方：薏苡仁 30g、制附子（先煎）10g、败酱草 30g、马齿苋 30g、生地榆 30g、槐花 30g、炒白芍 30g、木香 10g、黄柏 10g、生甘草 3g。14 剂。11 月 18 日 2 诊：服药后大便成形，黏液及红冻明显减少，腹痛轻，大便常规正常，舌红苔薄黄，脉弦细，原法既效，守方有恒，上方加乌梅10g。14剂。12月2日3诊：大便正常，日1次，无黏冻，无腹痛，纳谷尚可，自觉神疲乏力，面色少华，口和，舌红苔薄，脉弦细。处方：薏苡仁30g、制附子（先煎）10g、败酱草30g、马齿苋20g、炒白芍20g、黄芪30g、当归15g、木香10g、生甘草6g。14剂。4诊：上方服用1个月，大便一直正常，腹无所苦。2008年1月5日某医院电子肠镜复查：未见器质性病变。时有神疲，夜寐欠安，舌淡红苔薄，脉细，予健脾益气，养血和营，处方：黄芪30g、薏苡仁30g、山药20g、乌梅10g、太子参30g、百合20g、炒白芍20g、当归15g、小麦30g、炙甘草6g、红枣10枚。上方服用2个月，大便一直正常，症状平，体健如初。

［孟祥娣. 王邦才主任双向调节治疗慢性腹泻临床经验. 中国中医药现代远程教育，2012，10（10）］

【诠解】本例患溃疡性结肠炎迁移日久，曾用中、西药治疗未克效验，观其脉症乃湿热蕴于大肠，气血与之相搏结，气机郁滞，脉络受损，常法无效。思本病内镜检查所见与体表痈疡完全一致，故从内痈辨治，予仲景治肠痈之薏苡附子败酱散加味，用薏苡仁化湿消痈疡；败酱草活血破瘀，清热解毒；附子温通阳气，寓托里排脓之意；加马齿苋、黄柏清化湿热；生地榆、槐花凉血止血，和营安络；炒白芍缓急止痛；木香理气清肠。全方合用清化湿热，凉血解毒，托里消痈，和营安络。虽非常法，但效果明显。

梅国强医案

（大肠湿热气血乱，凉血解毒止痢安）

患者，女，36岁。溃疡性结肠炎病史3年，内外混合痔及乳腺增生病史2年。于2009年4月29日初诊，症见大便日行1~2次，成形或不成形，呈黏液脓血便，右肋缘下隐痛，口臭，脉缓，舌苔白厚，舌质红。证属大肠湿热，治以清热解毒，凉血止痢，兼活血行气止痛。拟白头翁汤加减：白头翁20g，黄连10g，秦皮10g，枳实15g，木香10g，砂仁10g，黄芩炭25g，肉豆蔻10g，丹参30g，丹皮10g，赤芍10g，地榆炭20g，槐花15g。7剂，每日1剂。云南白药7小瓶，每日1瓶，分3次服用。服药1周后，便血消失，大便每日2次，第1次成形，第2次溏便。

［曾祥法，梅琼，刘松林. 梅国强治疗脾胃病经验（一）. 时珍国医国药，2013，8.］

【诠解】葛根芩连汤、平胃散与白头翁汤均可治湿热阻滞大肠之泻利。葛根芩连汤重在清热止利，兼能透表，亦能清阳明之热；平胃散主燥湿运脾，兼以行气，善治湿阻胃肠的脘腹胀满、湿阻泻利；白头翁汤清热燥湿解毒，凉血止痢，主治湿热利（热毒利）之腹痛、里急后重、下利赤白。

马骏医案

（湿热内盛肠鸣泄泻，健脾利湿通补兼）

张某，男，38岁，工人，2008年11月24日初诊。胃脘胀满隐痛1年余，嗳气反酸，恶心欲吐，大便溏薄带黏液，每日2~3次，腹胀肠鸣，食少体倦，舌淡苔薄黄，脉弦细。胃镜检查提示慢性浅表性胃炎，肠镜检查提示结肠炎。处方：赤芍、白芍、茯苓、乌贼骨、败酱草各15g，白术、苏梗各10g，枳壳、陈皮、木香各9g，厚朴、柴胡各8g，黄连（炒）7g，砂仁、白豆蔻、甘草各6g，吴茱萸（炒）5g，薏苡仁（生）、薏苡仁（炒）各20g。每日1剂，水煎服。二诊：服7剂后病情明显好转，大便每日1~2次，色黄稍溏，唯晨起腹胀肠鸣，舌淡苔薄黄，脉细滑。处方：马齿苋、茯苓各20g，黄芪、赤芍、白芍各15g，党参、白术各10g，半夏（姜）、陈皮各9g，泽泻、厚朴各8g，黄连（炒）、防风、柴胡、砂仁、白豆蔻、甘草各6g。每日1剂，水煎服，服10剂病愈。

[李学军. 马骏治疗脾胃病经验. 中医杂志，2011，（11）：914-915.]

【诠解】马老师治疗脾胃病注重"权衡、升降、润燥、通补"八字，权宜而施，灵活运用，自有心法，从不拘泥于经方时方。马老师认为此患者胃肠同病，初诊证属湿滞脾胃、肝郁胃热，兼见脾胃虚弱，治以疏肝理脾、清热利湿、行气和胃，以通为主。予四逆散、平胃散、左金丸、乌甘散、香砂六君子汤加减化裁，服7剂症减。复诊时患者肝郁已除，湿热明显好转，脾胃气虚凸显，治以益气升阳、健脾和胃、清热利湿，通补兼施。予升阳益胃汤加减，药到病除。

尚品洁医案

（阳虚寒凝血络伤，温阳祛湿气血和）

2008年11月，患者周某，男性，32岁，腹痛、脓血便反复发作3年多，曾在某大医院作结肠镜及病理检查，诊断为溃疡性结肠炎，经手术和激素治疗后复发。就诊时腹痛、腹泻脓血便、里急后重，大便7~8次/日，舌质淡，苔黄白，脉沉细。辨证为湿热壅结肠道，治疗以清热凉血为法，用白头翁汤加减：白头翁15g，黄柏6g，黄连5g，秦皮12g，葛根15g，白芍10g，厚朴10g，木香6g，马齿苋20g，甘草6g，连服5剂。服药后患者大便次数略有减少，但仍腹痛较剧，痛时喜温喜按，大便脓血，里急后重，舌质淡，苔黄白，脉沉细。诊察后认为，患者长期服用激素，激素与抗生素一样，属于苦寒之品。苦寒之品，最易损伤脾胃阳气。患者虽有大便脓血，里急后重，苔黄白等肠道湿热之征，但腹痛，喜温喜按，脉沉细为脾肾阳虚证，大便脓血乃脾肾阳衰，寒凝血瘀、络脉受损兼夹肠道湿热所致。治疗以温阳补肾，兼利湿热，方用制附子20g，炮姜10g，防风15g，白术15g，苍术15g，仙鹤草30g，马齿苋30g，白芍10g，乌梅炭6g，厚朴10g，葛根10g，甘草6g，煎服7剂。服药后，腹痛大减，大便也减至每天1~2次，肉眼已不见脓血。经治疗1月，腹痛，腹泻消失，大便基本成形，病情稳定。

[沈智理. 尚品洁教授治疗炎性肠病的经验. 中医药导报，2011，17（8）：6-7]

【诠解】炎性肠病属中医学"泄泻"范畴，指西医学的溃疡性结肠炎和克罗恩病。临床表现为反复腹痛、腹泻，大便伴赤白黏液等症状。尚老认为各种病因导致脾胃受损，湿邪内生。或从寒化或从热化，最终导致寒热并存、寒热互结；根据炎性肠病寒热错杂的病机特点，自拟了清热温中，健脾止泻的清温涩肠汤，并且根据临床辨证，随证加减。清热利湿，温阳补虚，恰恰针对了炎性肠病寒热错杂，虚实夹杂的病机，彰显了寒热并举的指导思想与治疗法则。

四、少阳邪热

章浩军医案

（少阳寒热错杂利，柴胡桂枝干姜宜）

张某，男，54岁。2009年6月21日初诊。诉腹部胀痛6个月余，平素心情较急躁，下利便溏，每日至少3次，小便不利，口苦，胸闷，心烦，舌质淡红，苔薄黄，脉弦细。粪常规：脓球（+），红细胞少许。结肠镜检查：慢性溃疡性结肠炎（CUC）。诊断：CUC。证属少阳寒热利。方选柴胡桂枝干姜汤加减。药物组成：柴胡10g，桂枝10g，炙甘草6g，干姜10g，黄芩10g，生牡蛎15g，天花粉10g，半夏10g，香附15g。日1剂，水煎2次取汁300ml分早晚2次服，服20剂。2009年7月10日二诊，患者诉腹痛减轻，大便次数减为每日2次，守方继进5剂。2009年7月16日三诊，患者诸症均除，粪常规复查正常，守方再服1个月，结肠镜复查直肠炎症消除。

（范文东. 章浩军治疗慢性非特异性溃疡性结肠炎经验. 河北中医，2011，8.）

【诠解】CUC是以直肠和乙状结肠为主的非特异性炎症，临床主要表现为腹痛、腹泻、黏液脓血便及里急后重等症状，是一种较常见的消化道疾病。西医主要用水杨酸及激素类药物治疗，柳氮磺胺嘧啶被视为治疗CUC的首选药物，但疗程长，易复发，且存在一定程度的不良反应，疗效尚不理想。CUC属中医学久泻、久痢、休息痢、滞下等范畴，章老认为，CUC的发展变化规律与六经传变理论"实则阳明，虚则太阴"相符，本证属少阳邪热，太阴寒湿，寒热湿滞于肠，气机阻滞。治宜疏利肝胆，温寒通阳，散结化饮。方选柴胡桂枝干姜汤加减。在临床应用六经辨证治疗10余年，执简驭繁，取得良好疗效。

第四节　真菌性肠炎

贾鹏医案

（脾胃虚弱湿邪盛，温经散寒调气血）

吴某，男，68岁，1997年10月15日就诊。患病已1年，经常腹胀、腹痛，部位不定，大便为稀黏液便，有泡沫。给予消炎药物屡治无效。近2个月大便日行6~7次不等，为稀黏液血样便，面色萎黄，神疲肢怠，食欲不振，口苦口黏。舌苔黄腻，脉象濡数。大便常规：黏液血便，脓细胞（－），红细胞（＋＋），见霉菌生长。粪便培养连续3次，2次见念珠菌生长。纤维结肠镜见乙状结肠、直肠段黏膜充血水肿，散在溃疡，有白色假膜出现。白色假膜留取镜下化验由大量真菌、坏死组织及少量炎性细胞组成。综上病情，诊断为真菌性肠炎。观察舌苔脉症，辨为脾虚湿热。予大蒜素注射液60mg加入5%葡萄糖500ml中，静脉滴注1日1次，抗霉1号方浓煎成汁，每晚灌肠，1日1次。治疗10天后，大便日行1~2次，成形，已无黏液血便，无腹痛、腹胀，食欲渐增。大便常规多次检查无霉菌生长。随访半年未见复发。

（贾鹏. 大蒜素及中药灌肠治疗真菌性肠炎12例. 四川中医，2000，2.）

【诠解】近年来由于肾上腺皮质激素、抗生素等的广泛应用，真菌性肠炎发病率已有所增高，引起了人们的重视。该病临床表现多为慢性泄泻，当属中医学"泄泻"及"痢疾"范畴。临床上多因久病体虚而致脾胃虚弱，运化失健。大蒜健胃解毒，从中提炼出大蒜素，现代研究表明其对深部真菌感染，如白色念珠菌等感染有效，静脉滴注适用治疗全身深部真菌感染，如真菌性肠炎等。中药灌肠，药液直接通过肠道黏膜吸收，使肠道处于中药治疗和温热理疗的状态中，具有调理气血、温经散寒、理气止痛之效用，以改善肠道血液循环，从而消除局部炎症。抗霉 1 号方（苦参、金银花各 15g，黄芩、龙胆草、葛根、白芍各 10g，三七 5g，黄芪 20g，锡类散 3 支）。用黄芪温养脾胃，补气托毒生机，对久病体虚病人，用此药可收标本兼治之功效；三七功能止血，活血化瘀，尤长于止痛；锡类散功能清热解毒，祛腐生新；当归柔肝止痛，兼补血；葛根升阳止泻，现代报道葛根含多量淀粉，遇水即膨胀而胶着，有缓解局部炎症作用；苦参、黄芩、金银花、龙胆草清利湿热；吴茱萸、丁香、白芷散寒祛湿，以上各药现代实验研究均有抗真菌作用。

第五节　功能性便秘

一、脾胃虚弱

李乾构医案

（气虚肠燥便秘证，补脾润肠与温通）

王某，女，53 岁，干部。2002 年 6 月 4 日初诊。患者便秘 20 余年，大便如球状，排出不畅，3~4 日 1 行，伴乏力，胃酸隐痛，怕冷腹胀，午后明显，曾服排毒养颜胶囊等效果不显。舌淡黄，脉沉细。此为气虚肠燥，治以补气润肠。处方：玄参 30g，生白术 30g，茯苓 15g，炙甘草 6g，生黄芪 30g，当归 15g，枳实 10g，厚朴 10g，肉苁蓉 20g，山药 20g，虎杖 20g。每日 1 剂，水煎温服。7日后大便已通，日 1 行。继服 7 剂巩固疗效，并嘱病人注意生活规律，继续锻炼。随访 3 个月未复发。

［陈明．李乾构治疗便秘经验浅谈．北京中医药，2005，23（2）]

【诠解】李老师认为便秘病位在大肠，其本在脾胃，故健脾通下是关键。喜用四君子汤加减治疗便秘。常用人参（玄参代）、白术（宜生用重用）、茯苓、炙甘草为基本方。其中玄参30g，既能养阴清热，又能益胃生津，增液行舟；生白术30g，补气健脾，益气通便，为理想的通便药。茯苓10g，健脾祛湿。炙甘草5g，濡润和中，调补脾胃。健脾关键在于运化，故加陈皮、半夏、枳实、厚朴，使补不呆滞。同时有理气消胀之功，可除因气机郁闭导致的排便不尽感。大便干结如球者，需加芒硝咸寒软坚散结通便。梦多眠差者，多用炒枣仁、首乌藤养阴安神。治疗便秘需重视调畅全身的气机。气机的升降出入是脏腑功能协调的结果。肺主一身之气，与大肠相表里。若肺失宣肃则大肠传导失职，即可发生腹胀便秘。此下病治上，腑病治脏之法也，辨证论治的基础上，加用紫菀、杏仁。效果卓著。

周学文医案

（气虚津亏肠失濡润，益气养阴增水行舟）

卢某，男，66岁，工人。1990年9月11日初诊。主诉：大便秘结20余载，每至秋冬季加重，3~4日一行，便下如羊屎样，虽屡用麻仁润肠丸、果导片、番泻叶等药只能暂解一时之快，停药则便结如初而就医。刻诊：便结难下痛苦，腹部胀满。吸气稍舒，舌红绛少苔，舌根部有少许腻苔，脉细弱无力。乙状结肠镜检未发现直肠和乙状结肠器质性病变。证属气虚津亏，肠失濡润，气机不畅。治以益气养阴，增水行舟，理气畅中。药用：黄芪、玄参、麦冬、生地、瓜蒌各20g，杷叶、枳实各10g，胡连、郁李仁各20g，莱菔子15g。2剂后，腹部肠鸣音亢进，矢气频多，继则解下羊屎状大便10余枚，腹部顿觉舒适，守方加减续服9剂，即下块状软便4次，其臭秽难闻，便下已不甚困难，先后共服药20余剂，病人欣喜来告，大便3日2次，基本正常，为巩固疗效，用补中益气丸和麻仁润肠丸，嘱其多食新鲜蔬菜类。

（李克强. 周学文治疗脾胃病经验花絮. 辽宁中医杂志，1991，10.）

【诠解】老年习惯性便秘，多责之虚与滞。乃因该病患者大多年高体弱，或因气虚燥热伤津，灼津耗液，大肠干涩，或因阴津（血）不足，肠失濡润，无水行舟。其滞，则因气应津耗，致大肠传导失常，通降失职，燥屎淤滞肠中，故而便秘乃作。治疗多倡导"益气、滋阴、开结"三法用。但临证不能截然分开，虽中气不足，阴液亏虚固属多见，但决不可忽视因大便久结致燥屎内滞之虚中夹实者。治疗若纯以虚证论治而仅用补塞，则愈补愈壅，久积之大便仍难解出，故而少效，若仅用润下之剂治之，似属无可非议，然仅能取一时之效，终因未治其本而难以根除，药停复作。又能开结滞、通燥屎，以解其表急，方可奏图治标本之效。故处方用药，以补气而不滞之黄芪，补益中气，鼓便外出；用玄参、麦冬、生地之增液汤滋阴润肠；合枳实、莱菔子清燥热，并尤其重视肺与大肠相表里，用瓜蒌、杷叶，以通达肺气于大肠，使表里相通，气机顺畅，且谓瓜蒌甘寒，入肺与大肠，上可开肺气，润肺燥，下可利大肠，通便结，实有一举两得之妙。诸药合用，共奏益气养阴，生津润燥，开结通便之功，使肠道阴津润、气化调，通降有序，糟粕自行，而便秘自愈。

张谷才医案

（津液亏耗与热结，增液通腑兼祛瘀）

郑某，女，81岁。1989年4月8日初诊。患者从1986年12月开始咳嗽气喘，后病情加重。1987年3月11日起大便不通。先后用甘油灌肠3次，并服承气汤、增液汤、润肠汤等，大便仍未行。患者来诊时，骨瘦如柴，大肉脱尽，精神萎靡，语声无力，神志欠清，呻吟、咳嗽、气喘、发热、脘腹胀满，不时腹痛，欲便不得，脉象细弦而数，舌质红绛，苔燥黄无津。辨证为阳明实证，津液亏耗，正虚邪实。治宜补气增液，通腑祛邪。方选新加黄龙增液汤加减：先以红参10g单煎40~60分钟，煎成药液90ml。再取生大黄12g用90ml开水浸泡20分钟，而后取出浸泡液。然后用全当归10g，细生地12g，厚朴12g，乌玄参30g，生甘草6g，煎成药液200ml。将以上药液混合，每隔2~4小时服药1次，每次服100ml，嘱得大便即停服。4月9日二诊：服药后神志渐清，郑声渐止，精神好转，知饥欲食，但腹满胀痛，大便欲行而未行。苔脉同前。原方去大黄、厚朴，加火麻仁12g，番泻叶6g，光杏仁12g，依前法再服1剂，以观变化。4月10日三诊：改服补气增液，润下通便药200ml。药后腹痛加重，呻吟欲便，神志消醒，但便秘如故。张老反复思忖，患者大便难通，恐系邪盛药轻。故欲便而不行，治当加大泻药用量。遂加番泻叶6g泡水30ml，独参汤30ml。服药后2小时，腹痛加剧，头汗淋漓。观其肛门，有燥屎阻塞，以手导之，得燥屎3枚。随即大便通畅，连下燥屎数十枚，便后腹胀消失，精神疲倦，思食嗜睡。病情已转危为安，治宜补气益胃，谨防虚脱。处方：红参12g，1剂。浓煎频服。4月13日四诊：神志清醒、精神渐复。舌红绛滑润，稍有咳嗽咯痰。治当益胃润肺，生津润肠，以肃余邪。处方：红参12g、浓煎和服火麻仁12g、炙百部 10g、光杏仁 10g、炙紫菀 10g、川贝母 6g、全瓜蒌 10g、款冬花 10g、广陈皮 6g、煎液兑和一起冲冰糖 40g（冲服）4 剂。按药后诸症皆恢复正常，随访未复发。

（狄邦圣．张谷才医案三则．河南中医，1991，3.）

【诠解】温病应下失下之症，久病气血津液尽伤，陶氏黄龙汤虽然是补正通腑要方，但由于方中枳实、厚朴苦温，有破气耗血伤津劫液之弊，故张老选用新加黄龙汤加减：先用红参、甘草、当归补气养血，生地、麦冬生津增液，大黄、厚朴行气软坚通腑；后用原方去大黄、厚朴，加麻仁、番泻叶、杏仁，润肠通便，使久秘大便霍然而下，张老认为：本证继用大黄数次，皆有欲大便而大便不出之象，乃因大黄中含有鞣酸成分，久用反能导致大便秘结所致，故改用番泻叶而收效。

臧英医案

（阳虚便秘属冷秘，温中传导两相宜）

患者，女，25 岁，护士。患习惯性便秘数年，7~10 日一行，每次均需用开塞露。中医治疗大多有大黄、芒硝等药，起初大多有效，停药则病复如初。患者体型偏胖，痛经，经量少，色暗，伴有血块，经期四肢不温，喜温，遇冷则疼痛加重。平素手脚冰凉，怕冷，腰骶酸困；舌淡苔薄白，脉沉细。患者虽患便秘，然一派寒象，且前医屡以寒凉攻下之剂，并无长效。考虑其兼有痛经之苦，故予附子理中丸合当归四逆汤加减：黑附子 12g、干姜 12g、当归 30g、桂枝 15g、白芍 10g、党参 15g、生白术 30g、细辛 6g、泽泻 30g、炙甘草 6g，共 6 剂，水煎服，每日 1 剂。6 日后复诊，自诉 3 剂药后腹泻 2 次，6 剂服完后每日大便 1 次，余无不适。效不更方，前方续进 10 剂痊愈。

（臧英．附子理中丸加减治疗便秘验案 2 则．包头医学院学报，2011，6.）

【诠解】素体阳衰或年高之人，脾肾阳气日益亏虚致运化传导不力，因此阳虚便秘证较为常见。寒湿困脾所致便秘，湿为阴邪，其性黏滞，易伤脾阳，脾性恶湿，寒湿袭中，饮入于胃，伤及脾阳而运化水谷之功不用，肺无以通调水道，胃肠不能传导降泻，则津液运化失其常度，故小便利，大便硬。故用理中丸合当归四逆散加减而痊愈。

荣泽华医案

（中气不足运化弱，健脾益气兼润肠）

患者安某，男，72 岁，于 2007 年 10 月 19 日就诊，自述 1 个月前行肾结石手术，术后出现大便秘结不通，4~5 日一行，伴有脘腹部胀满疼痛不舒，不思饮食，神疲乏力，烦躁不安，心慌，失眠，平时靠灌肠及肛塞开塞露缓解病情，痛苦不堪，遂求治于中医，查其舌质淡，苔白腻，脉虚无力，考虑其病机为脾虚，中气不足之故。该患者年事已高，加之手术，耗伤气血脾为气血生化之源，脾主运化，输布水谷精微升清降浊，若脾气不足，则大肠无力传送糟粕，糟粕滞留肠道日久，终必成结，临床可见大便数日一次，纳少，乏力，甚则烦躁不安，治以健脾养气，润肠通便。处方：党参 15g、炒白术 12g、炙甘草 12g、当归 15g、陈皮 12g、升麻 6g、柴胡 6g、火麻仁 15g、郁李仁 15g、首乌 20g、枳壳 12g，药 3 剂，大便通，饮食量明显增加，其他症状亦随之减轻，嘱其多吃蔬菜水果，适当增加活动量。

（荣泽华. 补中益气汤治验举隅. 内蒙古中医药，2010，5.）

【诠解】纵观补中益气汤方义：一是补中益气以治气虚之本；二是升提下陷之阳气，以求浊降清升。于是脾胃和调，水谷精气生化有源，运化得健，统摄有力。本方以黄芪益气为君；人参、白术、炙甘草健脾益气为臣，共以收补中益气之功。配陈皮理气，当归补血，均为佐药。升麻、柴胡升举下陷清阳为补气方中的使药。上述案例，病证虽不相同，但都有神疲体倦，少气懒言，舌质淡，苔薄白，脉沉细无力等脾胃虚弱，中气不足，升举无力之象，故均可采用补中益气汤加减施治，故而效果卓著。

赵凤林医案

（胃阴不足瘀阻滞，养阴活血润燥行）

宋某，女，74 岁。初诊日期：2007 年 9 月 25 日。患者 1 年前食纳减少，身体逐渐消瘦，肌肤甲错；自觉咽中有异物堵塞，呕之则吐；大便干燥，7~10 日一行，小便黄赤；舌尖红、无苔，脉沉细数。辨证：胃阴不足，瘀血阻滞；治法：活血养阴，润燥通便；方用通幽汤加减。处方：生地黄 15g、熟地黄 15g、桃仁 10g、红花 10g、制大黄 15g、升麻 3g、白花蛇舌草 15g、麦冬 10g、天冬 10g、石斛 10g、炒枳实 15g、炙甘草 6g。每日 1 剂，水煎，早晚分服。患者服药5剂后症状减轻，能进食，大便通畅，续以上方加减。患者服药27剂后，咽中梗阻感消失，饮食如常，体重增加，二便调。

[赵婧. 赵凤林治疗脾胃病经验. 上海中医药杂志，2011，45（11）]

【诠解】脾胃气机升降功能协调，则机体消化系统的生理功能正常。赵老师认为，脾升则健，胃降则和，胃通则腑畅、纳运正常，通、降不及都是病态，所谓胃肠以降为顺、以通为用。临床辨治症见胃脘疼痛、呃逆、呕吐的病例，赵老师往往采用通因通用之法，强调以通为用、以通为补。

蓝青强医案

（脾肾气阴双虚证，健脾益阴润肠行）

患者，男，78岁，南宁干休所离休干部，2006年7月20日初诊。主诉：大便干结难解六年余。病史：患者自述于2000年初开始大便不正常，经常便干难解，有时大便如羊屎状，4~7日一行，偶伴有腹胀，无腹痛，在干休所定期体检未见异常，做过结肠镜检查均无异常，某部队医院诊为"功能性便秘"。刻诊：大便干结，如羊屎状，3~5日一行，甚至1周一行，需用"开塞露"才能通便，神疲乏力，偶有头晕，精神稍差，舌质暗红，苔白，脉弦细。诊断：老年功能性便秘。辨证：脾肾不足，气阴两虚。治法：健脾益肾，益气养阴，润肠通便。方药：滋肾润肠方加味。熟地20g、肉苁蓉20g、全当归15g、火麻仁15g、黑芝麻15g、核桃仁20g、枳壳15g、黄芪20g、决明子20g、太子参30g、生白术40g。14剂，每日1剂，水煎服。患者2周后复诊，大便已基本正常，每日或2日1次，大便已不干结，头晕、乏力等症状消失，且精神较佳。守上方再服10剂，以资巩固。

（邓鑫. 全国名老中医蓝青强教授治疗便秘证治经验. 中国医药指南，2011，30.）

【诠解】蓝老认为便秘虽有虚秘、实秘两大类，但就临床所见，中老年人之功能性便秘，以虚证为多，或虚实夹杂证多见。择药不能动辄芒硝、大黄、番泻叶等苦寒攻下之品。临床治疗便秘，应辨证求因，重视气机升降对大肠传导的作用，治疗以调畅气机，养血润燥为主，佐以清热润下。便秘一证，无论虚实，气滞始终存在，治疗便秘中，要注重应用行气之品。笔者常用枳壳、枳实、厚朴、槟榔、大腹皮、乌药、莱菔子等行气消胀，促进肠道之蠕动，有利于便秘的治疗。对于脾胃气虚者，常重用生白术，用量一般在50g左右，临床观察表明：生白术润而不燥，重用之能润肠通便，缓解患者排便困难。由于年高体弱，胃肠蠕动慢，大便干结不通，呈羊屎状，常7~8日一行，且伴有肾阴不足，气血亏虚者，予以滋肾水，润肠通便。效如桴鼓。

步玉如医案

（气虚证传导无力便秘证，益气血助其传导起沉疴）

患者，男，66岁，退休干部，1992年5月12日就诊。主诉便秘多年，三五日一行，排便困难，用力努挣，便后乏力，粪便不干结，曾间断服用多种泻药，效果不佳，体质虚弱，面白神疲，肢倦懒言，舌淡，苔白，舌体胖大，脉弱。中医辨证为气虚便秘。治以益气健脾。拟方：生白术45g、枳实10g、威灵仙15g、金银花12g、当归20g、白芍12g、火麻仁20g、肉苁蓉20g、厚朴10g、酒大黄10g、芒硝（冲服）3g。水煎服，每日1剂。随证加减20余剂后，大便基本正常，每日一行。守方继用10余剂后，多年沉疴，一举而愈。

［赵一丁.步玉如辨治便秘经验拾萃.中国中医药信息杂志，2010,（8）：75-76.］

【诠解】本案重用生白术以健脾燥湿生津，且与枳实相伍先补其虚，后行其滞；佐以威灵仙通气利脏腑以治其标；配金银花清脏腑之毒热而不伤其正。本案患者因大便数日不下，燥热明显，故可加芒硝冲服，但得便下即止，不可过量。全方诸药配合，丝丝入扣。步老治气虚便秘，不用党参、黄芪，而重用生白术，配枳实，佐威灵仙，用法独到，疗效显著。

孟景春医案

（脾肾两虚肠失传导，温脾补肾调畅气机）

患者，女，34岁。2007年12月5日初诊。便秘已十余年，常2~3日一行，大便先干后软，便时不畅，下午腹胀加重，纳谷尚可。苔白腻，舌淡，边有齿痕，脉细。此系脾肾两虚，致大肠传导失司。治宜温肾健脾。处方：生白术30g、当归15g、肉苁蓉20g、锁阳15g、炙紫菀12g、太子参15g、莱菔子10g、郁李仁10g、柏子仁10g、生麦芽20g。7剂，水煎服，日1剂。12月12日二诊，药后大便1~2日一行，余症未减，12月7日行经，经量不多，3日而净，牙龈肿痛已月余，脉沉细。此为下元虚衰、虚阳上浮所致牙痛再以前方加补肾之品。

处方：生白术 50g、当归 12g、肉苁蓉 20g、炙紫菀 12g、郁李仁 10g、熟地黄 12g、砂仁 2g、肉桂 6g、骨碎补 10g、木香 5g、沉香片 6g、炒谷芽 20g。7 剂。12 月 19 日三诊，大便已日行 1 次，便时欠畅，牙龈仍有浮肿，纳谷一般，每至午饭后，逾时腹胀。再以前方加温运之品。处方：生白术 50g、当归 15g、肉苁蓉 20g、炙紫菀 12g、木香 3g、槟榔 5g、焦神曲 12g、熟附子 4g、陈皮 6g、熟地黄 10g、砂仁 2g、肉桂 5g、炒谷芽、炒麦芽各 20g。14 剂。嘱其继服原方 1 月以巩固疗效，少食生冷甜腻。随访 1 年未见复发。

（谢伟．孟景春治疗顽固性便秘经验．山东中医杂志，2009，4．）

【诠解】临床主要症状为大便前干后软，便时不畅，可有腹胀，纳谷少，苔白腻，舌淡边有齿痕，脉细软。此为肾阳不足，蒸腾气化失常，津血亏虚致大便前干；脾气不足，无力运化水谷精微，气虚津亏致大便后软，便时不畅。在治疗中以健脾温肾为主，佐以温运。孟老师治疗喜重用生白术、当归健脾养血润肠；肉苁蓉、锁阳甘温润降，骤用能温补精血而通便；郁李仁、柏子仁、杏仁等果仁类药物生津润肠。因"六腑以通为用，以降为和"，所以选用紫菀入肺利气，肺气调则一身之气皆调，且"肺合大肠"，调肺气可间接起到调整大肠之功；太子参、莱菔子合用虽为相恶，但用之得当可降气消胀消痰而不耗散，补益肺脾而不壅滞。同时根据补脾先开胃，补而勿呆滞脾胃的观点，可酌情适当加些芳香醒脾、开胃消食之药，如藿香、甘松、陈皮、炒谷芽、炒麦芽等。诸药合用可共奏温肾健脾、利肺润肠之功，以达"有力行舟"。其中生白术为最关键一味，用量宜重，一般先用 30g，而后可增至 50~80g，亦有重用至 120g。逐渐加量乃因骤用重量恐生补而呆胃，且大多数患此疾者易呈食欲不佳、纳谷不香等脾气虚症状。

邝卫红医案

（津亏热结肠燥证，生津润肠宣降通）

王某，女，20 岁。2008 年 4 月 3 日初诊。便秘 6 年余，6 年间未系统治疗，大便 7 日 1 次，排便困难，质硬如羊屎，解不尽感，无便血，无黏液，伴上腹部胀满，嗳气，纳差，舌淡黯，苔薄，脉细。既往体健。予以火麻仁 10g、郁李仁 10g、川朴 10g、枳实 10g、柿蒂 10g、白术 50g、北杏仁 10g、鸡内金 10g、玄参 15g、生地 10g、麦冬 20g、甘草 6g，7 剂，日 1 剂。2008 年 4 月 10 日复诊，大便 1~2 日 1 次，质成条状，排便困难消失，仍有解不尽感，腹胀减轻，嗳气消失，纳转好。继续守上方加桃仁 10g，薏苡仁 30g，去柿蒂，1 周后随访解不尽感消失，嘱患者坚持门诊治疗，以巩固疗。

（吕东勇．邝卫红教授治疗便秘经验．辽宁中医药大学学报，2009，1.）

【诠解】便秘的治疗当以通下为主，邝老根据患者出现的大便干结如羊屎、烦热咽干口苦、舌红少津等热邪伤阴之象，常在益气健脾药的基础上加增液汤、质仁多脂的仁类等"宜以药滑之"，以期长效。增液汤养阴清热、生津润燥可收增水行舟之功。选用"专利大肠气结"的麻仁，"润大肠之燥而通气血之结"的郁李仁，尚有瓜蒌仁、桃仁等药。邝老辨证准，立法严谨，灵活多变，在具体的临证过程中以健脾为本，以补为通为主，辅以缓、润、活、降、宣为通。既有药物量之变，亦有同类药侧重，不必悉具，不拘泥于一方一药。

单兆伟医案

医案 1（湿热内蕴胃失通降，理气通降启闭通腑）

邓某，男，17 岁，1998 年 3 月 27 日初诊。便秘、腹胀间作 1 年，曾查胃镜、肠镜未见异常，外院诊为习惯性便秘予多种西药治疗不验而转中医诊治。诊见面色无华，形体消瘦，舌偏红，苔灰腻，脉细，述腹胀不适，肛门作坠，大便3~4 日一行。证属湿热内阻、胃失通降，治当清化通降。药用太子参 15g、苍术 10g、厚朴 10g、炒山药 15g、薏苡仁 20g、决明子 30g、莱菔子 15g、炒枳壳 5g、石菖蒲 5g，5 剂后，腹胀消失，大便转为 1 日 1 行，苔厚腻渐化，肛门仍有作坠、排便不畅感。上方去苍术，加炒白术 10g，升麻 10g，再进 7 剂，诸症消失。

（李涯松．单兆伟教授治疗习惯性便秘验案．南京中医药大学学报，1998，6.）

【诠解】脾胃气机的正常升降是保证饮食糟粕经大肠排出肛门的重要因素。本例患者湿热中阻，壅滞脾胃，致脾之升清，胃之降浊功能失常，清气不升，则浊气不降。故治当以清化湿热，理气通降为主，佐升麻，升清而降浊。本案理气通便寓清化、升降于一炉，虽无一味攻下之品，却有启闭通腑之神效。

医案 2（脾虚湿阻便秘证，健脾化湿降与通）

陈某，男，69 岁，1998 年 1 月 6 日初诊。患者有慢性浅表性胃炎、胃下垂病史 4 年，形体消瘦，大便难行，5~6 日 1 行，纳谷不香，乏力，苔黄腻，脉细弦。证属脾肾两虚，湿热中阻，虚实夹杂，治当先以清化通降，方拟参苓白术散加减：太子参 15g、炒白术 10g、炒山药 15g、生薏仁 20g、茯苓 10g、黄芩 10g、仙鹤草 15g、决明子 15g、莱菔子 15g。服上方 14 剂后，苔黄腻渐化，大便干结仍需服用通便药而下，再诊，原方决明子加量至 30g，加升麻 10g，肉桂 2g，鹿角胶 10g，7 剂，大便通畅，1~2 日 1 行，继上方加减巩固治疗 20 余剂痊愈。

（李涯松．单兆伟教授治疗习惯性便秘验案．南京中医药大学学报，1998，6.）

【诠解】 经曰：北方黑水，入通于肾，开窍于二阴，盖肾主五液，津液盛，则大便调和。本例为久病年高，邪实而又正虚，治非攻下之剂所宜，当以清化平和之品先祛其实，后以温润之品可导而下，泄实补虚，清温并用，痼疾可除。

陈德润医案

（脾气亏虚中阳陷，补中益气升清阳）

姜某，女，62 岁，患者自诉平素大便干结，数日一行，左下腹疼痛，伴肛门坠胀，头晕神疲乏力，盗汗频频，口干，结肠镜示结肠炎，舌淡嫩苔剥，未剥处腻，脉弦细。辨证清阳不升，湿邪下注。处方：太子参 20g、黄芪 20g、升麻 4g、木香 10g、厚朴 10g、炒枳实 15g、制大黄 10g、青皮 10g、陈皮 10g、黄连 2g、肉苁蓉 10g、忍冬藤 20g。

［林智辉．陈德润主任治疗脾胃病经验举隅．南京中医药大学学报． 2006，22（2）］

【诠解】 此例病人虽以大便干结为主诉，但是陈老抓住头晕，神疲乏力，肛门坠胀，舌淡嫩脉虚弱等一派气虚清阳不升之象，以太子参、黄芪、升麻等仿补中益气汤之功以健脾升清；肉苁蓉是温润之品，在《临证指南医案》中叶氏喜用其来治疗虚证便秘。且脾升胃降，密切相关，患者大便数日未行，肛门坠胀，苦不堪言，故用行气通下之品如制大黄、木香、枳实之品，以求浊气下行，则清阳自升。

施奠邦医案

（脾气亏虚气机滞，补中益气兼通降）

胡某，女，28 岁，1995 年 7 月 17 日初诊。患者自述 4 年前为减肥而自服果导片，连服 1 个月后，出现食欲减退，大便秘结难下，2~3 日 1 次，虽有便意但临厕努挣，下之无力，伴有下坠感，大便色黑，稀烂，兼见肢倦气短，精神不振，纳呆，声低懒言，面色苍白，舌淡、苔白，脉细弱。证属脾胃气虚，乃久服泻下之剂所致。治以补中益气，健脾调气通便。处方：炙黄芪30g、党参、威灵仙各15g、炒白术、白芍、当归各12g、陈皮、升麻、炒枳壳、瓜蒌子、炙甘草各6g。6剂，日1剂，水煎2次分服。尽剂后，诉大便仍2日1次，但较前容易，大便软，精神好转，仍以上方继服半月，大便恢复正常。再服6剂巩固疗效，随访1个月余，诸症悉除。

[罗玉韵. 施莫邦老中医治疗习惯性便秘经验介绍. 新中医，1997，(29)]

【诠解】用于中气不足，大便秘结者。症见便秘难下，临厕努挣，大便无力，伴有下坠感，兼见神疲食少，肢倦，气短，汗出，面色无华，舌淡或胖，苔白，脉沉细无力或迟缓。处方：炙黄芪20~30g，白术15~25g，党参、当归、威灵仙各12g，木香、桃仁、槟榔各10g，白芍20g，陈皮、炒枳壳、炙甘草各6g。方中取补中益气汤补中益气，健脾益胃；以威灵仙丸（炙黄芪、炒枳壳、威灵仙）加强补气行气通便之力；木香、槟榔推积下陈；当归、桃仁润肠通便。若兼见脾阳虚，腹冷痛者可加理中丸治之。

二、肝郁脾虚

张压西医案

（肝郁脾虚阴虚肠燥，疏肝理脾益阴润肠）

高某，女，52岁，2010年12月首诊。因习惯性便秘5年余前来就诊。症见：面部黄褐斑，反复口腔溃疡1年余，记忆力减退，脱发，目干涩。腹胀，无嗳气，大便量少，无便意。午餐后明显，伴乏力，舌淡苔薄白，脉细弦。中医诊断：胃痞，肝郁脾虚兼阴虚型。治拟益气疏肝养阴为法。药用：黄芪10g、党参10g、白术10g、升麻6g、当归10g、赤芍10g、陈皮10g、柴胡8g、枳实10g、枸杞10g、女贞子10g、墨旱莲10g、紫花地丁15g、鸡内金10g、生大黄3g、生甘草6g，7剂，文火水煎温服。复诊时诉，服药后大便日一行，腹胀及口腔溃疡减轻，停药后大便仍时有干结难解。继行前方治疗易白术20g，生大黄6g，随诊3个月后患者自觉不适症状基本消除。

（于慧杰，张压西运用补中益气汤加味治疗消化系统疾病医案举隅. 辽宁中医杂志，2011，11.）

【诠解】补中益气汤能治泄泻，亦治便秘，可谓具有双相作用。泄泻和便秘，病位皆在脾胃与肠，但症状完全相反。然观其脉证，以上两例均有神疲乏力，食少气短懒言，舌淡脉细弱之脾虚气陷之证，中气不足之象，虽然所表现的症状完全不同，但其病机则一。故投以补中益气汤以补脾益气，使脾肺之气充实，则清者自升，浊者自降而病瘥，即谓异病同治。从以上列举的病例可以看出，主证与主药均相一致，关键在于辨证。唯有主证有中气不足时才可应用补中益气汤化裁治疗。用药宜灵活，通常达变。权衡疾病的轻重而酌情增减药味与药量。

余莉芳医案

（肝郁乘脾久伤阴，调肝理脾兼润肠）

朱某，女，56岁，2007年4月11日初诊。患者反复中脘胀满、大便秘结10余年。刻下口渴欲饮，嗳气时作，大便数日而行，症情随情志变化而加剧；舌质红、苔少，脉弦细。有轻度脂肪肝、肝血管瘤病史；外院胃镜及病理检查提示：慢性萎缩性胃炎轻度伴中度肠化生，肠镜检查未见异常。中医诊断为便秘、胃痞，证属肝郁气滞，横逆乘土，郁久伤阴，以致阴虚肠燥、胃失和降，治拟养阴润肠、降逆和胃。处方：北沙参12g、麦冬12g、生代赭石（先煎）30g、制半夏8g、陈皮5g、玉竹10g、天花粉15g、全瓜蒌30g、大腹皮10g、丹参15g、藤梨根15g、生甘草5g。诊治时经交谈询问、得知患者身为律师，长期工作繁重，紧张、情绪焦虑不安，结合心理测试，患者抑郁焦虑症自评量表评分逾40分，明确诊断后每逢诊治时必疏导患者情绪，以助排遣烦忧，另加舒必利50mg，每日3次，餐前口服。二诊（5月11日）：中脘嗳气已见好转，情绪稳定，大便虽能日行1次，但仍不畅；舌红、苔少，脉弦细。原方去半夏、陈皮，加炒枳实15g。三诊（5月23日）：嗳气明显减少，口渴已除，大便有时尚欠畅；舌淡红、苔薄黄，脉细。原方炒枳实改为10g，去天花粉，加知母10g，余药不变。患者经治2个月余后大便自调，以后自行间断服用上方。1年后复查胃镜，病理检查提示：慢性非萎缩性胃炎，B超复查提示脂肪肝倾向。

[刘晏. 余莉芳治疗脾胃病经验窥见. 上海中医药杂志, 2009, 43（12）]

【诠解】本案确诊为慢性萎缩性胃炎轻度伴中度肠化生，有习惯性便秘、脂肪肝病史，时值更年期，舌红、苔少为阴虚火旺之明证。阴津不足，胃失和降，肠道失润，气机阻滞，日久热瘀互结中焦，更伤其阴。余老避用大黄之类攻伐较甚的药物，而选用北沙参、麦冬、玉竹、天花粉等较为平和的养阴润肠药物，配以全瓜蒌、大腹皮、炒枳实降气通腑，知母、丹参、藤梨根清热化瘀。同时衷中参西、身心结合，加用小剂量抗焦虑西药，终使患者病情日渐好转，胃脘安适，腑气畅通。

三、湿热蕴结

周正华医案

（湿热阴亏肠燥证，清热养血兼润泽）

李某，女，21岁，2012年5月1日初诊。大便秘结4年，伴唇周干裂刺痒、渗黄色液体7年，多方就诊而不愈。患者现口干，纳可，寐安，大便3~4日一行，大便质黏，月经量少，舌嫩红、苔薄白，脉细数。中医诊断：便秘，证属湿热蕴结、阴血亏虚型。治以清热祛湿、滋阴养血。以四物汤为主方加减，处方：生薏苡仁30、炒薏苡仁30g、蒲公英30g、连翘10g、白鲜皮15g、防风10g、知母6g、石斛20g、泽兰30g、苦参15g、黄柏10g、当归20g、生地30g、川芎6g、白芍30g、桃仁20g。6剂，水煎服，每天1剂。5月8日复诊，唇周痊愈，大便每日一行。

[邱红，周正华临证验案2则，湖南中医杂志2013，29（5）]

【诠解】患者是湿热内蕴为始，伤阴耗血为继之湿热致阴伤的病因病机。包括湿热在内的六淫浊气偏亢，有升无降，故见火化燥化而伤阴；六淫邪气郁阻则津液不通而有所聚，聚则生湿；积久不能生新，则阴伤自现。"湿热"与"阴伤"同病时虽有"湿热"重于"阴伤"，"阴伤"重于"湿热"及"湿热""阴伤"并重、并轻之别，但临床治疗时不管哪种情形总以"祛湿热"与"养阴"两法并行为总则，故方药中以薏苡仁、知母、白鲜皮、苦参、黄柏等清热祛湿，同时运用四物汤以滋阴养血。

四、血虚便秘

郭淑云医案

（阴血不足气机不畅，滋阴养血润燥通便）

李某，男，46岁。2010年5月12日来诊。自述大便秘结已6年余，常服果导片、芦荟胶囊等治疗，效果不理想，故要求服中药以求彻底治疗。现大便干结，艰涩难下，4~5日一行，伴腹胀、纳差、乏力、口干，舌质暗红，苔白，脉细无力。此乃阴血不足，气机不畅。处方：生白术 60g、生黄芪 20g、枳实 15g、厚朴 15g、大腹皮 30g、炒决明子 25g、炒莱菔子 30g、火麻仁 20g、桃仁 10g、当归 20g、肉苁蓉 30g、白芍 15g、玄参 15g、麦冬 15g、木香 15g。每日 1 剂水煎服，分 2 次服。1 日后，患者大便即通，腹胀随减而甚感舒畅。嘱其继服并定时登厕，养成按时排便习惯。多食富含纤维素的食物并注意情绪舒畅。1 个月后随访，患者便秘已愈，余证悉除。

（孙林波．郭淑云教授治疗便秘的经验．光明中医，2012，1.）

【诠解】方中重用生白术益气补脾，健运中州并配合生黄芪则力更强；枳实、厚朴、大腹皮除结实，消胀满；决明子、莱菔子、火麻仁、桃仁富含油脂，润肠通便，且莱菔子有消除胀气，桃仁兼具活血的功能；当归养血活血；肉苁蓉滋肾气、补精血；白芍、玄参、麦冬滋阴生津；木香调和胃肠之气。诸药合用共起健脾除胀，润肠活血滋阴通便之功。

单兆伟医案

（气血亏虚失通降，养血润燥气通行）

王某，女，27 岁，1998 年 5 月 9 日初诊。患者大便干结 2 年，病始于产后 3 个月，大便干结难出，状如羊屎，日行 1 次，曾服西沙必利、麻仁丸等药治疗不验，作纤维结肠镜检查未见异常，苔薄少，舌边有齿痕，脉细。证属产后气血亏虚，肠失濡润，通降失司。治当养血润肠通便。药用：生地 10g、当归 10g、黄芩 10g、仙鹤草 15g、百合 30g、何首乌 10g、黑芝麻 10g、玄参 10g、决明子 30g、莱菔子 15g。服上方 7 剂，大便顺畅，即以原方继服 5 剂巩固疗效而痊愈。

（李涯松．单兆伟教授治疗习惯性便秘验案．南京中医药大学学报，1998，6.）

【诠解】本例病起于产后，为产后血虚，大肠失润而便坚难出。医者屡用西沙必利、麻仁丸促胃肠动力及润肠通便均未获效，而用养血润肠少佐莱菔子理气通降之剂立竿见影，说明气行则身行，增水行舟，尚需气导舟行，动静结合，方获灵验。

叶柏医案

（气血两亏肠失濡润，滋阴养血润肠通腑）

张某，女，75 岁，2008 年 9 月 13 日初诊。患顽固性便秘多年，初大便 2~3

日一行，终至 7~8 日一行，每需借助"开塞露"排便。就诊时，腹胀，纳可。舌淡、苔薄少津，脉沉细。证属阴血亏虚、肠腑失濡。治以滋阴养血、润燥通腑。处方：玄参 10g、生地 10g、麦冬 10g、枳实 10g、厚朴 10g、大黄 10g（后下）、苦杏仁 10g、白芍 15g、火麻仁 15g、升麻 6g、肉苁蓉 10g、山药 20g、陈皮 6g、当归 10g、桃仁 10g。服药后 1 周内解大便 2 次，但乏力较甚，治守原方加黄芪 15g，再进数剂告愈。

（杰辉．叶柏运用古方治疗脾胃病经验举隅．湖北中医杂志，2010，5．）

【诠解】《素问·灵兰秘典论》云："大肠者，传道之官，变化出焉。"本例便秘，为老年女性，阴液日亏，津枯肠燥，肠腑失却濡润，则传导失司，大便艰难。方用增液汤增水行舟，加肉苁蓉、当归、火麻仁、桃仁、白芍养血润燥；枳实导气破积；升麻升阳，降浊；杏仁开宣肺气；生大黄泻下通腑；陈皮理气行滞，使肠润气行，则大肠运化得力。

李玉奇医案

（阴液亏耗肠燥证，滋阴润肠通便行）

李某，女，52 岁，大便困难半月余，大便干结，3~4 日一行，腹胀时作，腹痛隐隐，口干舌燥，五心烦热，夜寐不安，舌红，苔少，脉细数。排便造影示：直肠黏膜内脱垂伴会阴下降。诊断为：便秘。辨证：心阴亏虚，津液耗伤，治法：滋阴润燥，行气通便。药用：柏子仁 15g、郁李仁 15g、火麻仁 15g、决明子 20g、玄参 15g、生地 20g、白术 15g、当归 15g、青皮 12g、陈皮 12g、甘草 5g。二诊：7 剂后，上述症状缓解，大便变软，量少，1~2 日一行，夜寐稍安，仍感腹胀，上方减白术加枳壳 20g，再服 7 剂，三诊：腹胀缓解，大便质软成形，1~2 日一行，心烦减轻，舌红，苔薄，脉细，继以原方为主，巩固疗效。

（王晓戎，国医大师李玉奇治疗脾胃病临证用药经验探析．辽宁中医杂志，2011，7）

【诠解】本方证由心阴亏虚，阴津耗伤所致便秘。患者平素思虑过多，情绪易激动，久之致心阴亏虚，津液耗伤。柏子仁、火麻仁、郁李仁、决明子润肠通便，且柏子仁养心安神，决明子清泻心、肝之火，生地、玄参、当归，滋阴降火，养血生津，润肠通便，枳壳青陈皮行气导滞，通肠腑气机。诸药共用，滋阴润燥，行气通便，则诸症除。

刘小北医案

（热结阴伤气滞肠腑，滋阴清热行气传导）

孙某，男，67岁，2008年5月3日初诊。大便干燥5年。大便4~6日一行，球形便，偶有少量脓液，常需使用开塞露，予增液汤合小承气汤，仍难排便。诊见：大便干燥，6日未行，脘腹胀满，乏力，口干，小便黄，舌红少苔，脉沉细。证属热结阴伤、气滞肠腑，治宜滋阴清热、行气导滞，佐以宣肺，方用麻子仁丸合增液汤加减：生地20g，玄参15g，桃仁、杏仁各10g，火麻仁15g，枳实10g，厚朴10g，生大黄6g（另包，后下），炒莱菔子15g，大腹皮、大腹子各20g，生白术30g。服1剂后，燥结得下，先干后软，色深，量适中。前方去生大黄再服6剂，大便2日一行，质软，口干、乏力减轻，小便调，舌红苔薄白，脉弦缓。嘱每日按摩腹部200次，多食果蔬粗粮，多喝白开水，定时排便，加强锻炼。更服7剂，隔日1剂，随访2个月，大便1~2日一行，无明显不适。

[王婧. 刘小北教授治疗脾胃病4则. 北京中医药大学学报（中医临床版），2009，16（6）]

【诠解】习惯性便秘是临床常见疑难杂症，治疗上首先要养成良好的生活习惯，再配合中药辨证施治。本例患者便秘日久，久利伤阴，增液汤合小承气汤可选。但润肠通便之效不及麻子仁丸。刘老指出，杏仁功善宣肺气、降浊气，肺与大肠相表里，肺气通畅有助于大肠发挥传导功能，故治便秘之效果杏仁不逊于大黄；并且桃杏仁、火麻仁、郁李仁、松子仁、瓜蒌仁等药，润肠而不伤阴，尤其适用于老年性便秘或习惯性便秘。本案中桃仁又兼活血作用，祛瘀生新则便脓可除；炒莱菔子消胃胀，大腹皮、大腹子除腹胀；生白术大量应用时亦可健脾润肠通便；生大黄另包，且注意中病即止。纵观全方，峻缓有度，攻补兼施，服药同时配合饮食调节、导引按摩等综合疗法，故获全效。体会：脾胃乃后天之本，气血生化之源，在治疗用药时，注重脾主升、胃主降，六腑宜通宜降的生理特点，药性不可过温过寒、过燥过腻，要以平为期。对病情复杂、多脏腑同病、寒热虚实互见者，首先要抓住病机关键，先解决最痛苦或最易见效的症状。同时，脾胃病与情志密切相关，要懂得身心同治；脾胃病三分在治，七分在养，要善于调养将息，未病先防，既病防变。

第六节　大 肠 癌

李振华医案
（脾肾两虚正气大伤，扶助正气敛阴固阳）

患者，男，70 岁。主诉：溃疡性结肠炎病史 30 余年，因结肠癌行结肠切除术，最近 1 个月以来，大便一天 10 余次，量少，稍有黏液，无脓血，里急后重感明显，无腹痛腹胀。舌淡红，苔薄白，脉弦细。诊断：结肠癌术后。中医诊断：泄泻；辨证：脾肾两虚。治法：酸敛气阴，兼补脾肾。处方：乌梅 20g、五味子 10g、山茱萸 10g、木瓜 15g、法半夏 10g、干姜 10g、炮姜 10g、党参 15g、炙甘草 10g、大枣 10g、黄连 6g、黄芩 6g、补骨脂 10g、肉豆蔻 10g、木香 10g、葛根 10g。7 剂后症状稳定，无何不适，大便每天 3 次，成形，纳食可，舌脉同前，原方加减调理。

［闻斐斐. 李振华教授运用治泻九法验案举隅. 环球中医药，2013，6（4）］

【诠解】患者年老体弱，病程日久，且癌症术后，正气大伤，导致胃肠功能低下，无力统摄，使大便频脱、气阴耗散，此时需急敛气阴、迅固正气，方用酸味之乌梅、五味子、山茱萸肉、木瓜等急收将脱之气液，即"散者收之"是也。本病例除频繁腹泻外，还兼有里急后重，可见脾肾阳虚之外，还有几分积滞，年迈体虚久病之人难堪消导破气，故并配半夏泻心汤调理中焦气机的升降，以防过用酸收而闭门留寇。临床应注意酸收法适用于病程比较长的、纯虚无邪的泄泻，即李中梓所谓"泻下有日，则气散而不收，无能统摄"。新病泄泻，多以实为主或虚实夹杂，此时不宜妄用酸收，或用酸收佐以祛邪之品，以防闭门留寇，变生他证。

第七节　慢性腹泻

一、脾肾亏虚

马贵同医案

（脾气虚弱运化失司成久泻，健脾益气温阳助运显奇功）

黄某，男，23岁。2008年8月18日初诊。主诉：反复腹泻年余。现病史：患者1年来反复腹泻，受凉或情志不畅则便次增多。刻下：大便日行2~3次，溏薄，腹痛腹冷。苔薄，脉细。证属脾气虚弱，运化失司，日久损及脾阳。治拟健脾益气、温阳助运，佐以养心安神。处方：党参、茯苓、炙甘草各15g，白术、益智仁、生米仁、熟米仁、防风各12g，半夏、陈皮、木香、大枣各9g，白芍、淮小麦、怀山药各30g，炮姜3g。7剂后大便已成形，上方改炮姜6g，加炒扁豆12g。又进14剂后，大便日行1次，偶有腹痛腹泻，苔薄，脉弦细。再拟初诊方加减治疗月余，病未再发。

［刘梅．马贵同巧用甘麦大枣汤治疗脾胃病验案举例．浙江中医杂志，2011，46（7）］

【诠解】本例患者脾胃素虚，日久损及脾阳，故投六君子汤益气健脾和胃；重用山药健脾补肾；佐以炮姜温补脾阳；生熟米仁健脾化湿；木香行气宽中；益智仁温脾暖肾；痛泻要方补脾柔肝、祛湿止泻；合甘麦大枣汤调和五脏。诸药同用，以助脾胃功能的恢复。

黄瑾明医案

医案1（脾胃气机升降失常成久泻，旋覆代赭四君之剂起沉疴）

患某，女，44岁，2010年12月17日初诊。主诉：胃脘隐痛伴反复嗳气10年余，加重10日。10年前开始出现空腹时胃脘隐痛伴嗳气，无腹胀。曾断断续续地吃中药治疗，症状时有缓解。10日前出现伴胃脘疼痛嗳气加重，时有腹泻，排稀便每天3次，做肠镜检查示无异常。曾服用西药治疗，效果不明显。现症见患者形体偏瘦，胃脘隐痛，按之疼痛稍缓解，偶见恶心呕吐，口燥咽干，胃纳差，完谷不化，寐差，诊见面色萎黄，口腔溃疡，舌红少苔，脉弦细，诊断为胃痛，证属胃阴亏虚，方用旋覆代赭汤合四君子汤加减。主要药物有组成：旋覆花10g（布包煎）、代赭石10g（先煎）、法半夏10g、陈皮6g、党参20g、茯苓15g、白术15g、柴胡6g、白芍10g、香附10g、枳壳10g、甘草6g，5剂，水煎服，每日1剂。患者服药1个月，症状痊愈，半年后随访，未见复发。

（冯秋瑜．黄瑾明教授治疗脾胃病经验．中国实验方剂学杂志，2012，20．）

【诠解】方中旋覆花性温重镇降逆，理气止噫，代赭石镇肝和血，以平逆气，沉降止呃，共用为君药；法半夏、陈皮、枳壳辛温散寒、祛痰降逆，白芍养血敛阴、柔肝止痛、舒达肝木共为臣；再配伍四君子汤以治疗病人脾胃素虚为佐；炙甘草调和诸药为使。诸药配伍，起到健脾温中和胃，行气降逆止痛，养血敛阴柔肝的功效，可使"血润肝荣，脾不受制，逆气自平"。本病的治疗要点在协调脾胃升降失常的同时，加以调理肝木之品，"土得木而达"，肝木宣发，脾胃升降有序；肝木不舒，则脾胃升降失调。辨证时以噫气频作、胃脘隐痛、口燥咽干为要点。

医案2（脾胃虚弱木乘土，补脾六君兼柔肝）

患者，女，21岁，2009年5月21日初诊。主诉：胃脘胀痛伴泄泻1年余。去年曾做胃镜，显示慢性浅表性胃炎，症见胃脘部持续性隐隐作痛，按之疼痛稍缓解，体倦食少，胃脘胀闷，肠鸣泄泻，泻后腹痛减轻，无噫气，矢气较多。诊见面色萎白，舌胖苔薄白，脉细数。诊断为胃痛，证属脾胃虚弱，治疗以六君子丸加减化裁。主要药物组成为：党参30g、茯苓15g、白术10g、甘草6g、陈皮6g、法半夏10g、厚朴10g、郁金15g、炒麦芽15g、莱菔子15g、神曲10g、大腹皮10g，7剂，水煎服，每日1剂。患者连服1个月后，胃脘疼痛减轻，守上方再服1个月，病情愈。

（冯秋瑜．黄瑾明教授治疗脾胃病经验．中国实验方剂学杂志，2012，20．）

【诠解】黄老认为脾胃素虚的病人，容易发生脾虚木乘的情况，主要是因为脾胃先天禀赋不足，后天饮食不节，或劳倦太过，损伤脾胃，引起脾胃功能失常，同时该病人肝气过盛，肝失疏泄，则易发生肝木乘脾土的情况，痛泻是本证最重要的临床表现特征。主要表现为肠鸣腹痛，大便泄泻，泻后痛减，舌淡苔白，脉弦或缓弱。治疗宜健脾柔肝，祛湿止泻，用六君子丸化裁治疗。方中党参为君，重用以补中益气，健脾益胃；白术、厚朴、陈皮、大腹皮行气理气，健脾燥湿，郁金疏达肝木共为臣；茯苓、法夏加强健脾渗湿的功效，炒麦芽、神曲、莱菔子健脾开胃，化滞消胀共为佐药；炙甘草为使，甘温补气，调和诸药。以上诸药配伍，可以达到健脾柔肝，祛湿止泻，开胃消滞功效。辨证时以腹痛纳呆，胃脘胀闷，便溏为重点。患者证属脾虚木乘，本为痛泻要方适应证，但黄老遣方用药，不拘泥于教条，观察其病人以脾虚为主，肝气犯逆为轻，故舍痛泻要方改用六君子汤加减化裁，独加郁金以条达肝木，以治疗肝气初逆之轻症，黄老临床经验之丰富，可见一斑。

医案3（胃强脾弱运化失司，健脾和胃调理气机）

患者，男，40岁，2009年6月3日初诊。主诉胃胀痛2个月余。自诉2个月以来，经常感觉到饭后胃部不适，以胀闷为主，痛较轻，多食易饥，消化差，大便先干后溏烂，寐差。诊见形体消瘦，大便先干后溏烂，舌质淡胖，苔黄腻，脉滑。诊断为胃痛，证属脾弱胃强，治疗以参苓白术散加减。党参30g、白术20g、茯苓15g、扁豆10g、薏苡仁20g、莲子肉10g、山药15g、陈皮6g、砂仁6g、桔梗10g、柏子仁20g、茯神15g、五味子5g、红枣10g、甘草6g，7剂，水煎服，每日1剂。服14剂药后症状即明显减轻，守上方再服5剂药巩固疗效，半年后随访无复发。

（冯秋瑜. 黄瑾明教授治疗脾胃病经验. 中国实验方剂学杂志，2012，20.）

【诠解】脾胃虚弱临床确属多见，但脾和胃不一定都是同时虚弱的，不同的人体有不同的情况，有脾弱胃强和脾强胃弱两种，临床上以脾弱胃强为多见。脾弱胃强的主要原因是患者长期进食肥甘厚味，湿邪内生，或素体阴虚等致胃热炽盛，脾虚失运而产生。主要表现为消谷善饥，饭后胃胀胃痛，大便秘结或者大便先干后稀。治疗宜益气养血，补脾和胃，用参苓白术散加减化裁治疗。方中用党参补中益气，加强脾胃运化功能，白术、茯苓健脾燥湿以止泻，三药共用为君药；莲子肉、山药助党参加强益气健脾，白扁豆、薏苡仁助白术、茯苓加强健脾化湿，共同作为臣药；砂仁理气和胃，醒脾化湿；桔梗载药上行，通调水道，柏子仁、五味子、茯神宁心安神，茯神还可以补心火强脾土，共为佐，以及炙甘草健脾和中，调和诸药为使。诸药共同配伍，起到益气养血、补脾和胃的功效。辨证时以消谷善饥，饭后胃胀胃痛，大便秘结或者大便先干后软为重点。

医案4（脾肾阳虚五更泻，温阳补肾助脾阳）

患者，女，65岁，2010年5月14日就诊。主诉：胃脘痛4年余，加重1

个月。有慢性胃炎病史 4 年伴五更泻 1 年，1 个月前稍有不慎进食了冷冻食物，症状加重，胃脘部隐隐作痛，得温疼痛稍减，胃纳差，完谷不化。诊见面色无华，盗汗，汗多，舌质淡，舌苔白腻，脉虚弦。诊断为泄泻，证属脾肾阳虚，治疗以经验方补脾益肾汤加减。补骨脂 10g、山茱萸肉 15g、炙黄芪 25g、炒白术 15g、生姜 10g、红枣 10g、党参 20g、当归 10g、炙甘草 6g、茯苓 15g、远志 5g、酸枣仁 10g、木香 6g、桂圆肉 10g、柏子仁 15g、五味子 6g、夜交藤 10g、浮小麦 30g、炒麦芽 15g、神曲 10g、莱菔子 15g，7 剂，水煎服，每日 1 剂。患者连服上方 1 个半月后病情愈，半年随访无复发。

（冯秋瑜. 黄瑾明教授治疗脾胃病经验. 中国实验方剂学杂志，2012，20.）

【诠解】脾胃虚寒脾胃喜温，若饮食失调、过食生冷、劳倦过度等原因引起脾胃内生寒邪，或寒邪直中脾胃，则会出现脾胃阳气不足，温煦功能下降，受纳运化功能减退，虚寒内生，从而出现胃隐痛，纳呆食少，便溏等表现以脾胃虚寒为主的症状，治疗宜温补脾阳，祛湿止痛，常用经验方补脾益肾汤加减治疗。方中用补骨脂补命门之火以温补脾阳之土，山茱萸肉补益肝肾，止汗，为君药；臣以大队的党参、白术、茯苓、黄芪以益气健脾，以及当归、桂圆肉、红枣加强温补脾土的功效；远志、酸枣仁、柏子仁、五味子、夜交藤交通心神，补心安神，浮小麦敛汗，木香醒脾行气，炒麦芽、神曲、莱菔子、生姜健脾开胃，为佐；炙甘草调和诸药为使；共同起到温补脾肾阳气，祛湿止泻止痛等的效果。辨证时以胃隐痛，遇寒加重，纳呆食少，便溏为重点。

房海波医案

（脾胃虚弱湿阻中焦成久泻，健脾温中祛湿调气治顽疾）

陈某，男，45 岁。患者有腹泻史已 6 年余，日行大便 3~4 次，质烂，偶见未消化食物。刻下：倦怠身重，大便溏薄，头重如裹。舌淡、苔腻，脉濡。证属脾胃虚弱、湿滞中焦。治拟健脾运中、祛湿止泻。神术散加减：苍术、厚朴、炒白术、藿香、柴胡、泽泻、防风各 10g、陈皮 12g、葛根、茯苓各 15g、甘草、砂仁各 6g。每日 1 剂，水煎服。7 剂后，泄泻减轻至每日 2 ~ 3 次，便质较前成形，精神渐振。据症稍作加减，坚持服用 2 个月后，大便每日一行，基本成形。

（房海波. 神术散治疗脾胃病验案举例. 浙江中医杂志，2012，1.）

【诠解】本例患者之泄泻，乃系脾为湿困，气化遏阻，清阳不升，浊阴不降，故以运脾胜湿为要务。运脾者，燥湿之谓，即芳香化湿、燥能胜湿之意。方用神术散加减治之，方证相合，则泄泻顽疾得愈。

王晓玲医案

（脾肾阳虚湿热不化，温补肾阳利湿化浊）

赵某，男，74岁。主诉：间断腹泻两年，加重3个月，四肢乏力酸痛1周。患者2年前无明显原因反复出现腹泻，日5~6次，为黄色水样或稀糊状便，无脓血和黏液，无果酱样便，无血便，无发热，无里急后重，以秋冬为重，夏季较少发作，未曾系统检查和治疗，间断服用"消炎药"，效不佳。近3个月来腹泻再次频发，日5~6次，仍为黄色水样或稀糊状便，夜间尤其凌晨腹泻严重，伴有恶心纳差，日进食仅150~200g。近两日肢体乏力酸困疼痛，行走不稳，口渴多饮，夜休差，体重下降5kg。入院查体：生命体征正常，颜面无浮肿，消瘦，皮肤弹性差，皮下脂肪菲薄，心肺（－），全腹软，未见肠型及蠕动波，肝脾肋下未触及，麦氏点无压痛，墨菲征阴性，脐周偏左压痛阳性，但未触及包块，肠鸣音略活跃。四肢肌肉压痛，肌腱反射减弱。查大便常规无异常；血常规：白细胞7.32×10^9/L，中性粒细胞比率83.81%，红细胞1.81×10^{12}/L，血红蛋白68g/L，血小板73×10^9/L；电解质：K 1.89mmol/L，Na 134mmol/L，Cl 91mmol/L；肌酶谱：乳酸脱氢酶442U/L，肌酸激酶1550U/L，肌酸激酶同功酶17U/L。肝功提示低蛋白血症。初步诊断：慢性腹泻原因待查，电解质紊乱（低钾血症），营养不良性贫血，低蛋白血症。入院后先给予营养支持、维持水电解质平衡治疗，因感染性腹泻依据不足未使用抗生素。肌酶升高考虑低钾导致横纹肌损害所致，以补钾治疗为主，未作特殊处理。初诊（2010年11月12日）：患者慢性腹泻已经2年，3月来加重，伴有消瘦乏力，大便黄色水样或稀糊状便，日5~6次，夜间及凌晨明显，秋冬重而夏季轻，腹泻频繁时肛门灼热，诊其舌体胖大有齿痕，舌质淡红，舌苔薄白，脉沉细滑。证属脾肾阳虚，而中下二焦湿热不化。治疗以温补肾阳，健脾利湿为大法，佐以清热燥湿，方用乌梅丸加减：乌梅、滑石各30g，细辛、干姜、肉桂各3g，制附子、黄柏、黄连各6g，当归、红参各10g，生薏米20g，3剂，每日1剂，水煎，分2次服。

二诊（2010年11月15日）：服上方3剂，腹泻减为每日3~4次，白天输液时无腹泻，夜间腹泻2次，起床时1~2次，由于夜间腹泻次数减少，患者睡眠改善，饮食增加，精神好转。舌苔脉象同前，考虑元阳亏虚，湿热浊邪仍在，故在前方基础上加大温阳和清热解毒力度，并加收敛固涩之品，处方：乌梅、茯苓、麸炒薏米各20g，细辛、肉桂各3g，干姜、黄柏、黄连各6g，制附子12g，当归、红参、白头翁、公英各10g，赤石脂30g，6剂。

三诊（2010年11月21日）：腹泻减少到每日2~3次，饮食量增加，肢体困乏疼痛之症消失，复查电解质恢复正常，肌酶谱恢复正常，空腹血糖及糖化血红蛋白正常，甲状腺功能正常，癌胚抗原阴性，粪便培养2次均正常。效不更方，原方基础上再加大附子用量到18g，6剂。

四诊（2010年11月29日）：大便已经成形，每日1次，均在清晨起床时，2010年11月26日胃镜：萎缩性胃炎伴胃窦糜烂。2010年11月28日电子肠镜：升结肠多发息肉。舌质淡红，舌苔薄白，脉细滑。继续温阳扶正，健脾止泻，方用理中汤加味：淡附片12g，干姜、五味子、肉豆蔻各6g，姜连3g，麸炒薏米仁30g，茯苓20g，红参、炒白术、乌梅各10g，赤石脂30g，3剂。

五诊（2010年12月1日）：病理报告："结肠"腺瘤型息肉。消化内科会诊建议行手术治疗，以免癌变，但患者本人和家属均拒绝手术。12月4日复查肝功、肌酶谱、电解质均正常，复查血常规红细胞和血红蛋白均较入院时升高。12月6日患者出院。嘱其注意饮食营养搭配，以易消化营养丰富饮食为主，尽早手术治疗结肠息肉。

（王晓玲. 经方验案3则. 陕西中医，2011，11.）

【诠解】患者赢患慢性腹泻2年余，特点为反复腹泻，日5~6次，夜间及凌晨明显，便前有腹痛，大便为黄色水样或稀糊状便，无脓血和黏液，无果酱样便，无血便，无发热，无里急后重，以秋冬为重，夏季较少发作，舌体胖大有齿痕，舌质淡红，舌苔薄白，脉沉细滑。依据以上特点中医辨证当属三阴病证范畴。如太阴病提纲："太阴之为病，腹满而吐，食不下，自利益甚，时腹自痛。"又如少阴病寒化证："少阴病，欲吐不吐，心烦，但欲寐。五六日自利而渴者，属少阴也……"在厥阴病之乌梅丸方证中有乌梅丸"又主久利"的记载。三阴病均可出现腹泻，那么针对本例慢性腹泻，到底是用理中汤、四逆汤还是用乌梅丸？本案慢性腹泻既有脾肾阳虚之夜间及凌晨腹泻，秋冬为重的特点，又有便前有腹痛，大便为黄色水样或稀糊状之湿热郁结特点，故选用寒热并用之乌梅丸为主加减。初期治疗时附子用量较小，随着附子剂量加大，并同时加用清热利湿止利之白头翁、涩肠止利之赤石脂而逐渐获效。在巩固期用理中汤加味调理。然本案慢性腹泻为结肠腺瘤型息肉所致，故仍应告诫患者尽早手术治疗。

陈卫川医案

（肾阳不足五更泻，温补肾阳固摄敛）

　　患者管某，男，46岁，主因五更泄泻半年余，于1998年4月6日初诊。患者平素饮食稍有不慎即出现腹泻，严重时呈水泻样大便，因工作繁忙未进行系统治疗，近半年出现黎明前泄泻，泻后肛门坠胀，胃纳少，形体消瘦。面色萎黄，腰酸肢冷，舌质淡，苔薄，脉沉细。证属肾阳不足，火不生土，脾乏健运，清气下陷，治拟温补肾阳，健脾益气（益气扶土，以助少火）。方药如下：党参15g、炙黄芪30g、炒白术12g、陈皮10g、补骨脂12g、益智仁10g、吴茱萸10g、炮姜10g、肉桂10g、附子10g、茯苓15g、甘草10g、柴胡10g、鸡内金10g、升麻10g、焦三仙各15g，4剂后患者腹泻减轻，精神好转，再予7剂后患者病基本治愈，嘱病人服参苓白术散9g，每日3次，坚持1个月，患者后告之痊愈，未再复发。

　　（张吉祥，陈垄，豆宝强．陈卫川名老中回医经验撷要．内蒙古中医药，2011，3）

　　【诠解】本例因久泻不愈，导致脾肾阳虚，黎明之前发生泄泻，久泻则中气下陷，而致泻后肛门坠胀。脾主运化，主升清，脾又靠肾阳之温煦，故治疗重在调理脾肾，温肾可以助阳，健脾可助运升清，故久泻而止。

屈杰医案

（脾虚湿盛气机不调成泄泻，三仁汤证健脾化湿除顽疾）

　　赵某，女，54岁，2011年4月15日初诊。腹泻、腹痛8个月，加重1周。大便质稀色黄，夹杂未消化食物，每日5~8次，无黏液脓血便，伴脐周疼痛、肠鸣，大便后缓解，无其他部位牵涉痛，无里急后重，口苦，口干，喜热饮，厌油腻，小便正常，纳食可，夜寐差，近半年来体重减轻20kg。舌质淡、苔白腻略干，脉濡弱。1年行前胆囊切除术，有慢性胃炎史10年。中医诊断为泄泻，辨证为脾虚湿盛。治以化湿行气，健脾止泻。方选三仁汤加减。药用：生薏苡仁、白扁豆各20g，厚朴、木瓜、焦白术、大腹皮各15g，茯苓10g，杏仁、法半夏各10g，白蔻仁8g。3剂，每日1剂，水煎服。二诊：患者服用上药后，大便次数减为3~4次/日，腹胀、肠鸣明显减轻，考虑患者厌油腻、口苦、腹痛，上方去半夏，加郁金、柴胡、延胡索各15g，3剂。后以上方为基础，略作调整，共治疗 12 天后，患者上述症状基本好转。

[屈杰，三仁汤加减治疗脾胃病的体会．山西中医，2012,（1）：56.]

【诠解】本案患者质稀色黄，夹杂未消化食物残渣，每日 5~8 次，肠鸣伴脐周疼痛，口苦，口干，喜热饮，厌油腻，舌质淡、苔白腻略干，脉濡弱。辨证为脾虚湿盛。患者泄泻日久，化源不足，津液不能上承，故见口干喜饮。久泻不可分利太过，故治以化湿行气，健脾止泻，三仁汤去滑石、通草、竹叶之淡渗；加白扁豆、茯苓、白术以健脾止泻，木瓜生津健脾；全方共奏化湿行气、健脾止泻之功。

周锦医案

（中气不足升降失宜成久泻，半夏厚朴香砂六君补气机）

患者，女，40 岁，干部，1994 年 3 月 9 日初诊。近 2 个月来，腹部隐痛时作，大便溏薄。因各种检查未发现阳性指标，故诊断为胃肠神经官能症。3 日前该疾又作，观其形瘦神倦，大便日行 2~3 次，便时腹痛绕脐，腹中鸣响，便后仍有滞痛感，舌质淡，苔薄用本方治疗胃脘痛、泄泻、呕吐等脾胃病，取得满意疗效。苔腻，脉缓。此乃中气不足，升降失宜，气机受阻所致。即《内经》所谓"清气在下，则生飧泄"。治当和胃调脾、补中益气。以半夏厚朴汤合香砂六君子汤化裁。处方：半夏 12g、制厚朴 10g、紫苏梗 9g、党参 25g、炒白术 15g、炒白芍 25g、防风 6g、青皮 6g、制香附 10g、砂仁（后入）3g、茯苓 15g、炙甘草 6g。服上药 5 剂后，症状减轻，唯觉腹中稍有隐痛，大便虽未实，但已转日行 1 次，便后滞痛感亦除，精神较振，乃步原意出入，前方去防风、青皮，加佛手 9g，炙鸡内金 9g。续服 7 剂后，纳便如常，诸症消失，改予参苓白术散调理善后。

（周锦．半夏厚朴汤治疗脾胃病的体会．浙江中医学院学报，1997,2.）

【诠解】本例为脾胃虚愈，中气受伤，气机失畅，纳化无权，水谷不化所致，故以半夏厚朴汤合健脾之剂疏理中焦，鼓舞中气，脾运趋健，则泄泻腹痛可止。脾胃共居中焦，为后天之本，脏腑升降出入转输之枢纽。纳食在胃宜降，运化在脾宜升。脾胃为病，遂失升降之用，气机郁滞，常出现脘胀、脘痛、泛恶、嗳气、泄泻诸症。在处方用药时，始终注重"疏理"两字，运用半夏厚朴汤行气畅中、化浊和胃。半夏厚朴汤中，君以辛温之半夏、厚朴消痞满；佐以生姜、紫苏叶行气和胃；茯苓健脾渗湿，助君药之用。合方共奏理气和中之功，实为疏理调畅中焦之良方。在临床应用时，尚须注意审证求因，随证加减，灵活施治，自当效果卓著。

朱建江医案

（心阴亏虚脾失健运，宁心安神调补心脾）

张某，女，52 岁，1998 年 10 月 26 日诊。反复腹泻伴心悸倦怠 1 年余，西医诊断为更年期综合征、慢性结肠炎，服用西药谷维素和抗生素、中药健脾化湿方多剂，症状不减反增。诊见大便溏泻，日行 4~5 次，色黄质稀，中伴泡沫；心悸易惊，失眠多梦，午后潮热颧红，头晕乏力，形体消瘦，舌质淡红、苔黄而干，脉弦细。血常规、大便常规及心电图检查未见异常。中医辨证为心阴不足，神失守舍，脾失健运。治拟滋阴宁心安神，投甘麦大枣汤合归脾汤化裁。处方：炒枣仁、朱茯苓、炒党参各 15g，朱远志、朱麦冬、炒白术、木香、炒白芍、大枣各 10g，淮小麦、煅牡蛎各 30g，炙甘草、炒黄连各 5g，5 剂，每日 1 剂，水煎服。药进 5 剂后，大便次数减少，心悸减轻，续进原方 7 剂。三诊时患者腹泻渐止，心悸、潮热、颧红消失，夜寐安宁，舌苔薄白，脉弦细。前方去煅牡蛎、炒枣仁、妙黄连，加杜仲 15g，山药 30g，再进 7 剂后诸症消失而愈。

（朱建江. 傍取治疗脾胃病 3 则. 中医杂志，2000，4.）

【诠解】泄泻属脾胃本病，多由脾虚失运所致。其病虽常见，临床症状却有类似难分者，若辨证稍不正确，药之难以奏效。该患者大便稀黄、倦怠乏力等症确似脾虚湿热，但服用健脾化湿方多剂病情不减反增。结合病史，细析其病机，实为心神不宁所致。因患者正值更年期，阴血不足，心神失于内守，心神乱而脾胃之气亦乱，则腹泻不止；心阴不足、神失守舍，则心悸易惊，失眠多梦；阴虚阳浮，则消瘦头晕，颧红潮热，舌苔黄干，脉弦细。治以傍取法宁心安神，直取其本，投甘麦大枣汤合煅牡蛎收敛心神，取炒枣仁、朱远志等、朱麦冬、炒白术、炒白芍、木香、炒黄连滋阴宁心理脾，药证相合，服之便效。

刘小北医案

（脾肾双亏肝郁湿阻，健脾温肾疏肝化湿）

郑某，38 岁，男，2008 年 1 月 27 日初诊。腹泻反复发作 10 余年。10 多年前饮大量凉啤酒后出现胃稍有不适即腹泻，泻时呈喷射状，伴里急，无腹痛，脓血便，各项检查阴性，诊断为"肠易激综合征"，曾服参苓白术散、补中益气丸、逍遥散等效果不佳。诊见：胃稍不适则腹泻，多则 5~6 次／日，里急，胃怕凉，恶食生冷，面青肢厥，入睡难，多梦，脱发，舌紫红苔白，脉弦细滑。证属脾肾阳虚、肝郁湿阻，治宜健脾温肾、疏利固涩，方药如下：炒白术 15g、白芍 12g、干姜 4g、补骨脂 10g、肉豆蔻 10g、木香 10g、茯苓 10g、炙黄芪 10g、炒扁豆 20g、莲子肉 15g、芡实 10g、泽泻 15g、杜仲 10g、川续断 10g、黄芩 10g、防风 10g、合欢皮 10g。嘱其晚 11 点前睡觉，饮食规律，适量运动。服药 7 剂后，无里急、喷射状腹泻，大便时有不成形。去木香、芡实，黄芪生用，继服 14 剂，症状消失，面色好转。

[王婧. 刘小北教授治疗脾胃病 4 则. 北京中医药大学学报（中医临床版），2009，16（6）]

【诠解】凡治病者，"必伏其所主，而先其所因"。本例虽年轻体壮，但病从寒凉而起，且日后胃凉则发，病性属寒；得病日久，肢厥、脱发，恐病位已由脾及肾，故前人诸方不应，当脾肾兼顾。泄泻日久而无外邪者，治以健脾、温肾、疏利、固涩四法合用。方中以白术、黄芪、扁豆、茯苓健脾，干姜、补骨脂、肉豆蔻温肾；防风、泽泻、合欢皮疏利，芡实、莲子肉、补骨脂固涩。又以杜仲、川续断填精益肾，黄芩清热反佐，木香理气并防黄芪碍气。诸药合用，补而不腻，寒热并用，收散有度，故邪去正安，疗效显著。

陈宝贵医案

（脾肾阳虚慢性泄泻，温补脾肾疏肝理气）

李某，男，48 岁，2011 年 6 月 21 日初诊，因慢性腹泻 6 个月余就诊。自述近 2 个月来时有腹泻，每日 3~4 次，遇冷腹痛，里急后重，完谷不化，平素腰部怕冷，大便溏结不调，脘腹喜温喜按，喜热饮，舌淡苔白腻脉滑。辨证为脾肾阳虚证，治法当以温补脾肾，疏肝醒脾，处方：淫羊藿 15g、补骨脂 15g、山茱萸 15g、石榴皮 15g、防风 10g、白术 15g、白芍 15g、陈皮 10g、藿香 10g、干姜 10g、甘草 10g、砂仁 10g，7 剂；水煎服。2 诊：腹泻减轻，手脚发凉，加桂枝 10g，继服 14 剂。3 诊：腹泻大为好转，但气短、多汗，加党参 20g，浮小麦 10g，14 剂。经随访未复发而愈。

[韩金凤. 陈宝贵名老中医治疗慢性腹泻经验. 吉林中医药，2013，33（6）]

【诠解】脾运化功能障碍，致使脾胃气机升降失常，清浊失泌，治疗上当以重建脾胃生理功能为目的，陈老治疗慢性腹泻的遣方用药特色体现在清补兼施，重用风药，通涩相配，寒温并用，肝脾同调以达到脾胃生理功能重建，泄泻止，运化行。本方党参、白术、干姜温中补脾益气；白芍养血柔肝；防风、藿香、木香芳香醒脾，温燥化湿，祛风止泻；黄连苦燥厚肠；石榴皮酸温涩肠；全方共奏温中补虚，燥湿涩肠，祛风止泻之功。本方以温补脾肾阳虚为要旨，在痛泻要方的基础之上加淫羊藿，补骨脂温补脾肾而止泻，山茱萸补肝肾而收涩止泻，敛阳气入脾肾，石榴皮涩肠止泻，藿香化湿醒脾，砂仁化湿开胃，温脾止泻，干姜助淫羊藿、补骨脂温阳之力，甘草健脾而调和诸药，全方既温补脾肾又疏肝醒脾，补阳气而不忘收敛，止泄泻而兼以化湿，散肝郁而同顾醒脾，配伍传神，用药精准。

陈德润医案

（脾胃虚寒水饮内停证，补肾健脾温阳化饮停）

患者张某，女，43岁，自诉少腹痛20余年，稍吃荤则腹痛发作，如饮冷或受寒后，腹泻不止。腹痛伴肠鸣，呃气频频，大便时干时溏。其人神疲乏力，腰背酸痛，纳差，形寒怕冷，寐可，舌淡薄腻带浊，脉弦沉而无力。证属脾肾虚寒，水饮内停。治疗当以补肾健脾之法。方用：制附片4g、炮姜炭10g、白术10g、木香10g、黄连2g、细辛4g、姜半夏10g、青皮10g、陈皮10g、肉桂4g（后下）、补骨脂10g、延胡索10g、肉豆蔻10g。

[林智辉，赵聚山.陈德润主任治疗脾胃病经验举隅.南京中医药大学学报，2006，22（2）]

【诠解】此例病人病程已20年，形寒怕冷，腹痛泻多因受寒饮冷而作，伴纳差、腰酸、神疲、脉弦而无力等一派脾肾虚寒之象，而肠鸣辘辘、苔白浊又是水饮内聚的明证。故陈老用制附子、炮姜、肉桂、白术等温肾健脾之品，补骨脂和肉豆蔻又仿四神丸之意以大补脾肾阳气。另一方面又用细辛、炮姜、半夏合用，此仿仲景温化水饮之功。两法合用以求离照当空，阴霾自散。青陈皮、香连丸取其行气化湿以达"气行则水行"之意。"久痛入络"，患者病程已有20余年，故用延胡索以化瘀通络，并能止痛之功。

陈趾麟医案

（脾肾阳虚中气陷，温补脾气升清阳）

周某，女，32岁，教师。1997年秋季人工流产出血较多，出现头昏乏力，为早日康复，饮食增加营养，初起胃肠尚能接受，渐致饮食不香，腹部气胀，大便次数增多，每天3~5次，服黄连素可控制，多服之罔然。大便或有黏液，或如糊状，脐腹隐痛，肠鸣矢气便后腹部宽松，有时大便正常。如此迁延半年，经某县人民医院相关检查大便常规有脓球，大便培养数次均无致病菌生长，肠镜、全消化道造影示：结肠炎、肠功能紊乱；B超胆囊壁毛糙。住院2个月，经西药治疗，症状基本控制。出院后受凉、劳累仍有发作，饮食不香，夜寐不甜，精神疲乏，于2002年4月5日就诊于陈老。诊见：形体偏瘦，面少华色，检查肝脾未肿大，左下腹有压痛，大便常规无明显异常，血常规基本正常，血压：160/80mmHg，胃镜：浅表性胃炎。脉细软，舌苔薄。腹泻时间以上午为多，亦有黎明作泻，或进食后瞬即登厕排便，大便每天3~5次，甚至7~8次不等。大便有黏冻则伴腹痛；大便烂溏则无黏液，腹痛亦不明显。既往治疗西药以消炎为主，中药以通导为多。陈老认为，该患人流出血过多，血虚气耗，脾肾为伤；饮食厚味，化运不全，食滞内积。随着病程延长，久治少效，精神沮丧，肝气郁结，不疏脾土，化运无能，食湿阻滞，渐至脾肾阳气损伤，土德不及，水反为湿，谷反为滞，清浊相混，并趋于下，病情由实转虚，虚实相兼。湿热结于曲肠，攻之徒伤正气；脾肾阳虚，补之又有助邪之嫌，故随其所在而求之。先以香砂六君汤合保和丸健脾为主略加消运，药用太子参、炒白术、茯苓、陈皮、炙甘草、砂仁、木香、厚朴、山楂、神曲、谷芽、麦芽等煎服5剂，饮食增加，脘腹宽豁。约半月后因精神刺激而又发作，并胸胁发胀、口干不饮、肠鸣气胀，大便稀伴腹痛里急，每天3~5次，无黏冻，泻后缓解，脉细弦，舌苔薄，有肝强脾弱之征。方予痛泻要方合柴胡疏肝散，药用白术、白芍、防风、桂枝、柴胡、枳壳、川楝子、当归、枳实、陈皮、茯苓等煎服。服7剂，药后症状控制，仍感疲乏无力、气短。慢性腹泻5年，反复发作，脾伤气弱，执鞭工作，多言伤气，大气下陷，气不接续，用补中益气汤合升陷汤加减。药用黄芪、党参、白术、陈皮、茯苓、柴胡、升麻、桔梗、炙甘草、当归、葛根等煎服，颇感舒适。连服20剂，精神、饮食、睡眠均正常，大便每天1次，无腹部不适感，嘱服参苓白术丸。学期结束，工作繁忙，患者并无疲乏感，很为高兴而放松警惕，暑天不避瓜果生冷，且下水游泳，又发腹胀作泻，并有黎明急需登厕数次而安，发经旬日再诊。脉沉细，舌苔薄滑嫩，证为脾肾阳虚，火不暖土，方以理中、四神丸加减，温中暖肾，理气和血。药如党参、白术、干姜、炙甘草、茯苓、陈皮、桂枝、白芍、吴茱萸、肉豆蔻、补骨脂、乌梅、厚朴等煎服。服之腹泻控制而左侧少腹隐痛未消失，原方加当归、枳实、桔梗升降气机而和气血。又服 10 剂，诸症消除，但生活、饮食失宜偶有大便不实。为巩固疗效，秋凉后据以上治疗获效方药，并仿近贤南通朱良春仙橘汤、安徽胡翘伍姜莲养肠意为丸。药用党参、苍术、白术、桔梗、陈皮、茯苓、炙甘草、吴茱萸、干姜、骨碎补、当归、白芍、旱莲草、仙鹤草、黄连、防风、木香、砂仁、山药、扁豆、乌梅等研末，阿胶烊化合枣肉为丸，每服 10g，每天 2 次。2004年 3 月，陪同他人看病时诉：丸药服 2 个月后，迄今 1 年多腹泻未再发作，饮食旺盛，体质增强。

[刘华骅．陈趾麟治疑难病验案 3 则．新中医，2007，39（1）]

【诠解】患者慢性腹泻 5 年，反复发作，脾伤气弱，执鞭工作，多言伤气，大气下陷，气不接续，用补中益气汤合升陷汤加减。同时应用参苓白术散以健脾化湿，后因外感寒湿之邪，少阴寒中，脉沉细，舌苔薄滑嫩，证为脾肾阳虚，火不暖土，方以理中、四神丸加减，温中暖肾，理气和血。后又以健脾温肾、健脾渗湿之丸药巩固疗效，效果才能持久，此慢性腹泻历经多次诊治，终至痊愈。

乐德行医案

医案 1（脾胃亏虚成久泻，抑肝扶脾标本兼）

陈某，男，33 岁，汉族。自诉患慢性泄泻已七年余，时轻时重，日行 2~3次，精神疲惫，兼有腹痛及大便不爽。苔薄脉缓。乐老师认为久泻其本已虚，治疗本应扶正为主，但本例系年轻患者，兼有标实之症，治疗中应以治本为主，同时需要兼顾其标。用药：党参、炒白术、白芍、茯苓、陈皮、乌药、炮姜、防风、川连、木香、炙草。乐老师在方中以四君子汤治疗脾胃虚弱，以痛泻要方泻肝扶脾，加香连丸行气化滞。三方合参，标本兼顾，收到了极佳的治疗效果。患者在服用六剂药后，腹痛、大便不爽等症大减，又服六剂。三诊时原方中去川连、木香，加入补骨脂、肉豆蔻、五味子等温补脾肾之品。四诊时精神大振，食欲佳，大便成形，再拟原方连服 14 剂，病告痊愈。

（吐尔逊·娜依．乐德行治疗慢性泄泻经验探讨．新疆中医药，1995，1.）

【诠解】慢性泄泻，常见患者精神疲惫，面色姜黄，食欲不振，形寒肢冷，舌体胖质淡，脉细缓。主要是由于长期脾胃虚弱，生化无权而导致气血不足，久则成为脾肾阳虚。所以慢性泄泻多以本虚为主，治疗首当扶正。但临床中同时出现胸胁痞闷，腰痛腹胀，大便不畅，里急后重，甚者有脓血便等实证之症候。这是由于长期脾不健运，湿火内生，或是因为气机郁滞，湿从热化而致。乐老在治疗慢性泄泻中掌握扶正与祛邪兼顾的原则。强调以扶正为主，祛邪为辅，也就是治本为主，兼顾其标。对于脾胃虚弱患者常用益气健脾法，对脾胃虚弱兼有下焦湿热者，常以益气健脾法为主，化湿清热法为辅；本病案以四君为主方，同时搭配香连丸以健脾导滞。不但要顾及脾肾之本，还要注意虚中挟实，标本兼顾，方能奏效。

医案 2（脾肾气虚如水泻，温中固涩四神瘥）

王某，男，61 岁，军区退休干部。自诉脐腰隐痛，便泻如水，日行四至五次，纳不香，苔薄白。曾多次求治，连投数剂温化分利之剂，便泻仍然频繁，见证既无里急后重，泻后亦无脓血，唯苦肠鸣绕脐痛，且见小便短而泻如水。乐老师认为此症是寒气客于腹内，脾虚延及肾阳。故改用温中固涩法，补火以暖土也。方用"四神丸"加味。药用熟附片、补骨脂、肉豆蔻、吴茱萸、五味子、肉桂末、炒山楂、乌梅肉、诃子肉，仅服药 7 剂，泻停痛止而愈。

（吐尔逊·娜依. 乐德行治疗慢性泄泻经验探讨. 新疆中医药，1995，1.）

【诠解】温补脾肾、涩肠止泻原为治疗慢性泄泻之常法，但在运用中须辨明病情属虚寒久泻，治疗亦可使用，本病案患者脐腰隐痛，便泻如水，日行 4~5 次，纳不香，苔薄白，乐老辨证为寒气客于腹内，脾虚延及肾阳。故改用温中固涩法，补火以暖土也。方用"四神丸"加味；灵活应用通利及固涩等法。故而泻停痛止。

施奠邦医案

（脾胃阳虚成久泻，温中助阳兼固涩）

王某，男，43 岁，2000 年 12 月 1 日初诊。大便溏泻、胃痛反复发作近十年，现大便稀溏，每日 3~4 次，不成形，便前腹痛，腹痛即泻。胃脘胀满明显，胃痛不著，畏寒，食欲较振，嗳气频频，舌质淡红，舌苔薄白，脉沉细。施老认为此患者脾虚不运，能纳而不能运，其病在脾。治法：扶助脾阳止泻，胀满减轻后可用活血通络之品止胃痛。理中汤加味：党参 12g、炒白术 12g、干姜 6g、炙甘草 6g、茯苓 12g、黄连 6g、法半夏 12g、草豆蔻 6g、丁香 4g、木香 10g、青皮、陈皮各 6g、白芍药 12g、香橼皮 10g、吴茱萸 6g、益智仁 6g。1 周后二诊，述大便每日 1~2 次，多为成形便，便前腹痛亦减，但时有胃痛。舌脉同前。二诊处方于上方中去丁香、青皮、香橼皮，加丹参 30g，砂仁 5g，檀香 3g，活血行气止痛。继服 2 周后泄泻、胃痛均愈。

［张晋，曹玉璋．施奠邦辨证论治泄泻的临证思路．上海中医药杂志，2007，41（7）］

【诠解】本病案系脾虚致胃气不调而上逆，故见嗳气频频。脾虚不升清，大便较多且溏。辨脏腑：脾虚，肝木乘之，故见小腹痛，痛则泻，肝实脾虚则痛泻。畏寒之症为虚寒。不喜饮，喜暖，便溏，为脾胃阳气不足。胃痛有因气血之不同，初病在气分，久痛入血。此患者胃痛时长，故痛在血分。方选理中汤加减，方中人参、白术、茯苓温中健脾渗湿止泻；干姜、黄连、法半夏苦辛通降，黄连取其苦降反佐并燥湿止泻；丁香降胃气之逆；草豆蔻行气消胀止痛，治疗痞满、疼痛；白芍味酸敛肝，柔肝，配合吴茱萸制肝，使肝不乘脾；则此案例效果显著。

李振华医案

（脾阳虚弱成水泻，重用山药温中阳）

患者，男，28 岁。一年多来左上腹不适，伴腹泻，呈稀水样，几近"食后即泻"，每逢饮食不节及着凉后泄泻可达每日十数次，时感恶心，纳食尚可，舌胖，有齿痕，苔花剥，脉沉细。诊断：慢性腹泻。中医诊断：泄泻。辨证：脾阳虚弱。治法：甘温运脾，缓急止泻。处方：北沙参 15g、太子参 20g、白术 15g、生薏仁 30g、茯苓 30g、扁豆 15g、山药 60g、莲子肉 10g、桔梗 6g、木香 10g、防风 10g、白芍 15g、苏叶 10g、柴胡 10g。上方进 7 剂后，腹泻和进食的时间间隔延长约 1 个小时左右，次数亦有所减少，原方加减调理 2 个半月而获全效。停药后嘱患者在家自行熬食山药粥以资调补。

［闻斐斐．李振华教授运用治泻九法验案举隅．环球中医药，2013，6（4）］

【诠解】患者中焦空虚，无力缓存，粮谷无可羁留，悠忽下行，呈现出急速下趋的病势，使腹泻立发于饮食之后，如畅通之江渠。方以甘淡平和之参苓白术散加减而补益脾胃、渗泄水湿，重用山药，用量达 60g，并于停药后粥食山药，即李中梓所谓"甘能缓中，善禁急速，且稼穑作甘，甘为土味，所谓急者缓之是也"。药后中焦固缓自能化五谷为精微，并行糟粕而出。李老于方中用防风和白芍，寓痛泻药方之意，是甘缓之外又加用了酸收及风药胜湿之意。因为甘缓法针对的病变脏腑不只在脾，亦在肝，病势之急不只因虚而急，亦可因肝气而急。脾胃虚弱易招"木来克土"，既使脾胃如常，急迫之肝气也易克伐脾胃。临床应用甘缓之法时，往往合用酸收法。

施延庆医案

（脾胃气虚中气下陷，健脾举陷针灸兼施）

陆某，女，46岁，教师，1995年4月11日初诊。4年前因食物中毒上吐下泻，经住院治疗后，症状基本好转出院，尔后遇劳累辄发腹痛便泻，服用抗生素等药物控制症状。近2年来工作繁忙，泄泻反复发作，时脘腹不适，经本地医院作胃肠道造影，诊断为过敏性肠炎，服用多种抗生素及中药等治疗，效不显。近半年来，腹痛隐隐，大便溏、少挟黏液，排便次数增多，神情疲惫，纳少食呆，形体渐现消瘦，时现小腹胀坠及脱肛，大便培养及常规检查多次均为阳性。舌质淡，苔中腻，脉濡细。证属脾胃气虚，运化无权，中气下陷。治拟益气健脾，升胃举陷。穴取脾俞、中脘、气海、天枢、内关、足三里。行捻转补法。针后，气海、天枢、足三里施隔姜灸5壮，百会穴施麦粒灸3壮。隔日1次，10次为一疗程，上法经一疗程治疗后，腹泻减半，腹痛已止，胃纳渐增，继续治疗第2疗程结束时，大便已成形，日1~2次，面色转润，体重增加2kg。嘱用艾条温和灸足三里30分钟，随访1年，未见复发。

[许慧娟．施延庆主任医师治疗疑难杂症举隅．中国针灸，1998,（10）]

【诠解】《素问·阴阳应象大论》曰："清气在下，则生飧泄。"本例属脾胃虚衰，清气下陷而久泻不止。取脾俞、中脘、内关、足三里、天枢补脾健胃，调理胃肠，以扶中土；气海、百会以荣养脾气，举下陷之阳。全方补益中气，升运脾阳，冀清气上升，而泻得愈。

张沛忠医案

（脾胃亏虚运化失健，健脾燥湿治病求本）

罗某，男，9个月，2004年4月18日初诊。腹泻半月余，解黄色稀便每天1次，量不多、时有泡沫，无黏液脓血，无口渴，尿量尚可，精神、睡眠正常，纳食稍减，舌质淡红、苔薄白微腻，指纹淡紫至风关。证属脾胃湿盛，运化失健，治以燥湿运脾，升阳除湿。处方：柴胡、防风、羌活、苍术、泽泻、猪苓、车前子各4g，当归、青皮、厚朴各3g，芡实6g，益智仁5g。每天1剂，水煎，分服。服 3 剂，泄泻止而愈。

（赖秋香. 张沛忠老中医治疗小儿久泻经验介绍. 新中医，2006，3.）

【诠解】小儿久泻关键在于脾胃功能障碍，升降失常，清浊混淆。故以疏畅气机、调和脾胃燥湿运脾、消食导滞为治疗基本法则。治病必求于本，故常用苍术健脾化湿之品，旨在扶脾祛邪，促进脾胃运化功能恢复。羌活、防风、柴胡、当归等疏肝和脾，升阳除湿，健脾止泻。青皮、厚朴消导不伤正开胃悦脾、清肠祛邪。常加泽泻、车前子、猪苓等利水而不伤阴之品，对于寒热错杂、脾胃虚寒者，选加肉豆蔻燥湿、温中、行气。

朱良春医案

（脾虚不运湿热恋，健脾和胃湿热清）

陆某，女，53 岁，教师。于 5 年前患急性菌痢之后，稍有饮食不节或受寒凉即腹痛腹泻，大便日行 10 余次，常肠鸣不舒。曾在本院作乙状结肠镜检查，提示为慢性结肠炎、肠痉挛，叠进中西药物无效。初诊：面色萎黄，神疲乏力，形体消瘦，纳呆肠鸣，大便溏泄，日行 10 余次，夹有黄色黏冻，无里急后重。舌苔薄腻，舌尖红，脉细。证属脾虚不运、湿热逗留。治宜健脾运中、渗化湿热以调肠道，方取仙橘汤加减。药用：仙鹤草 3g、桔梗 10g、生地榆 12g、白槿花 12g、炒白术 12g、炒白芍 15g、诃子肉 12g、乌梅炭 10g、广木香 6g、甘草 4.5g。二诊：服药后，大便软溏，日行 2~3 次，黏冻已明显减少，精神渐佳。舌苔薄腻，脉细浦。既获效机，守方不变。嘱服上方 14 剂，以巩固疗效。三诊：服药 14 剂，大便基本正常，唯稍受寒后尚有便溏，日行 1~2 次，无黏冻。大便常规检查，无异常发现。乙状结肠镜复查，除偶见部分黏膜充血外，原有的炎症已消失。患者纳食增加，腹痛已除，精神振作，能正常从事工作。舌淡红苔薄，脉细。湿热已化，但体虚未复，续当培益，以善其后。

（朱建华. 朱良春老中医治疗慢性痢泻经验. 中医函授通讯，1993，5.）

【诠解】本案例病机属虚不运、湿热逗留；仙鹤草为止血之要药，但其止中有行，兼搜长活血、治痢，则鲜为人之。朱老认为，仙鹤草味苦、辛而涩，涩则能止，辛则能行，是以止涩中寓宣通之意。桔梗不是取其升提之功，而是用其排脓治痢，凡泻痢大便溏薄、夹有黏冻者用之效著。白术、木香，健脾调气；白芍、乌梅、甘草，酸甘效阴，善治泻痢而缓腹痛。对于慢性泄泻，因脾气已虚、肠间湿热又未清，故在补脾扶正方中参用白槿花以泄化湿热。槟榔本为散结破滞、下泻杀虫之药，朱老认为，用少量则善于行气消胀，对痢疾、泄泻而腹胀较甚者颇有功效。综观全方，健脾运中、渗化湿热、标本兼顾，效果卓著。

赵荣莱医案

（脾虚湿盛清浊相混，健脾渗湿止泻安神）

患者，男，39岁，就诊日期：2003年3月6日，主诉：腹泻5年，常因劳累诱发，便溏，3~5次/日，伴脘腹胀满，纳呆，乏力，失眠，舌淡苔白厚，脉细。实验室检查：血、尿、便常规及肝肾功能未见异常，胃镜：慢性浅表性胃炎，结肠镜未见异常。中医诊断：泄泻，西医诊断：IBS肠易激综合征，辨证：脾虚湿盛，立法：健脾渗湿止泻，佐以安神，方药：党参10g、苍术15g、白术15g、茯苓10g、山药15g、生黄芪15g、补骨脂15g、乌梅10g、炒枣仁15g、夜交藤15g。患者服药7剂而愈，未再复发。

（邓晋妹．赵荣莱教授从肝脾肾论治慢性腹泻经验．中国中西医结合消化杂志，2011，1）

【诠解】患者因久病之后，脾胃虚弱，脾失升运，清阳不升，运化无权，水湿不能运化，清浊不分，混杂而下，故见腹泻，便溏，遇劳而发，脘腹胀满，纳呆，乏力等症，舌淡苔白厚，脉细亦为脾虚湿盛之象，故治以健脾渗湿止泻为主，患者很快治愈。

二、寒热错杂

熊继柏医案

（寒湿停滞虚实错杂，连朴饮加味标本兼顾）

欧阳某某，男，65岁。因便溏泻不愈5年而于2001年4月7日初诊。患者便溏不爽反复发作已5年，曾服藿香正气丸、保济丸、黄连素片等，疗效均不满意。现大便溏泻，每日3~4次，便中夹有白色黏液，排便不爽，伴左下腹痛，腹胀明显，嗳气、矢气则舒，舌红，苔薄黄，脉数。原有胃溃疡、慢性结肠炎及痛风病史。拟连朴饮加味：黄连5g、厚朴30g、广香6g、槟榔、法夏、石菖蒲、乌药各10g，官桂皮3g，7剂。2001年4月14日二诊：大便已成形，大便中有少许黏液，大腹仍胀，矢气则舒，舌稍红，苔薄，脉数。改拟木香导滞丸化裁：广香 6g，厚朴、茯苓各 15g，槟榔、枳实、黄芩、神曲、炒白术、泽泻各 10g，生大黄 2g，黄连 4g，7 剂，2001 年 4 月 21 日三诊：腹泻腹胀已止，改治痛风。

（杨维华. 熊继柏教授从寒热错杂辨治脾胃病经验. 湖南中医药导报，2003，6.）

【诠解】此例患者大便溏泻，每日 3~4 次，便中夹有白色黏液，为寒湿下趋肠道，排便不爽，左下腹痛，腹胀明显，嗳气、矢气则舒，舌红，苔薄黄，脉数，乃寒湿久郁而有化热之象，属寒热错杂之泄泻，故取寒温并用之法，用芩连之苦寒以清湿热，用厚朴、广香、槟榔、法夏、石菖蒲、乌药等以辛香散寒化滞，乌药、官桂皮以温中。诸药合用，温中散寒化湿，清热导滞止泻。治法病机，丝丝入扣，故获显效。

连建伟医案

（寒热错杂久泻证，去除顽症乌梅丸）

安某，男，33 岁，嘉兴人。2009 年 8 月 2 日初诊：2 个月来大便溏薄，左关小弦，右脉沉，舌苔薄黄腻边有齿痕，从寒热错杂治。药用：乌梅 12g、川椒 5g、北细辛 3g、制附子 6g、桂枝 6g、党参 20g、炒当归 10g、川黄连 3g、川黄柏 5g、炮姜 5g。14 剂。2009 年 9 月 20 日二诊：前方连服 42 剂，大便已正常，现左关脉弦，右脉沉，苔薄黄腻边有齿痕，再守仲师法。守方 21 剂。2009 年 10 月 25 日三诊：大便已正常，均成形，日一二行，现左关略弦，右脉沉，舌苔薄黄腻，再守仲师法。守方炮姜改为 6g，川黄柏改为 3g。21 剂。患者服药后，自觉效果良好，故连进 42 剂。二诊诊得其左关脉仍弦，右脉仍沉，苔薄黄腻边有齿痕，说明病根未除，故用乌梅丸原方守方再进 21 剂。三诊患者大便已成形，诊其脉，左关略弦，右脉沉，舌苔薄黄腻，主脾胃虚寒、肝有郁热之病机未除，故仍用原方加减，效果显著。

（连建伟. 经方医案存真. 辽宁中医药大学学报，2011，8.）

【诠解】2 个月余来大便溏薄，说明病程已久，左关小弦主肝有郁热，右脉沉主脾胃有寒，舌苔黄腻乃热郁于内，边有齿痕乃久病气血亏虚。故从寒热错杂考虑，用乌梅丸原方治疗。仲景本用乌梅丸治疗蛔厥，然其方后有"又主久利"四字。此"久利"是寒热错杂所致，纯寒、纯热、纯补之方药均不能愈此"久利"，而应用乌梅丸温中补虚、清热止利。效果卓著。

施奠邦医案

（寒热错杂久泻证，半夏泻心苦辛开）

李某，男，河北人，56 岁，2002 年 3 月 14 日初诊。近 15 年来大便不成形，经常胃胀，平素恶食生冷，怕冷、烧心、心烦、失眠，舌苔薄腻，脉弦滑。此患者心脾不足，寒热错杂致胀满、溏泻及失眠。故治疗宜调养心脾，归脾汤合半夏泻心汤加减。处方：炙黄芪 20g，党参 12g，炒白术 12g，茯苓 12g，炙甘草 6g，广木香 10g，炒枣仁 15g，远志 6g，黄连 6g，半夏 15g，干姜 6g，陈皮 6g。方中黄连、半夏、干姜，取半夏泻心汤苦辛通降之意，"胃不和则卧不安"，治疗失眠，半夏用量宜大，可达 15~25g，如治疗呃逆、胀满 10g 即可；加用茯苓又有二陈汤和胃化痰之意；远志、炒枣仁、黄连治疗失眠。

[张晋 . 施奠邦辨证论治泄泻的临证思路 . 上海中医药杂志，2007，41(7)]

【诠解】本病案患者大便不成形，胃胀，恶食生冷，舌苔薄腻，脉弦滑。此患者心脾不足，寒热错杂；故治疗宜调养心脾，大便不成形，纳少，可知病在脾胃；心烦、失眠、脉弦滑，有心血不足之象。胃脘胀满，恶食生冷，偏虚寒；又见烧心、心烦等热象，即寒热错杂。脾胃不足，脾阳虚而怕冷恶食生冷。脾气不足，同时心血亦不足。寒热错杂，可用半夏泻心汤，归脾汤以补养心脾气血。效果卓著。

三、湿热内蕴

熊继才医案

（湿热积滞扰乱肠道气机，木香导滞祛湿调畅气机）

患者，女，50 岁。1986 年 5 月就诊。患者自诉：1970 年间，其家庭生活条件艰苦，饮食生冷饥饱无节，遂患泄泻兼腹痛的病证，持续发作达半年之久，经多方治疗始愈。但不久后或遇天气骤变，或饮食过饱，或食辛辣之物，或进生冷及油腻之品，则必触发，发则大便泄泻，腹中胀痛。延医用药，多为黄连素、氯霉素之类，服后痛泻即可止。然仅过旬日又发，如此数年，其发作愈加频繁，每月约发 3~4 次，春夏秋冬几乎无有间断，不得不经常自备黄连素、香连丸等随身携带服用。并先后 5 次住院治疗，其间也曾多次请中医治疗，亦未获显效。今年入夏以来，症状明显加重，大便泄泻，每日轻则3~4次，重则7~8次，自觉大腹胀满，隐隐作痛，每于食后胀痛明显，欲其转矢气而胀痛才得以松缓，并且泻而不爽，所下粪便稠黏，每便之后都要刷洗厕肛，其粪始去。曾去医院做过数次大便检验，均未发现痢疾杆菌。患者饮食日见减少，精神日见衰弱，口中时苦时腻，脘腹时觉痞满，嗳气、矢气常作。视患者，其大腹较为胀满，按之觉痛，形体颇瘦，舌红苔垢腻而黄滑，脉滑。据脉症分析：病属湿热积滞的泄泻腹痛证，治必清其湿热，去其积滞，方可止其泻，除其痛，乃拟木香导滞丸加厚朴，作汤剂服之。处方：广木香6g、槟榔10g、大黄6g、枳实（麸炒）15g、神曲15g、茯苓10g、白术（炒）10g、泽泻6g、黄连5g、黄芩6g、厚朴10g，嘱服5剂。次诊：患者自诉服药后便泻爽快，次数减少，每日2~3次，腹中胀痛明显减轻。察其舌腻苔亦已减退，其脉仍滑。药已对证，施以原法原方，再进6剂。三诊：泄泻基本控制，大便时溏，腹中已不觉，饮食增进，舌苔转为薄腻，脉滑。取效明显，根治，乃拟原方作丸剂，缓缓服之。处方：广木香30g、槟榔60g、枳实60g、大黄30g、茯苓60g、泽泻30g、厚朴60g、白术60g、黄芩40g、黄连30g、神曲50g。合碾细末，和蜜为丸如黄豆大，每服20~30丸，早晚用开水送服。约服月余，其泄泻腹痛基本痊愈。四诊：时过半年，病人复来求诊，谓泄泻腹痛之病并未复发，但逢饮食稍多之后，便觉腹中微微胀闷不舒，大便或时而溏泻1~2次。视其舌红苔薄腻，脉缓。此乃脾气尚虚，滞犹未尽之征，改拟岳氏加减资生丸，仍制丸剂服之。处方：党参50g、炒白术50g、茯苓50g、甘草20g、砂仁30g、陈皮30g、桔梗30g、扁豆50g、怀山药50g、莲子肉30g、薏苡仁50g、芡实50g、炒麦芽50g、神曲50g、炒山楂50g、鸡内金50g、白豆蔻30g、藿香30g、黄连20g。又过半年，患者约见，谢曰："病已痊愈，未见复发。"数年后余复追访，言其病确未再发。其人精神饱满，饮食正常，大便正常。10余年的病疾得以根治。

[熊继柏. 泄泻腹痛反复发作十余年. 中国社区医师, 1993,（2）: 25-26.]

【诠解】"暴泻多实，久泻多虚"这是指一般情况而言。若患者素体不足，虽非久泻，亦可为虚证，或暴泻过度，造成津脱阳衰，更为虚证。又若久泻患者，虽则体质已虚，但却感受邪气，伤于饮食，邪留不去，则为实证，或虽久泻，而腹中宿有积滞未去，亦为实证。因此泄泻不论新久，皆有虚实之辨，决不可一概而论。泄泻而兼腹痛，其病位显然在肠胃，《内经》指出："六府者，传化物而不藏。"以肠胃言，则主司食物的传导致糟粕的传泻。如果传导失职，不通则病，故凡肠胃间病，诸如呕吐、泄泻、腹痛等疾，既使病程颇久，亦不可忽视实证。本患者泄泻已达 10 余年，无疑正气亏虚，故形瘦体倦。然其症见腹中胀痛，按之不舒，反欲矢气得缓，且大便泻而不爽，挟带黏液，这些都是实象。尤其是舌苔垢腻而黄滑，更表明腹中定有湿热、积滞。又泄泻脉滑亦属实象，由于患者表现了这些实证特点，所以尽管他是久泻，也要断定为实证。木香导滞丸功在消导积滞，清利湿热。木香导滞丸用治泄泻，法在通利去邪，因势利导，故其泄泻不论久暂，一定具有湿热、积滞的证候特点，一定属于实证。湿热挟滞胶着肠道，并非一次性攻下就可以使邪气尽去，故诸承气汤皆非所宜。当以缓缓荡涤之法，持续服药，邪去而正安，方可图其根治。

陈意医案

（湿热积滞肠腑不化，燥湿化痰理气和中）

患者，男，45 岁，大便每日 3～4 次，稀溏而不爽，伴有腹痛，脘闷食少，小便短黄，苔黄腻，脉细滑。药用不换金正气散、香连丸、痛泻要方加减：藿香 12g、制香附 12g、砂仁 6g、苍术 12g、厚朴 12g、茯苓 12g、姜半夏 12g、陈皮 12g、防风 12g、炒木香 12g、车前子 15g、马齿苋 15g、黄连 6g、乌药 12g、神曲 12g、延胡索 12g。

（李艳波. 陈意教授治疗泄泻的经验. 浙江中医药大学学报，2011，1.）

【诠解】此证属于湿热泄泻，兼有气滞之象。"热清而湿难除，湿非温不化"，陈老治疗湿热泄泻常用苦温燥湿药加苦寒药加消导行滞之药。治疗中，不换金正气散燥湿化痰，理气和中；黄连苦燥湿，清热利湿；木香辛，行气，温脾，气行而滞去，与黄连一寒一热，有济之妙；香附、防风、乌药、延胡索，行气止痛；车前子渗湿止泻，所"利小便所以实大便"；马齿苋清热解毒止泻；神曲、砂仁理气和中。服 7 剂后收效。

王自立医案

（肠道湿热气血不和，清热燥湿气血调和）

白某，男，40 岁，2012 年 6 月 26 日首诊，因饮食不洁后出现大便稀溏，排出不畅，夹有黏液，1 日 2～3 次，平时手脚心发热，疲乏无力，晨起口苦，纳可，寐安，小便正常，舌淡胖，苔薄白略腻。老师辨证为泄泻，肠道湿热证。治以清热燥湿，调和气血。方药：当归 10g、白芍 10g、木香 10g、槟榔 10g、黄芩 10g、黄连 6g、大黄 1g、石菖蒲 15g、麦芽 15g、焦山楂 15g、马齿苋 30g、苍术 15g、厚朴 10g、甘草 5g、生姜 3 片。7 剂，水煎分服，1 日 1 剂。服 7 剂后 2012 年 7 月 27 日二诊：患者自诉大便黏液已除，舌根仍腻，老师在上方基础上加大祛湿之力，加山药 30g，薏米 30g。2012 年 7 月 26 日三诊：自诉于昨日食寒凉之品后，大便稀，但较前明显好转，舌淡红，苔薄黄。老师减当归、白芍加砂仁 10g，茯苓 15g 以行气健脾祛湿。

（李初谊. 王自立运用祛湿法治疗脾胃病验案. 四川中医，2013，6.）

【诠解】泄泻主要是湿热蕴结肠中，与气血相合，损伤脉络，酿为脓血，则见大便夹有黏液，湿热不去，泄泻难愈，湿阻之为病，多因饮食失节，损伤脾胃，运化失调，湿浊内生，阻滞气机，饮食劳倦则伤脾，然胃肠积滞与湿热搏结，湿盛则濡泻，无湿不成泻，然而湿易于从阳化热，从阴化寒。泄泻之病即为从阳化热，湿热与气血相互搏结于肠道，所以临证之时，不宜单用解表或过用苦寒及辛燥之剂，而宜用芳香化湿和中之剂使湿从中化，内外分消，邪解湿去而正不伤。用芍药汤清利肠道湿热。方中黄芩、黄连清热燥湿解毒为君，白芍养血合营、缓急止痛，配合当归养血和血，体现了"行血则便脓自愈"，木香、槟榔行气导滞，"调气则后重自除"；此病的治疗上，气血并重，但更注重调气，使气行则血行。

乐德行医案

（湿热内蕴肠络伤，葛根芩连湿热清）

范某，男，48 岁，建设厅干部。患者泄泻不止，腹痛腹胀持续数月不止，并伴有里急后重，黏液便。曾在外院多方求治，服用痢特灵、黄连素、人参健脾丸等药物治疗，收效甚微，患者痛苦不堪，后经友人介绍来我所门诊治疗。乐老师诊后认为患者系湿热瘀滞内结之症，单用健脾益气法，只能补而滞邪，加重湿热内结之象。故予以通利法。用药：葛根、黄连、黄芩、桃仁、木香、防风炭、白芍、生白术、生草、赤芍。乐老师在上方中用葛根芩连汤合痛泻要方同用，并加入活血化瘀之品。如桃仁、赤芍等，清热行气、利湿化瘀。患者服上方 6 剂后，诉腹痛腹胀等症明显缓解。原方奏效，再进 6 剂，腹胀腹痛、里急后重及黏液便均消失。改用标本兼顾法，在原方中去黄连、黄芩、防风炭，加入健脾之品，如陈皮、白术等，坚持服用 18 剂后痊愈。

（吐尔逊·娜依. 乐德行治疗慢性泄泻经验探讨. 新疆中医药，1995，1.）

【诠解】慢性泄泻由于长期脾胃运化失健，而常兼有气滞、食积、血瘀、湿阻等症状，因此治疗中应祛其积滞、瘀阻，调理气机，故在治疗中就应用通利法。"通可去滞"，正如《类经》中所说："火热内蓄，或大寒内凝，积聚留滞，泻利不止；寒滞者以热下之，滞者以寒下之，此通因通用之法也。"

刘海峻医案

（阳明热盛热结旁流证，承气汤急下存阴）

吴某，男，20岁，2005年5月29日初诊。发热10余天，伴腹泻。诊见：壮热，体温：39℃，下利稀薄黄水便，昼夜5~6次，口臭甚，烦躁不宁，入夜则谵语，舌苔黄腻，脉沉实有力。前医曾用石膏、生地黄、石斛、茯苓、连翘等清胃养阴之品，病势不减。证属阳明热盛，热结旁流。治以清泄阳明，急下存阴。方以大承气汤加味。处方：大黄12g、玄明粉、枳实各9g、厚朴6g、瓜蒌仁10g。每天1剂，水煎服。服2剂，诸症悉减，前方用量减半，加连翘10g，炒栀子9g，以清泄里热。续服2剂痊愈。

[刘石茸. 刘海峻老中医运用承气汤验案4则. 新中医，2007，39（6）]

【诠解】张仲景曰："下利而谵语者，有燥屎也，宜小承气汤。"本例患者高热，伴泻稀薄黄水便，乃热结旁流之象，口臭为阳明胃腑热盛之征。治以釜底抽薪，以泻热通腑法，通因通用，荡涤邪热积滞，故数剂而愈。

李振华医案

（脾胃湿热肠络伤，黄连温胆化湿浊）

患者，女，62岁。腹泻伴恶心呕吐3个月余。恶心时吐，大便频数质稀，一天5~6次，排便不畅，肛门灼热感，舌红，苔黄腻，脉滑数。诊断：腹泻。中医诊断：泄泻。辨证：脾胃湿热。治法：清热利湿，和胃止泻。处方：紫苏叶10g、黄连10g、黄芩10g、陈皮10g、清半夏10g、枳壳10g、竹茹15g、生甘草10g、生姜10g、杏仁10g、瓜蒌皮12g、木香10g、焦槟榔10g。上方进7剂，恶心呕吐基本消失，大便次数明显减少，一天2~3次，原方加减调理2周后痊愈。

[闻斐斐. 李振华教授运用治泻九法验案举隅. 环球中医药，2013，6（4）]

【诠解】本案为内伤脾胃湿热证，湿热蕴积，化腐蒸秽，火性急迫，湿邪黏腻，致便频不畅，身感苦灼。处方以黄连温胆汤加减，以黄芩、黄连荡涤湿热。

患者排便频数而不畅，可见肠腑气机壅滞，故借杏仁、瓜蒌皮和槟榔、木香等药疏利肺肠气机，并推湿热之邪从下而出。诸药合用，使热清泻止。运用寒性药物以清除体内居于脏腑或弥漫三焦的热邪，以治疗热性泄泻，多见于外感病。李老在运用此法时，佐以疏利二便或解表透热等法给体内的郁热以外出之机，使热邪里外分消以迅速达到疗效。运用清凉法时应注意中病即止，避免过用苦寒而戕伐脾胃阳气，致热未清而阳已伤，进而加重泄泻。另外，临床更为常见的是内伤脾胃湿热证，治疗上就不能单独使用清凉法，应注重使用健脾利湿法。

四、食滞肠胃

郭铁医案

（食滞肠胃泄泻证，泻下通腑气机通）

王某，女，70岁。2011年3月12日就诊。患者因患脑胶质瘤，在外院手术后住院2月余。术后1周出现泄泻，每日8~9次。在外院服用黄连素片、氟哌酸、易蒙停半月余，服用中药补中益气汤、参苓白术散、真人养脏汤加减20余剂无效。入院时：神清，营养差，不思饮食，左侧半身不遂，面色萎黄，口淡不渴，每天大便6~7次，稀溏黏腻，左下腹触及硬块。舌淡苔薄白，脉迟滑。辨证：食滞肠胃。治法：泻下通腑。处方：大黄12g，芒硝6g，厚朴10g，枳实10g。2剂，日1剂水煎分2服。服中药后，患者第1日腹泻10次左右；2剂后减少至2~3次，再服用保和丸2剂，参苓白术散3剂，大便正常。

（郭铁. 通因通用法治疗顽固性泄泻验案2则. 江苏中医药，2012，3.）

【诠解】 久病易导致气血亏虚，脾失运化，中气下陷。患者连续以益气固涩之法，反致积滞不去，气血不生。"下利脉反滑，当有所去，下之乃愈，宜大承气汤"。里热不清，燥屎不除，则病无转机，故以大承气汤釜底抽薪，急下存阴，使塞者通，闭者畅，里热积滞得以荡除。通因通用，先祛邪，后扶正，则泄泻好转。

李振华医案

（食滞胃肠泄泻证，行气导滞化消积）

患者，女，43岁。半月前连食肥甘，近几日大便频急，一天3~4次，量少质黏，臭秽难闻，口中黏腻，腹部胀满，纳食减少，舌红，苔白腻，脉细涩。诊断：腹泻。中医诊断：泄泻。辨证：食滞胃肠。治法：行气导滞，化腐消积。处方：焦六曲 12g、焦山楂 12g、槟榔 15g、莱菔子 10g、茯苓 10g、法半夏 10g、连翘 10g、炒山栀 10g、香附 10g、川芎 10g、苍术 15g、佩兰 10g、生大黄 6g。上方 4 剂症状基本消失，服完 7 剂症状痊愈。患者欲再进 7 剂汤药以巩固疗效，李教授嘱其饮食将息即可。

［闻斐斐．李振华教授运用治泻九法验案举隅．环球中医药，2013，6（4）］

【诠解】本案患者缘于恣食肥甘而起病，致使脾胃纳运失常，湿热食积滞于中焦，下迫大肠，故欲出不得，而便频量少，壅塞气机而见腹痛腹胀。处方以越鞠保和丸加减，畅通腑气，使泻痛愈，此乃李中梓"随证祛逐，勿使稽留"是也。疏利法是指通过运用行气攻逐药物以驱除体内郁阻之实邪而治疗泄泻的方法，即"实者泻之""通因通用"之谓也。所用药物多药性峻烈，临床运用此法时关键是要掌握好适应证，必有实可攻方可用之，病程短者宜中病即止，虚实互见者宜先攻后调，勿使伤及正气，同时注意饮食调养。

五、肝脾失调

陈意医案

（肝脾不和气机失调，六君痛泻理脾疏肝）

罗某，男，22 岁。患者大便稀溏，情急即作，腹痛而泻，此况迁年。舌红、苔薄白，脉细。证属肝脾不和，气机失畅，中运无权。治宜疏肝运脾。方选香砂六君合痛泻要方加味。处方：炒党参、白术、茯苓各 15g，陈皮、煨木香、姜半夏、煨肉果、炒防风、香附各 12g，炒白芍、车前子（包）各 30g，砂仁（后下）、蔻仁（后下）、甘草各 6g。7 剂。每日 1 剂，水煎分 2 次服。患者服药后大便次数有所减少，腹痛减轻。考虑泄泻日久，形体消瘦，睡时口溢清水，脾胃虚寒为本。治宜温调脾肾。遂以附子理中合四神丸调治。处方：熟附片 10g，党参、煨肉果、补骨脂、五味子、炒白术、茯苓、山药各 12g，干姜、炙甘草、公丁香、阳春砂（后下）各 6g，吴茱萸 3g，红枣 15g，7 剂。服法同前。药后自诉有效，现偶泻，腹隐痛，喜按，怕冷，寐中流涎缓解，肠鸣较甚。此时脾健而阳复，故依原方法再进 7 剂，以守其效。服药后中州和畅，痛泻匿迹。

（孙海燕．陈意验案三则．浙江中医杂志，2011，8.）

【诠解】此患乃慢性泄泻，非盲用固涩或死守分利可效。然治从何脏，仍当详辨。腹痛即泻，乃肝脾不和也；口溢清水，为脾肾阳虚也。细审病家所苦，蛛丝由此显迹，乃肝脾不和，脾肾阳虚，故遣方用药初从肝脾着手，继转向脾肾；先以疏利，后予温运，环环相扣，切中病机。品读此案，甚为工巧，犹江南庭径，彼岸景近，欲达一步之隔，竟尽赏九曲之秀。

李振华医案

（脾虚肝乘中气下陷成久泻，益气升提疏肝兼挽舟）

患者，女，60岁。2年前因肠脂肪瘤、肠套叠行小肠部分切除术，此后长期腹痛腹泻。大便不成形，每日3~4次，晨起肠鸣，伴下腹持续性隐痛，发作性加重，肛门及尿道下坠，平素畏寒。舌淡红，苔薄腻微黄，脉沉而弦。诊断：小肠部分切除术后。中医诊断：泄泻。辨证：脾虚肝乘，中气下陷。治法：益气升提，疏肝理脾。处方：党参30g、生黄芪30g、白术15g、大枣10g、柴胡10g、升麻10g、葛根12g、防风10g、枳壳10g、白芍30g、炙甘草10g、黄连6g、黄芩10g、炮姜10g、吴茱萸5g、延胡索20g。上方进7剂后，患者自诉大便已基本成形，便次减少，腹痛减轻大半，原方加减调理3个月余，大便成形，腹痛基本消失，随访3个月未再复发。

［闻斐斐. 李振华教授运用治泻九法验案举隅. 环球中医药, 2013, 6（4）: 290-292］

【诠解】本案患者手术之后，加之病程日久，致使中气虚弱，升提无力，转而下陷，致大便稀溏，肛门重坠。处方乃是以补中益气汤加减，在党参、黄芪、白术健脾益气的基础上，加强了升提药的运用，故在升麻、柴胡之外，又用了葛根、防风等药。患者腹部持续隐痛，阵发加重，且伴有肠鸣，提示土虚木乘，故方中又寓痛泻药方之意，抑肝扶脾。脾虚湿蕴，郁而化热，故少佐芩连，于辛甘之品中蕴有苦降之意，乃为反佐之道，旨在勿使温补升提太过。升提为主，佐以苦降，诸法合用，故能取效。脾胃病多为慢性疾病，病久多虚，临证配合使用甘温补益之品，因为导致清阳下陷的根本原因，是中焦虚弱，升提无力。升提法亦可适用于中焦空虚，外邪乘机内陷所致的泄泻，如体现"逆流挽舟"法的人参败毒散。

王邦才医案

（土虚木乘泄泻证，培土泻木调气机）

黄某，女，47岁，工人。2011年8月31日初诊。患者反复腹痛腹泻6年，食后即泻，大便不成形，2~3次/日，便前腹痛，伴有肠鸣，便后腹痛缓解，情绪不佳时腹泻加重，曾查大便常规未见明显异常。予调节肠道功能、止泻药及中药治疗，均未见明显效果。刻见面色少华，腹痛腹泻，食后即泻，大便质稀，无黏液、脓血，2~3次/日，伴有口干、口苦，出汗较多，胃纳尚可，夜寐不安，舌淡红苔薄黄，脉弦细。西医诊断：慢性腹泻。中医诊断：泄泻。患者素体虚弱，若长期忧思伤脾，至脾胃虚弱，运化失职，水谷不化，加之忧郁恼怒，致肝气郁结，木郁不达，横逆犯脾，土虚木乘，遂成泄泻，治疗需培土泄木，疏肝理气，健脾止泻，取木香四味合痛泻要方加减。处方：木香10g、炒扁豆20g、石榴皮20g、槟榔10g、炒白术15g、防风10g、陈皮10g、炒白芍30g、黄连6g、黄芩10g、山药20g，7剂。9月7日2诊：大便次数稍减，1~2次/日，质稀，腹痛、肠鸣减轻，胃纳尚可，夜寐好转，舌淡红苔薄黄，脉弦细，原方既效，守方有恒，上方加入六曲10g，薏苡仁30g，7剂。9月14日3诊：腹泻已止，无腹痛，胃纳可，夜寐较前明显好转，舌淡红苔薄白，脉弦细。处方：木香10g、炒扁豆20g、石榴皮20g、槟榔10g、炒白术15g、防风10g、陈皮10g、黄芩10g、薏苡仁30g、山药20g，7剂。上方服用2个月余，诸症悉平，身无所苦，体健如前，随访3个月未发。

[孟祥娣. 王邦才主任双向调节治疗慢性腹泻临床经验. 中国中医药现代远程教育，2012, 10（10）]

【诠解】本例患者素体虚弱，且发病日久，迁延不愈，致中焦脾胃虚弱，加之肝气不疏，肝火旺盛，致肝气乘脾，故成泄泻。病移日久不愈，虚实互见，故治疗以培土泄木，补泻并用。选木香四味加减，方中木香、炒扁豆调理肠胃气机，燥湿健脾；石榴皮涩肠止泻；槟榔辛散苦泄，疏中有涩，行气止泻；黄芩、黄连清肠胃之热，兼燥湿，使湿热出，下利止；白术、山药健脾化湿；炒白芍柔肝泄木，缓急止痛；陈皮理气醒脾；防风升清止泻。患者长期腹泻，每因情志不舒时加重，肝气不疏，横逆乘脾，脾气失和，形成肝脾不调证。二方合用，补泻兼施，抑肝扶脾，使脾胃功能恢复正常，泄泻得愈。

赵荣莱医案

（肝气郁结犯脾胃，调肝运脾泄泻愈）

患者，男，27岁，就诊日期：2006年8月7日，主诉：反复腹泻10年，腹泻软便，无黏液脓血，最多10余次/日，时伴腹胀腹痛，常因情绪紧张或激动时诱发或加重，腹痛即泻，泻后痛减，纳呆，乏力，口苦，烦躁焦虑，舌质淡红，苔白，脉细弦。曾在外院行腹部B超，肝、肾功能等检查未见异常，胃镜示慢性浅表性胃炎，结肠镜未见异常。中医诊断：泄泻，西医诊断：IBS，辨证：肝郁脾虚，立法：调肝运脾，方药：柴胡10g、炒白术15g、土白芍10g、茯苓15g、苍术10g、草蔻10g、山药15g、合欢皮15g、川朴10g、乌梅10g、干姜3g、黄连3g。患者服药14剂后腹泻停止。

（邓晋妹，赵荣莱教授从肝脾肾论治慢性腹泻经验．中国中西医结合消化杂志，2011，1）

【诠解】患者为青年男性，平素易于情绪紧张或激动，故易致肝气郁结，木郁不达，横逆乘脾犯胃，脾胃受制，气机失调，运化失常，清气不升，反而下降，故可见腹泻软便，腹胀腹痛。情志不畅则伤肝，肝郁加重故每于情志不畅后而发；泻后气机稍畅，故泻后痛减。舌质淡红，苔白，脉细弦为肝郁脾虚之象。治以调肝运脾，予赵教授自拟调肝运脾汤加减后，患者治愈。

第五章 腹膜、网膜及肠系膜疾病

第一节 结核性腹膜炎

一、阴亏热结证

宋玲医案

（阴虚内热积滞不通，增液承气攻补兼收）

患者，男，22岁，于1周前出现发烧、乏力、纳差、腹胀、腹痛、便秘。查慢性病容、消瘦、腹部平坦、腹肌紧张、似揉面感、压痛阳性。腹部叩诊呈鼓音，无移动性浊音。结核抗体试验阳性。诊断为结核性腹膜炎，规律抗痨治疗1周，并补液，仍腹痛、腹胀、不能进食，四、五日未大便。辅以中药治疗，方剂：生地10g、麦冬10g、玄参10g、大黄5g（后下）、芒硝3g（冲服）、枳实10g、厚朴10g、当归10g、桃仁10g、炒槟榔10g。1剂后大便通畅，腹痛缓解，继续服上方加焦三仙各10g，每日大便1次，能进饮食，15剂后腹痛、腹胀消失，饮食正常，腹痛缓解。

（宋玲.增液承气汤加味治疗结核性腹膜炎.内蒙古中医药，2001，1.）

【诠解】本病主要由于痨瘵发病较久，在阴虚内热的基础上，身体气血日渐虚弱，气滞血瘀，以致形成积聚，积聚形成，所以壅滞不通，不通则痛，则引起腹痛。增液承气汤滋阴增液，通便泄热，用于热结阳明、正虚邪实，阴液渐竭、燥屎不行，即"无水舟停"，以玄参、生地、麦冬滋阴增液，润肠通便，芒硝、大黄软坚化燥、泄热通下，枳实、厚朴行气散结，消痞除满，当归、桃仁活血化瘀、润肠通便，槟榔行气消积导滞。全方合成攻补兼施，增水行舟之剂。其疗效显著，腹痛、便秘等症状减轻效果明显，病程缩短。大大减轻了患者的痛苦。结核性腹膜炎可分为渗出型、粘连型和干酪型三种。以粘连型最多见，渗出型其次，干酪型少见。渗出型在腹水吸收后可形成粘连型、干酪型。腹痛由腹膜病变引起外，常和伴有的不完全性肠梗阻活动性肠结核有关。腹胀由于结核毒血症，肠功能紊乱引起，腹部肿块由大网膜、肠系膜淋巴结、粘连的肠曲或干酪样脓性物积聚而成。

二、中虚积滞证

徐忠良医案

（中虚积滞太阴证，桂枝加芍秘阴阳）

张某，女，37岁，2007年5月15日初诊。患者因腹部胀满疼痛不适前来诊治。询其病史得知3年前曾患肺结核，经系统治疗后痊愈，素有肠胃不适症状。7天前外出淋雨，回家后出现咳嗽、流清涕并伴发低烧等感冒症状，自服一些常规感冒药治疗后病情好转，然而4天前开始出现不思饮食，腹部胀满不适，大便溏，时腹痛等症状，自服阿莫西林、吗丁啉、健胃消食片等药物治疗，病情未见好转且有加重之趋势，故特来我院诊治。一般检查：腹壁柔韧感，且有少量腹水。实验室检查：血沉增速，腹水为渗出液。X线胃肠钡餐检查提示肠粘连，疑似肠结核。诊断为结核性腹膜炎。因患者曾久服抗结核药物，不愿再抗结核治疗，故来我科服中药治疗。症见：面色正常，精神尚可，腹部胀满疼痛，大便溏，舌质淡红、苔白微腻，脉弦滑。观其脉症及病变过程，恰与桂枝加芍药汤之主治相合，故处以桂枝加芍药汤原方，药用：白芍60g、桂枝、生姜各30g、炙甘草20g、大枣12枚。每日1剂，水煎日3服，共3剂。3天后复诊，患者症状十去七八，甚是欣喜。效不更方，续用前方3剂，诸症若失，后嘱其每日用党参、白术、干姜、甘草各10g，泡水代茶饮，以善其后。3个月后，病人来院检查，诸症悉平。

（徐忠良. 桂枝加芍药汤治疗结核性腹膜炎验案2则. 江苏中医药，2010，1.）

【诠解】结核性腹膜炎其病机乃因内虚不足以抵御外邪入侵而成，故需扶正祛邪，中医重视整体调节，调和机体阴阳，以使阴平阳秘。桂枝加芍药汤出自《伤寒论·辨太阴病脉证并治》："本太阳病，医反下之，因而腹满时痛者，属太阴也，桂枝加芍药汤主之。"方中桂枝旨在通阳、下气、利水、散邪；陈修园指出："芍药气平下降，味苦下泄而走血，为攻下之品，非补养之物也。取其苦平而泄其气、行其血也。"故芍药乃取其主治邪气腹痛、消滞之能。生姜下气利水，散邪除满。大枣和阴阳，主治心腹邪气，养中生津。甘草缓急和中，散邪气，调和诸药。诸药合用共奏益中补虚、除满消胀、散邪止痛之功。桂枝加芍药汤集调和阴阳、益中补虚、消胀除满、散邪止痛之功于一方，治疗结核性腹膜炎效果良好；再加大黄，则增强化瘀通络导滞之功，适用于桂枝加芍药汤证而兼有便秘，属脾络瘀滞较甚者。

陈天浩医案
（脾阳虚衰水停于中，附子理中加十枣）

李某，女，28岁。1986年8月12日诊。数月前受凉后，食欲欠佳，继而出现腹部胀满，小便少，进食后腹胀更甚。经县人民医院诊断为结核性腹膜炎。服抗结核药和注射速尿针等后，腹胀曾一度消失，但停药后病情复发。迭用前药和中药均无效。今腹胀难忍，不能平卧，乏力畏寒，不能进食，口渴思饮，尿少便结，月经数月未行。查：面色晦暗，口唇青紫，全身轻度浮肿，腹部高隆，舌苔薄白而中心黑，质淡，舌边有瘀斑，脉沉迟细弱。遵"大实有羸状，至虚有盛候"，法拟攻补兼施。方用附子理中汤送服十枣散：盐附片20g、干姜10g、人参、大枣各15g、白术12g、炙甘草6g。水煎温服，大戟、甘遂、芫花各10g，研细分三次服。服药当晚腹中雷鸣，恶心欲吐，尿道灼痛，泻下大量黑水十余次，小便通利。翌晨腹胀全消，进稀粥一碗。继用香砂六君汤以扶助正气，调补脾胃。服3剂后，食欲转佳，二便正常，能起床活动。后服十全大补汤10剂，患者月经复至，面色红润，形体渐丰，能从事家务劳动。遂改用柴芍六君汤善后调养。追访半年，体健，痊愈。

（陈天浩.治愈水蛊一例.四川中医，1988，8.）

【诠解】患者素虚，受凉后，阳气受损，阴寒内生，气化不利，水液停聚于内，令腹渐大。以附子理中汤，温脾肾之阳气，运三焦之气化，通壅塞之水道，同时送服峻下逐水之品，使体内滞留之水一举荡净。至虚之体，不宜骤补，故用香砂六君汤调补脾胃，滋其化源，续进十全大补汤，使气旺血充，生机盎然而获痊愈。

三、阴阳双虚

孙德医案

（阴阳俱虚表里双亏，柴胡桂枝干姜汤显效）

鲁某，女，23岁。腹部膨胀，小便不利2个月余，曾在某医院治疗20余天，抽出腹水1800ml，经化验确诊为结核性腹膜炎。出院后又出现腹水，脐突，两下肢浮肿，按之没指，小便量少，胃纳欠佳，两颧潮红，上半身常自汗出，脉沉细。辨证：此乃阳气浮越于上，故两颧发红，上半身常自汗出；阴气结于下，故腹胀，下肢浮肿，小便量少；时自汗出，其表虚可知；抽出大量腹水，津液耗损，故脉象沉细。处方：柴胡10g、干姜6g、生牡蛎10g、甘草5g、天花粉10g、黄芩6g、桂枝10g。每日1剂，水煎服。服上方2剂后复诊，小便量增多，下肢浮肿渐消，药既对证，仍守原方，连服5剂。以后改为隔日1剂，前后共服19剂，症状逐渐改善，终至完全消失，小便正常，胃纳增加，腹胀消除，嘱停药饮食调养。1年后随访，未曾复发。

（杨竹梅．孙德老中医临证验案3则．山西中医，1998，2.）

【诠解】本案例属阳气浮越、阴气内陷之表里俱虚之证。《伤寒论》曰："伤寒五六日，已发汗而复下之，胸胁满微结，小便不利，渴而不呕，但头汗出，往来寒热，心烦者，此为未解也，柴胡桂枝干姜汤主之。"本案虽与此条的症状不全吻合，但表里俱虚，阴阳不能调和，上半身水液因阳气浮越蒸而为汗，下半身水液由小便不利聚而为肿的病理机制与此条相似，故投以本方而治愈。

四、瘀血留滞证

史有礼医案

（瘀血留滞癥块成，桂枝茯苓可消癥）

郭某，男，39岁。1997年11月20日初诊。患者于2个月前因全腹弥漫性胀痛伴腹泻、乏力、低热、盗汗等症就诊于西医，当时胸片示："双肺浸润型结核"，B超检查：部分肠粘连，少量腹水等。联合异烟肼、利福平、吡嗪酰胺3

药治疗2个月，患者自觉他症好转，但腹痛不减，遂转求中医诊治。腹部压痛，有反跳痛，腹壁有揉面团样感觉，舌质黯红，苔薄白，脉沉弦。嘱其继服抗结核药物，处方：桂枝10g、茯苓10g、丹皮10g、赤芍10g、桃仁10g、红花6g、延胡索20g、川楝子10g、蒲黄10g、五灵脂10g、甘草10g。凉水煎，每日1剂，分3次服。腹痛消失后，上述药物制成散剂每日服3次，每次约5g，巩固1个月停药。服药3剂后，腹痛大减，食欲、大便均好转。然后又以散剂巩固1个月，随访1年无腹痛不适等症。

（史有礼．桂枝茯苓汤加味治疗结核性腹膜炎腹痛24例．实用中医内科杂志，2001，3.）

【诠解】结核性腹膜炎患者发病时具有腹痛，腹部有压痛及反跳痛，腹壁柔韧感，甚至有腹水或腹部肿块等共同特点，据此认为其病理实质乃是瘀血溜滞，结而为症，治疗大法当以活血化瘀，消其癥块为要。桂枝茯苓汤用治此病恰切病机，结合金铃子散及失笑散等药物加强活血止痛作用。因本病病程长，取效后宜服散剂巩固调理，方能彻底治愈。

五、肝脾不调

夏先福医案

（肝脾不调阴血凝结，调和肝脾气机通畅）

李某某，女，21岁，于1990年元月诊。停经1年，症无异常，脏无他病。时逢数九寒天、寒邪束肺，恶寒无汗而咳、医以宣肺达表，治症悉平。其后，乏力，不欲食，不寐，便燥尿黄，日趋肌瘦、潮热盗汗、腹部满闷，去达县专区医院超声波查及畸胎瘤欲行切开术，病者拒绝。更医以破血逐瘀、数剂无效，恶化乃求，余以结核性腹膜炎拟治，历时半年，病告痊愈，血常规检验：血色素7.5g，白细胞总数12.5%，其中中性分叶65%，淋巴35%，粪检无异常，尿检正常，X光透胸双肺正常，心（－），体温38.9℃，心率90次/分；脉细弦数无力、舌红少苔，腹胀如鼓，腹部淋巴结肿大，自汗身热，咳逆上气，声低、呻吟急性病容。证属情欲不遂，怒伤肝水，思伤脾土，治拟调和肝脾乃愈。处方：沙参15g、白术15g、茯苓15g、当归15g、柴胡10g、焦栀10g、丹皮10g、甘草、薄荷各6g，20余剂守方收效，其诸症悉平唯腹鼓胀不消，经水仍不复潮、后以前方加沉香、木香各10g，守方6剂，鼓胀得解，继以归脾制丸历时 3 个月，经水复潮，其后月经按期而至。

（夏先福. 加味逍遥散治疗结核性腹膜炎. 贵阳中医学院学报，1992，2.）

【诠解】本例关键是闭经一症。肝郁乘脾，影响脾的运化功能，即思伤脾也，脾失常则胃不能消化水谷，失去资源，心气亦被郁，则不能把中焦之汁化赤为血，因此，血不归经而内结胞门则月经停止。良由少女不禁，气竭肝伤，女子属阴，而阳明胃气又为冲脉之本，故月经之本也。所以阳明冲脉盛则血气盛，衰则同衰，凡伤心、伤肝、伤脾均为经脉之病也。故治拟首重调和肝脾，调肝者宜疏之，因月乃女主，女以肝为先，阴血凝结、易于拂抑，木病必伤土，次以调脾胃，调胃者宜养之。

第二节　急性化脓性腹膜炎

一、少阳阳明并病

石志超医案
（少阳阳明并病危急证，和解少阳温中起沉疴）

患者王某，女，21 岁，学生。因腹痛 28 小时伴恶心、呕吐、发热于 2005 年 11 月 16 日入中医医院外科。入院时症见：上腹持续疼痛伴腰背部放散痛，恶心，呕吐，纳差，寒战，体温 38.2℃，血压 90/60mmHg，心率 96 次 / 分，律齐，双肺无异常；腹平软，无胃肠型及蠕动波，脐周及上腹正中处压痛阳性，无肌紧张及反跳痛，肠音存在。血象：白细胞 12.9×10^9/L，血淀粉酶 658U/L。B 超示：胰腺增大，胰腺炎。上腹 CT 平扫：胰腺炎，腹水。入院诊断：重症胰腺炎。西医予抗感染（头孢哌酮钠合替硝唑）、补液、胃肠减压等对症治疗；中医给予理气攻下、清热解毒法。药用：茵陈 30g、栀子 10g、龙胆草 10g、柴胡 10g、黄芩 10g、延胡索 10g、枳壳 10g、木香 6g、白芍 15g、大黄（后下）30g、芒硝（冲）15g。每日 1 剂，水煎，早晚分服。入院第 2 天高热持续不降，体温最高达 39.5℃，腹痛，腹胀，渐见黄疸，大便不通，肠音极弱。化验血象：白细胞 20.4×10^9/L，血淀粉酶 1099U/L。SCT 示：胰腺广泛明显增大，胰周及肝周均有积液征，肠积气及扩张征。诊断重症胰腺炎合并肠麻痹征。予一级护理，心电、血压监测，西医更换抗生素舒普深加强抗感染，并加用地塞米松10mg/d抗炎退热治疗；中医继用前方，并予该汤剂加芒硝5g、生大黄粉10g，保留灌肠，每日1次。又予生大黄粉5g，芒硝5g间断冲服通便。经上述治疗7天，病人仍高热不退、恶心、呕吐日益加重，重度腹胀，精神萎靡，且伴发念珠菌性外阴阴道炎（外阴、阴唇覆盖白色膜状物，经妇科确诊）。病情危重，遂请院内大会诊。多数专家认为病人为严重感染，应当加强抗感染治疗，提议抗生素更换为泰能。而石教授认为该患为典型重症胰腺炎病例，目前合并二重感染，抗生素已用多日，可降档，建议加用斯皮仁诺抗真菌治疗。但本科医生考虑斯皮仁诺有肝损害不良反应，不敢应用。石教授提议，为医疗安全起见，暂维持目前抗生素治疗，同时加强中药治疗当有转机。而目前四诊所见：发热，胁腹痛，呕恶，默默不欲饮食，口苦，咽干，目眩，腹胀，腑气不通，肠音消失，倦怠乏力，精神萎靡，外阴白膜，舌淡，苔白腻，脉细数。辨属少阳太阴合病，当投小柴胡汤合理中汤化裁：柴胡10g、黄芩6g、半夏10g、党参20g、白术30g、炒白芍15g、枳实10g、炙甘草10g、藿香10g、黄精15g、蜈蚣3条、生百合15g、姜枣引。水煎频饮。服药5小时，病人恶心、呕吐缓解，腹胀腹痛减轻，身热渐退，体温37.5℃。次日体温正常，食欲大振，进流食，腹胀腹痛缓解，正常排气排便，肠音正常。改为二级护理，撤胃肠减压管，抗生素改为半合成青霉素，继服上方5天，病愈出院。

【诠解】一般来说，急腹症初起，体质尚实者多见少阳阳明合病，宜用小柴胡汤合承气汤类和解攻下；但遇年老体弱或素有慢性脾胃病或过用苦寒攻泻之品致虚者，多见太阴虚寒病证，当从少阳太阴合病论治，此时可用小柴胡汤合理中九、补中益气汤之类治疗以补虚扶正。即有是证则用是药。该患入院初始当为少阳阳明合病，宜给予小柴胡汤合承气类可获良效，但阳明腑实证不甚，故攻下药宜轻，重在和解少阳。由于先入为主的见到急腹症就过用通里攻下及清解药，气阴大伤，脾伤胃败，中焦不运，至虚有盛候，腑气不通更盛，一再攻下，气阴耗竭，终致生命垂危。正所谓"病不辨则无以治，治不辨则无以瘥"。在治病求本法则的指导下，针对疾病本质而进行治疗的方法，故实质上仍是宗于"辨证论治，治病求本"之旨。热因热用、寒因寒用、塞因塞用、以补开塞。腑以通为用，《医学传真》所言"但通之法，各有不同，调气以和血，调血以和气"。

二、瘀阻气血

李军民医案

（瘀血内停气血阻络，通经活络祛瘀生新）

杜某某，男，62岁，农民。1984年10月25日因患急性阑尾炎在我院外科行阑尾切除术。手术时阑尾穿孔，造成化脓性腹膜炎。术后切口愈合良好，但持续高烧，体温波动在37~39.4℃之间。西药曾用补液、多种抗生素及皮质激素治疗，仍高热不退，于11月20日邀余会诊。证见发热汗出，午后为甚，口喝而不欲饮，肌肤甲错，有皮屑脱落，胸闷腹胀，少腹疼痛拒按，大便6日未得，食纳尚可，舌质紫暗有瘀斑、苔薄白，脉细涩。证属瘀血内停，气血塞遏。治以通经活络、祛瘀生新。方用少腹逐瘀汤加减：当归15g、川芎12g、赤芍12g、炒蒲黄9g、五灵脂9g、制没药9g、小茴香3g、生姜3片、大黄15g（后下），2剂。1剂后下黑粪数十枚、顿觉浑身轻松，2剂后热退身凉。唯仍感口干咽燥，少腹时痛。效不更方，上方加生地黄30g，2剂。药后诸恙痊愈。

（李军民．少腹逐瘀汤之我用．河南中医，1986，4.）

【诠解】此病患者，由于阑尾化脓造成腹膜炎后行阑尾切除术，而致瘀腐之物、离经之血瘀于下焦，气血郁遏不通。故以少腹逐瘀汤去官桂之辛热，易干姜为生姜以加强其辛散通脉之力，另加大黄祛瘀生新、活血通经、消痈散肿，1剂而大效。一诊后患者口干咽燥，是为汗出既久，阴液渐耗之征，故重用生地以滋阴凉血而收全功。

第三节　肠系膜淋巴结炎

一、湿热蕴结

崔文成医案

（湿热蕴结毒壅气滞，解毒散结行气止痛）

患儿，男，5岁，2008年5月16日初诊。患儿发病前有上呼吸道感染病史，

5 日前在晚饭 2 小时后出现腹痛，5~6 分钟缓解；此后在活动、晨起时疼痛多次。今日 10 时许又腹痛，疼痛较重，难以忍受，遂由家长陪同来医院就诊。刻诊：脐周腹痛伴腹胀，咽红，心肺未见异常；腹软，未扪及包块，脐部有轻微压痛，脐周叩呈鼓音；舌红、苔黄微腻，脉滑数。血常规示正常范围，腹部彩色多普勒超声见多发肿大淋巴结。诊断：小儿肠系膜淋巴结炎；辨证：湿热蕴结，毒壅气滞；治则：解毒散结，化湿清热，行气止痛；方用消瘰丸合香连丸加减。处方：玄参 5g、浙贝母 5g、牡蛎 5g、夏枯草 5g、半夏 10g、黄连 6g、延胡索 10g、木香 6g、炒白芍 15g、炙甘草 15g、生姜 3 片、大枣 3 枚。水煎服，每日 1 剂。复诊（5 月 19 日）：患儿服药后疼痛明显减轻，晨起时已无腹痛，活动后时有腹痛，舌略红，舌根有少许黄腻苔，脉缓。证属湿热病后，气阴两伤；治以益气养阴，佐以祛湿散结；方以四君子汤加减。处方：党参 10g、茯苓 15g、山药 10g、麦冬 10g、炒白芍药 10g、炙甘草 10g、木香 3g、浙贝母 5g、牡蛎 5g、生姜 3 片、大枣 3 枚。水煎服，每日 1 剂。4 剂后腹痛症状消失，腹部彩色多普勒超声检查未见异常肿大淋巴结，患儿痊愈。后随访 4 个月，未见复发。

（艾国军. 崔文成治疗肠系膜淋巴结炎验案 3 则. 上海中医药杂志，2009，2.）

【诠解】该患儿有典型的上呼吸道感染病史，感染后致病因子随淋巴管进入局部淋巴结，最后停留在回盲部淋巴结，引起肠系膜淋巴结炎。患儿舌红、苔黄微腻，脉滑数，为湿热之象。故治疗当以化湿清热为主，佐以解毒散结、行气。二诊时从患儿舌、脉分析，证属湿热病后，气阴两伤。治疗上加党参 10g、茯苓 15g、山药 10g、麦冬 10g 益气养阴，从整体上进行调理，以利于本病康复。

二、热毒郁结

陆卓翔医案

（热毒郁结淋巴结，清热解毒通络和）

何某某，男，6 岁。2005 年 7 月 10 日初诊。患儿感冒高烧 3 天，经治疗热已退净。唯时时脐周阵发性隐痛不止，时止时作，纳减便干。诊见：舌质红、苔黄腻，脉浮滑。体检示：心肺无殊。腹平软，脐周部稍有压痛。腹部 B 超示：肝胆脾胰未见异常，肠系膜可见数个肿大淋巴结，其中最大为 1.8cm×1.2cm。诊为肠系膜淋巴结炎。证属热毒郁结淋巴结，络脉气血失畅。治拟清热解毒，疏肝理脾。白术芍药散加减。处方：白术、制香附、浙贝母各6g，陈皮、川连各3g，枳壳、防风、赤芍、玄参、制大黄各5g。上方共调治2周，便畅痛止，纳食已馨。B超复查，肠系膜淋巴结未探及。

[陆卓翔. 白术芍药散儿科临床应用举隅. 浙江中医杂志，2010,（10）：768.]

【诠解】肠系膜淋巴结炎，中医学无此病名，一般归为腹痛范畴辨治。西医学认为病因大致有二：一是上呼吸道感染，致淋巴系统炎性反应。本案当属此列。二是饮食不节，冷暖失调，肠道功能紊乱，均可为病。方中白术益气健脾；川连、制大黄清热毒，泄壅滞；赤芍活血散结；香附、陈皮、枳壳芳香理气，宽中止痛；防风散外感之余邪；浙贝、玄参清解热毒，理气散结。气滞则痛，调气不离肝。热毒清，肝气畅，脾气舒，故收良效。

杨雪峰医案

（湿热中阻蕴胆腑，清热利胆气机调）

患者，女，47岁，2008年3月19日初诊。患者近来因邻里纠纷，心境不佳，2日前食油腻物后，突发右上腹疼痛，痛牵及肩背部并阵性加剧。刻下：脘腹疼痛拒按，恶心泛吐，口苦咽干，寒热往来，舌质红，苔黄，脉弦数。查体：体温38.5℃，血压120/75mmHg，心肺无异常，右上腹压痛明显，墨菲征（＋），B超肝胆脾胰示：胆囊增大，囊壁增厚。白细胞13.5×10^9/L。诊为急性胆囊炎，系肝气郁结，湿热中阻，蕴蒸胆腑，气机郁滞，胆失通降之故。治宜：调畅气机，清热利胆。即刻予枳实芍药散10g，用50ml开水冲服，20分钟后患者即感上腹痛减可忍受。并投药用：炒枳实15g、炒白芍30g、柴胡10g、姜半夏12g、黄芩15g、炙甘草6g、全瓜蒌20g、虎杖20g、蒲公英30g、金钱草30g、川楝子10g，2剂。每剂药浓煎取汁200ml，分2次口服，每6小时服1次。次日二诊，喜诉脘腹疼痛已明显减轻，恶心呕吐已止，寒热往来已渐平复，以原方继进6剂，日服1剂。2008年3月26日复诊，诉腹痛3日前已止。查体温36.8℃，白细胞4.8×10^9/L，B超示胆囊已恢复正常大小、囊壁稍显毛糙，该病例随访3年未见复发。

[杨雪峰. 枳实芍药散在急性脘腹痛中的应用. 中医药临床杂志，2012,（9）：891-892.]

【诠解】急性脘腹疼痛是临床极为常见的病症，其所涉及的病种范围较广，内外科多种疾病皆可出现。中医临床诊断该类病症，应"胆大而心细"，以中医辨证论治为基石，充分相信中医药在急症治疗中的疗效，选择最切合中医宏观辨证与西医微观辨病相结合的药物。诊治过程中应密切观察病情，对疑有梗阻、穿孔、坏死等需作外科紧急治疗者，应当机立断，迅速处置。李东垣云："汤者荡也，去大病用之。散者散也，去急病用之。"因此，选择合适的药物剂型是保证和提高临床疗效的关键。在急性脘腹疼痛的治疗中，先急予枳实芍药散剂冲服，以顿挫急痛之病势，然后因势利导，辨证地处以或散寒、或清热、或行气、或导滞、或化瘀的中药汤剂口服，使气血畅达，气机调畅，故疼痛自然蠲除。临床运用得当，常可出奇制胜。